Die kleine HAUSAPOTHEKE FÜR KÖRPER & GEIST

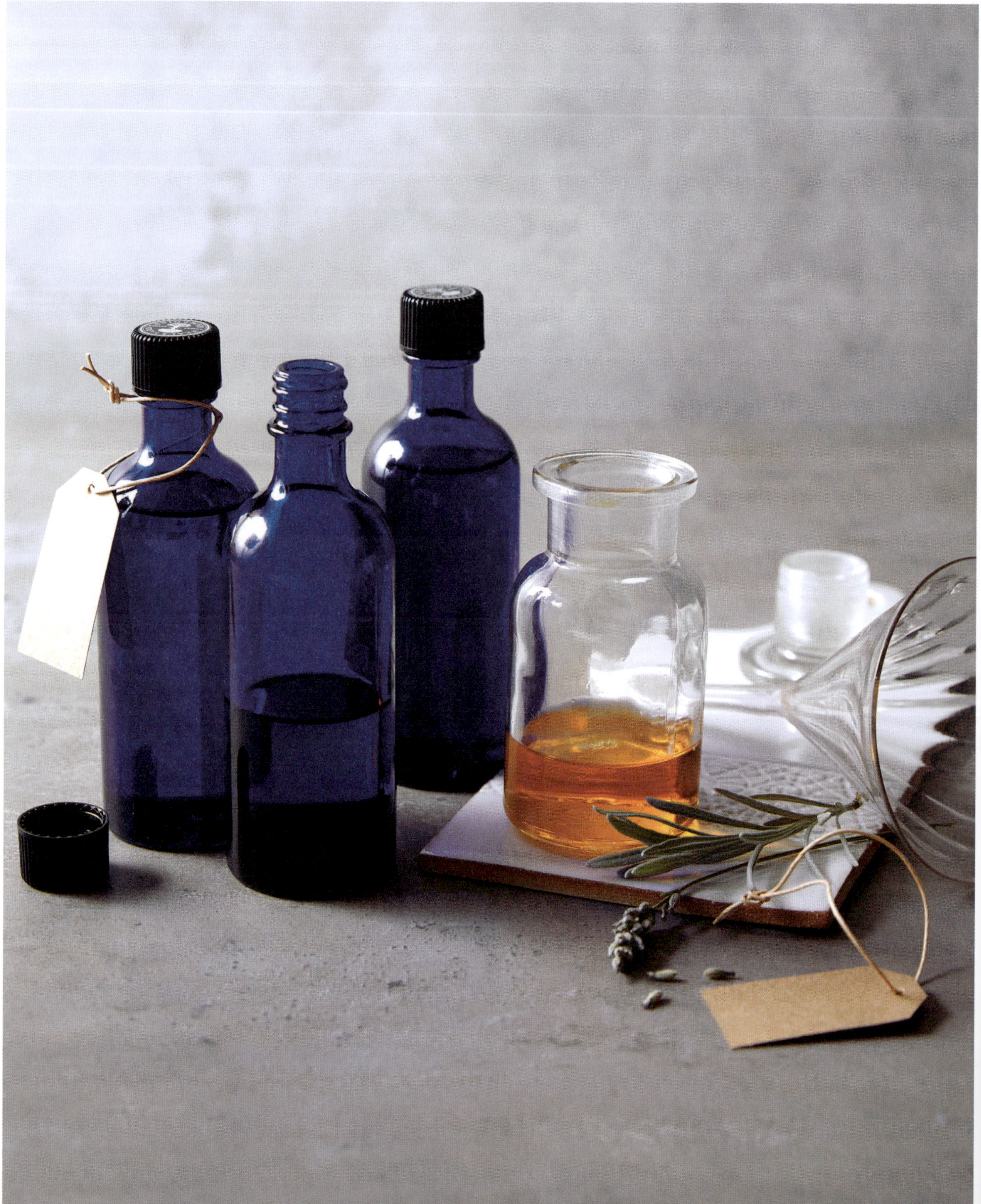

Die kleine HAUSAPOTHEKE FÜR KÖRPER & GEIST

Mit natürlichen Heilmitteln und Selbstfürsorge das seelische Gleichgewicht stärken

Mit großer Übersicht der wichtigsten Heilkräuter, Aromaöle und Nahrungsmittel

DK

DK | Penguin Random House

DK London
Lektorat Katie Cowan, Kiron Gill, Claire Cross, Dawn Henderson
Gestaltung und Bildredaktion Maxine Pedliham, Marianne Markham, Emma Forge, Tom Forge, Sonia Charbonnier
Herstellung Luca Bazzoli, Tony Phipps

DK Picture Library
Illustrationen Ashley Bunten und Mark Scheibmayr
Fotos Tara Fisher

Für die deutsche Ausgabe:
Programmleitung Monika Schlitzer
Redaktionsleitung Anne Heinel
Projektbetreuung Doreen Wolff
Herstellungsleitung Dorothee Whittaker
Herstellungskoordination Bettina Bähnsch
Herstellung Stefanie Staat

Titel der englischen Originalausgabe:
Neal's Yard Remedies Mental Wellness. A Holistic Approach To Mental Health And Healing. Natural Remedies, Foods, Lifestyle Strategies, Therapies

Übersetzung Wiebke Krabbe, Damlos
Lektorat lesezeichen Verlagsdienste, Köln

ISBN 978-3-8310-4259-3

Druck und Bindung Leo Paper Products, China

FSC www.fsc.org MIX Papier aus verantwortungsvollen Quellen FSC® C018179

www.dk-verlag.de

Haftungsausschluss siehe Seite 192

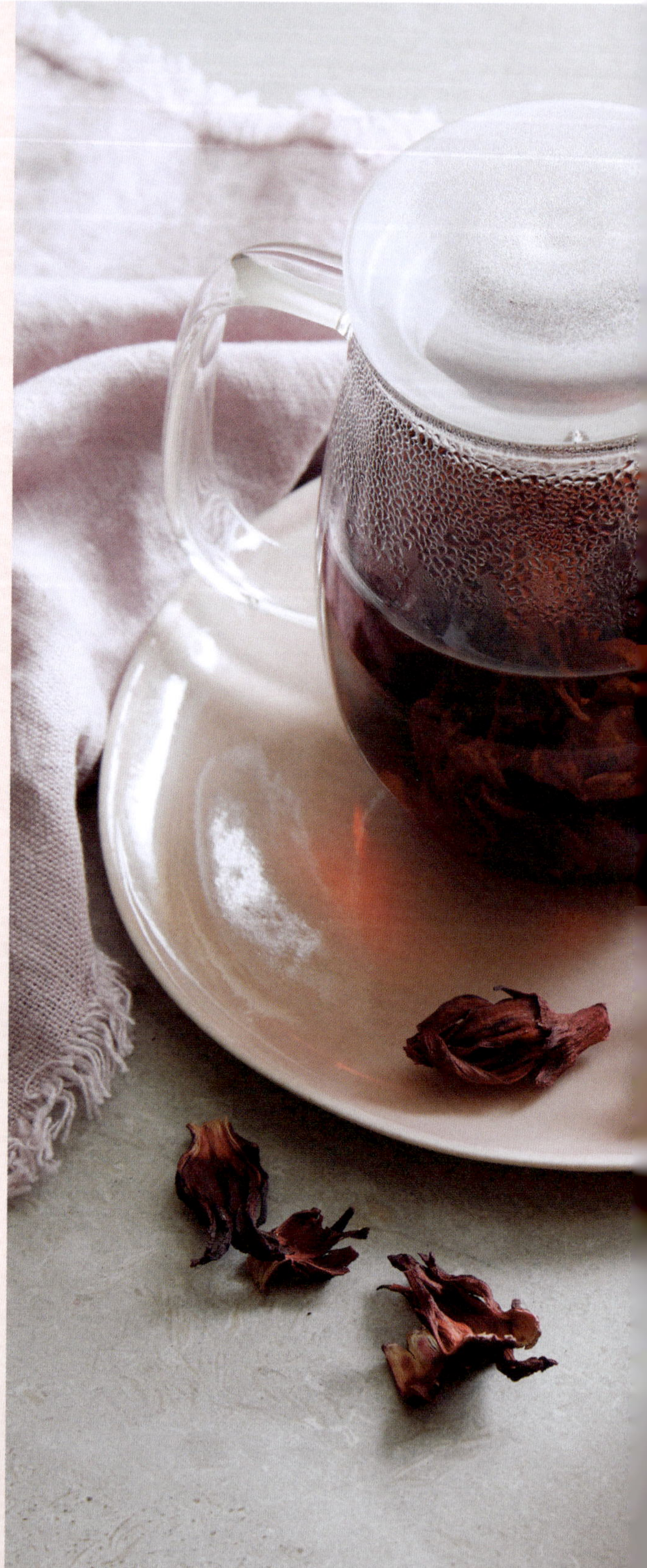

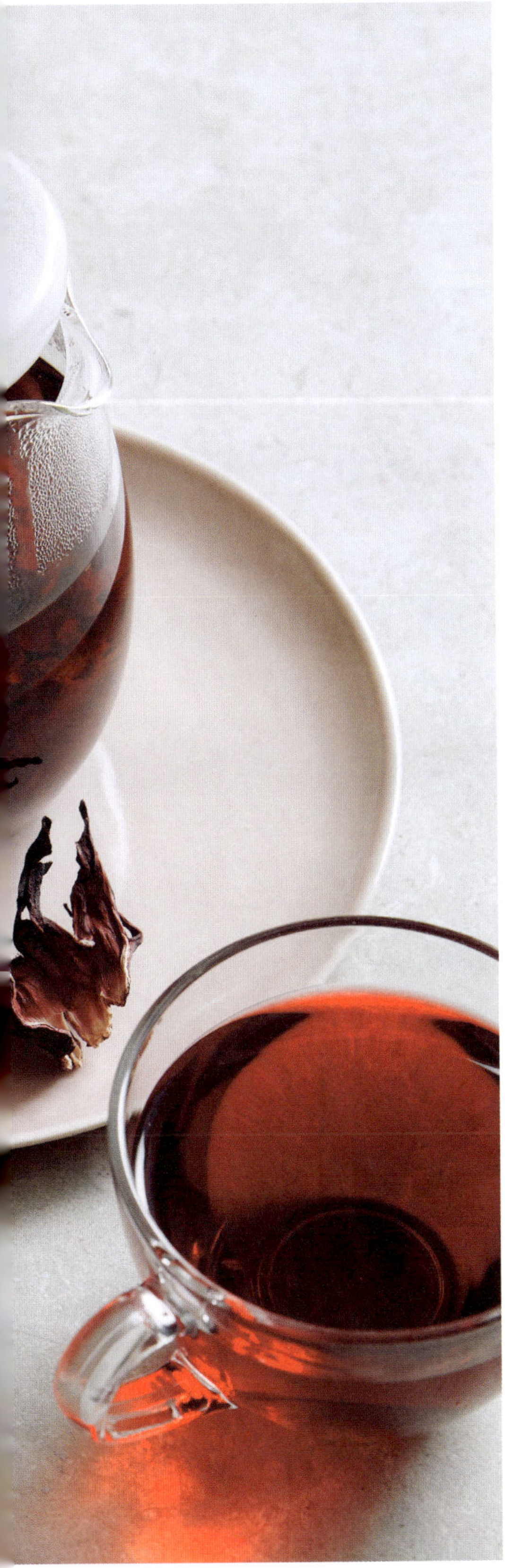

DIE AUTORINNEN

Pat Thomas hat als beratende Redakteurin an diesem Buch mitgewirkt. Sie ist ausgebildete Psychotherapeutin und setzt sich für ganzheitliche Gesundheit, eine nachhaltige Lebensweise und eine saubere Umwelt ein. Als Journalistin, Autorin und Redakteurin betreut sie die Website *Natural Health News*. Sie hat mehrere Bücher über alternative Heilmethoden geschrieben und an mehreren Titeln von Neal's Yard Remedies mitgearbeitet, darunter *Ätherische Öle, Naturkosmetik für jeden Tag* und *Die grüne Hausapotheke*.

Inna Duckworth MSc, MNIMH, beschäftigt sich als Heilpraktikerin seit über 15 Jahren mit Heilpflanzen. Heute gibt sie auch Kurse und arbeitet mit Neal's Yard Remedies zusammen. Inna gehört dem Perimenopause HUB an und hat die Initiative *Perimenopause Naturally* gegründet, die vor allem für Frauen ab 40 Informationen zu Beschwerden im Zusammenhang mit Hormonveränderungen bereitstellt. Zudem forscht sie über den Einsatz von pflanzlichen Heilmitteln für die geistige und psychische Gesundheit.

Victoria Plum beschäftigt sich seit 1996 als Masseurin mit Aromatherapie und ist der Meinung, dass es noch viel zu lernen gibt. Sie hat sich auf manuelle Therapie der geistigen und emotionalen Gesundheit spezialisiert und Ausbildungen in Kraniosakraltherapie und Reiki absolviert. Ab 1999 hat sie am Tisserand-Institut, einem Forschungsinstitut für ätherische Öle in Kalifornien unterrichtet und leitet nach dessen Schließung seit 2005 Kurse für Neal's Yard Remedies. Sie betrachtet Praxis und Lehre als Betätigungen, die sich gegenseitig befruchten.

Daphne Lambert ist Ernährungswissenschaftlerin, Köchin und Autorin. Fast ihr ganzes Berufsleben lang hat sie sich mit Lebensmitteln beschäftigt. Sie ist Gründungsmitglied des gemeinnützigen Greencuisine Trust, der sich für gesunde Ernährung einsetzt und durch Kurse, Programme und Projekte viele Menschen dabei unterstützen möchte, Verantwortung für ihre Ernährung, ihre Gesundheit und unseren Planeten zu übernehmen.

INHALT

VORWORT

Jeder vierte Mensch leidet irgendwann in seinem Leben unter Beeinträchtigungen der psychischen Gesundheit. Das kann sich beispielsweise durch Stimmungsschwankungen äußern, durch Energiemangel und Antriebslosigkeit, aber auch durch mehr oder minder schwere Depressionen, Angststörungen, selbstschädigendes Verhalten oder Rückzug aus dem sozialen Leben.

Gesundheitsorganisationen wie die World Health Organization (WHO) propagieren, dass die psychische Gesundheit ein integraler Teil der Gesamtgesundheit ist. Psychische Erkrankungen verursachen menschliches Leid, soziale Verwerfungen und wirtschaftliche Kosten. Die Zunahme von Depressionen, Angststörungen, Autoaggressionen, Essstörungen und Suchterkrankungen belastet immer mehr die Gesundheitssysteme. Darum ist es notwendig, dass wir uns intensiver mit der psychischen Gesundheit beschäftigen, über sie sprechen und die Stigmatisierung psychischer Erkrankungen beenden.

Es ist wichtig, das Bewusstsein zu schärfen und über seelisches Wohlbefinden zu sprechen. Außerdem müssen wir möglichst alle verfügbaren Ressourcen nutzen, um Menschen bei der Bewältigung ihrer gesundheitlichen Probleme zu helfen, ganz gleich, wie sie geartet sind.

Neal's Yard Remedies beschäftigt sich seit Jahren mit ganzheitlicher Selbstfürsorge, etwa durch gesunde Ernährung, natürliche Heilmittel und ergänzende Therapien, die die gesamte Gesundheit im Blick haben, statt einzelne Symptome zu kurieren.

Wer die Gesundheit ganzheitlich betrachtet, muss berücksichtigen, dass Körper und Geist einander ständig gegenseitig beeinflussen. Menschen mit psychischen Erkrankungen leiden oft zusätzlich an körperlichen Symptomen, wie Verdauungs- und Hautproblemen, Kopfschmerzen, Atemnot und chronischen Infekten.

Aktuelle wissenschaftliche Studien helfen, die Wechselwirkungen zwischen Körper und Geist allmählich besser zu verstehen. Wichtige körperliche Systeme – die Hypothalamus-Hypophysen-Nebennieren-Achse (HPA-Achse), die eine Reihe von Hormonen und die Aktivität des Nervensystems regu-

»Wer die Gesundheit ganzheitlich betrachtet, muss berücksichtigen, dass Körper und Geist einander ständig gegenseitig beeinflussen.«

liert, sowie die Darm-Hirn-Achse – steuern die Interaktionen zwischen Psyche und Körper. Heute ist außerdem bekannt, dass unsere emotionale Verfassung unser Hormon-, Immun- und Verdauungssystem beeinflussen und im Gegenzug von diesen beeinflusst werden.

Wir wissen ferner, dass vor allem Lebensmittel, die »gute« Bakterien in unserem Darm ernähren, das psychische Wohlbefinden erheblich beeinflussen können. All dies zeigt, wie wichtig es ist, gesundheitliche Beeinträchtigungen auf ganzheitliche Weise zu betrachten.

Der Grundansatz dieses Buchs lautet, dass Selbstfürsorge – sei es durch gesunde Ernährung, Sport, ausreichend Schlaf oder die Anwendung ergänzender Heilmethoden – bei der Bewältigung vieler psychischer Symptome helfen und bei einigen eine Verschlimmerung verhindern kann.

Das vorliegende Buch wurde von Experten mit jahrelanger Erfahrung in alternativen Heilmethoden, Ernährung, Pflanzenheilkunde und Aromatherapie verfasst und möchte als breit gefächerter Ratgeber helfen, die Grundvoraussetzungen psychischen Wohlbefindens zu verstehen, Symptome zu interpretieren und mit Heilpflanzen, ätherischen Ölen, richtiger Ernährung, Bewegung und therapeutischer Unterstützung zu behandeln.

Die Heilmittel, Rezepte und Therapien können angewendet werden, um leichte oder vorübergehende Symptome zu lindern. Sie können auch konventionelle psychologische und psychiatrische Behandlungen ergänzen. Wo auch immer Sie sich auf diesem Weg befinden, wünschen wir Ihnen die beste Gesundheit.

PAT THOMAS

WAS IST PSYCHISCHE GESUNDHEIT?

PSYCHISCHE GESUNDHEIT – EIN DEFINITIONSVERSUCH

Unser psychisches Wohlbefinden hat viele Facetten. Es geht um weit mehr als nur die Abwesenheit von negativen Gefühlen wie Traurigkeit, Sorge oder Unsicherheit, und auch um mehr als Glück oder Zufriedenheit. Wer psychisch gesund ist, kann gute wie schlechte Phasen bewältigen, kennt sein eigenes Potenzial, kann auf andere Menschen eingehen, sich einfühlen und interagieren und damit einen individuellen Beitrag zur Welt leisten.

STRATEGIEN ENTWICKELN

Das Thema psychische Gesundheit wird seit einigen Jahren weltweit untersucht. Langsam lässt die Stigmatisierung nach, und Menschen haben weniger Scheu, über extreme Gefühle und Erfahrungen zu sprechen. Wir wissen, dass jeder von Zeit zu Zeit überfordert ist, sich intensiver um die Selbstfürsorge kümmern muss oder eventuell zusätzliche Hilfe braucht. Eine gute psychische Gesundheit drückt sich hauptsächlich durch unser Verhalten aus, durch unsere Belastbarkeit und die Art, wie wir auf die Herausforderungen des Lebens reagieren.

Unsere psychische Gesundheit zeigt sich auch in den Entscheidungen, die wir in Bezug auf alltägliche Dinge wie Essen und Bewegung treffen, in Bezug auf Beziehungen und Arbeit, auf unsere Freizeitgestaltung und unseren Umgang mit Stress. Gesunde Entscheidungen zu fällen kann auch bedeuten, zu Menschen oder Aufgaben und Verpflichtungen, die einen negativen Einfluss auf unser Leben haben, ab und zu »nein« zu sagen.

Realistische Ziele und Grenzen helfen uns, das Leben als sinnvoll zu erleben und unser Potenzial auszuschöpfen. Dazu gehört, uns selbst gegenüber fair zu sein, unser Aussehen und unser Leben nach normalen Maßstäben und nicht nach verzerrten Medienvorbildern zu beurteilen, realistische Erwartungen zu formulieren und uns nicht selbst zu bestrafen, wenn wir ein Ziel nicht erreichen.

Unser Umgang mit Veränderungen sagt etwas über unsere psychische Gesundheit aus. Veränderungen gehören zum Leben. Manche sind erwünscht, andere überrumpeln uns. In unserer schnelllebigen Welt stehen unsere Vorstellung von uns selbst, von anderen und von unserer Zukunft ständig auf dem Prüfstand. Wer psychisch gesund ist, kann diese Herausforderungen meistern und trotz der Veränderungen ein Gefühl der Stabilität bewahren.

»Realistische Ziele und Grenzen helfen uns, das Leben als sinnvoll zu erleben und unser Potenzial ausschöpfen.«

Selbstvertrauen und Selbstwertgefühl können ein Indikator für die psychische Gesundheit sein. Gerade in schwierigen Zeiten ist es wichtig, gut für uns selbst zu sorgen und daran zu glauben, dass wir diese Selbstfürsorge – gesunde Ernährung, ausreichend Schlaf und Freude an alltäglichen Dingen – verdienen und ein Recht auf Teilhabe haben, die uns hilft, unseren Weg im Leben mit Erfolg zu gehen.

Psychisch gesund zu sein bedeutet, belastbar zu sein und externe wie interne Ressourcen zu pflegen, um bei Bedarf auf sie zurückgreifen können. Konventionelle und alternative Medizin können viel für das psychische Wohlbefinden tun. Bei leichten, mäßigen oder gelegentlichen psychischen Beeinträchtigungen kann ein Selbsthilfeprogramm oder eine alternative Behandlung ausreichen, um das Gleichgewicht wiederzuerlangen. Ein wichtiger Aspekt psychischer Gesundheit ist aber auch die Fähigkeit, zu erkennen, wann professionelle Hilfe nötig ist, zum Beispiel bei mittleren bis schweren Depressionen, Ängsten, Phobien oder Zwangsstörungen, und zu lernen, diese Hilfe in Anspruch zu nehmen.

GANZHEITLICH DENKEN

Psychische Gesundheit lässt sich nicht von körperlicher und spiritueller Gesundheit trennen. Alle drei stehen in ständiger Wechselwirkung. Wenn wir uns niedergeschlagen fühlen, kann körperliche Bewegung aufmuntern. Bei Ängsten oder Zweifeln können uns spirituelle Praktiken aufbauen, etwa Achtsamkeitsübungen, Zeit in der Natur oder ein Gebet. Wir müssen unser psychisches Wohlbefinden ganzheitlich betrachten, damit wir die richtigen Wege finden, um mit Veränderungen und Herausforderungen fertig zu werden.

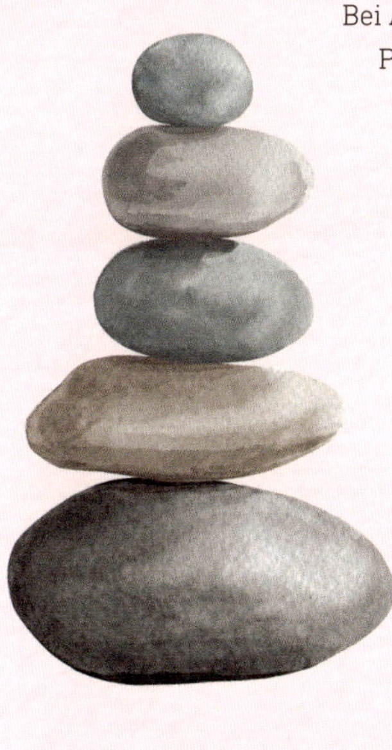

Psychisches Wohlbefinden *erfordert Ausgeglichenheit und die Fähigkeit zu erkennen, wann wir Hilfe von außen benötigen.*

EINFLUSSFAKTOREN

Durch Entscheidungen, etwa über persönliche Beziehungen oder Ernährungsweisen, können wir unser psychisches Wohlbefinden beeinflussen. Wir sind aber auch Faktoren ausgesetzt, die wir nicht steuern können, etwa Kindheitserlebnissen oder den Jahreszeiten. Ausgeglichenheit entsteht, wenn wir erkennen, was wir ändern können, und akzeptieren lernen, was wir nicht beeinflussen können.

UNSERE ERFAHRUNGEN

Veränderungen des psychischen Wohlbefindens kommen manchmal wie aus heiterem Himmel, ausgelöst durch Gegebenheiten, auf die wir wenig oder gar keinen Einfluss haben. Wir können aber lernen uns zu wappnen, um damit besser umzugehen.

Kindheitserlebnisse können die psychische Gesundheit ein Leben lang beeinflussen. Eine frühe Erfahrung von Geborgenheit ist ein starkes Fundament für eine robuste psychische Gesundheit in späteren Jahren. Andererseits können in der Kindheit erlittene Erfahrungen wie Vernachlässigung, Missbrauch oder Traumata bis ins Erwachsenenalter wirken, wenn sie nicht behandelt werden. Zudem gibt es Hinweise darauf, dass psychische Probleme häufiger auftreten, wenn ähnliche Symptome bereits bei den Eltern vorlagen. Darum ist es wichtig, die Warnsignale zu kennen und rechtzeitig darauf zu reagieren.

Manche Lebensabschnitte wirken sich auf die psychische Gesundheit aus. Bedeutende Phasen oder Ereignisse, etwa Pubertät, Auszug aus dem Elternhaus, Eingehen einer Beziehung, Kauf eines Eigenheims, Trennung, Verlust des Arbeitsplatzes, Geburt eines Kindes oder ein Trauerfall, stellen uns vor große emotionale Herausforderungen. Bei Frauen beeinflussen auch hormonelle Schwankungen durch Menstruation, Schwangerschaft und Wechseljahre oft die Stimmung und die Fähigkeit, mit den Höhen und Tiefen des Lebens umzugehen.

Umweltveränderungen wie Lichtmangel in Herbst und Winter können bei empfindlichen Menschen eine Saisonal-Affektive Störung (auch SAD von Seasonal Affective Disorder bzw. »Winterdepression« genannt) auslösen.

Auch andere Umgebungsfaktoren spielen eine Rolle. Studien zufolge sind Stadtbewohner ohne Zugang zu Grünflächen anfälliger für Depressionen und Ängste,

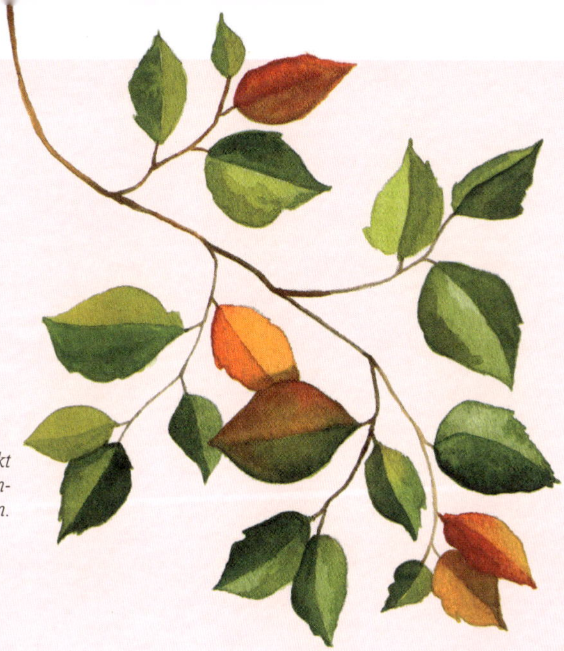

Die Jahreszeiten *und Kontakt zur Natur können direkten Einfluss auf die Stimmung nehmen.*

während Landbewohner eher unter Isolation leiden. Kontakt zur Natur und zu anderen Menschen sind gleichermaßen wichtig für das psychische Wohlergehen.

Traumatische Erlebnisse, etwa einen Kriegseinsatz zu erleben oder Opfer einer Gewalttat zu werden, können tiefe Narben in der Seele hinterlassen.

Die körperliche Gesundheit ist mit der psychischen eng verflochten. Kopfverletzungen oder Epilepsie können beispielsweise geistige oder emotionale Probleme nach sich ziehen. Menschen mit chronischen Schmerzen, etwa Rückenbeschwerden oder Fibromyalgie, sind deutlich anfälliger für Depressionen. Selbst die Ernährung kann unsere psychische Gesundheit beeinflussen (siehe S. 16–17).

Unsere persönlichen Beziehungen spielen eine wichtige Rolle für das psychische Wohlbefinden. Wer in einer liebevollen, unterstützenden Beziehung lebt, ist Herausforderungen besser gewachsen. Unglückliche oder belastende Beziehungen schaden dem Wohlbefinden ebenso wie Verlust, soziale Isolation oder Einsamkeit. Auch Menschen, die jahrelang Pflege leisten, sind anfälliger für Störungen der psychischen Gesundheit.

Finanzielle Belastungen sind ein weiterer Faktor. Armut, Verlust des Arbeitsplatzes oder Insolvenz des Unternehmens sowie finanzielle Unsicherheit verursachen Stress, der Psyche und Körper schadet.

WAS KÖNNEN WIR TUN?

Diese genannten Faktoren können ein Leben lang einzeln oder parallel auftreten. Je mehr wir zu bewältigen haben, desto schwieriger ist es, ausgeglichen zu bleiben. Alkohol und Drogen beeinträchtigen unsere allgemeinen Fähigkeiten und sind keine gute Strategie. Wir müssen gesunde Bewältigungsstrategien finden (siehe S. 16–17).

»Bedeutende Lebensphasen oder Ereignisse stellen uns vor große emotionale Herausforderungen.«

LEBENSGEWOHNHEITEN

Bei psychischen Problemen kann eine Therapie hilfreich sein, weil sie einen geschützten Rahmen bietet, um Probleme mit einer qualifizierten Person durchzuarbeiten. Es ist darum wichtig zu wissen, wann man sich Hilfe holen sollte. Aber auch Änderungen des persönlichen Lebensstils haben eine starke therapeutische Wirkung auf unser geistiges und emotionales Wohlbefinden.

DIE PSYCHE STÄRKEN

Änderungen des Lebensstils können die körperliche und psychische Gesundheit verbessern, und wem es gelingt, sein selbst verordnetes Programm durchzuhalten, kann stolz auf sich sein. Viele kleine Maßnahmen zusammengenommen können Ängste, Depressionen oder Selbstzweifel deutlich lindern, und manche helfen auch bei der Stressbewältigung.

Regelmäßige Bewegung hat einen positiven Einfluss bei Stress, Depressionen, Angstzuständen, posttraumatischen Belastungsstörungen (PTBS) und Aufmerksamkeitsdefizit-Hyperaktivitätsstörungen (ADHS). Was die Gesundheit des Herz-Kreislauf-Systems unterstützt, ist meist auch gut für das mentale Wohlbefinden, da es die Blutgefäße stärkt und die Sauerstoffversorgung von Gehirn und Nervensystem verbessert. Menschen, die regelmäßig Sport treiben, berichten von einem erhöhten Wohlbefinden, mehr Energie, verbessertem Schlaf und einem leistungsfähigeren Gedächtnis sowie einer insgesamt positiveren Einstellung.

Vollwertige Ernährung stärkt die Hirngesundheit. Blattgemüse, Obst, Hülsenfrüchte, Vollkorn, mageres Fleisch und Meeresfrüchte liefern wichtige Nährstoffe wie Folsäure, Zink, Magnesium sowie essenzielle Fettsäuren und Antioxidanzien, die für die optimale Hirnfunktion nötig sind. Es geht aber nicht nur um die Auswahl der richtigen Lebensmittel, sondern auch um Ausgewogenheit. Eine Tasse Kaffee kann einen Energieschub geben, und Alkohol – in Maßen – kann entspannen und helfen, Kontakte zu knüpfen. Im Übermaß sind sie schädlich.

Schlaf ist für die mentale und emotionale Gesundheit ebenso wichtig wie Bewegung. Im Schlaf kann der Körper ausruhen, Nahrung verdauen und sich selbst reparieren. Gute Schlafgewohnheiten – angemessene Licht- und Temperaturverhältnisse im Schlafzimmer, regelmäßige Schlafenszeiten und die Reduzierung der Bildschirmzeit vor dem Schlafengehen – fördern eine bestmögliche Regeneration von Körper und Geist.

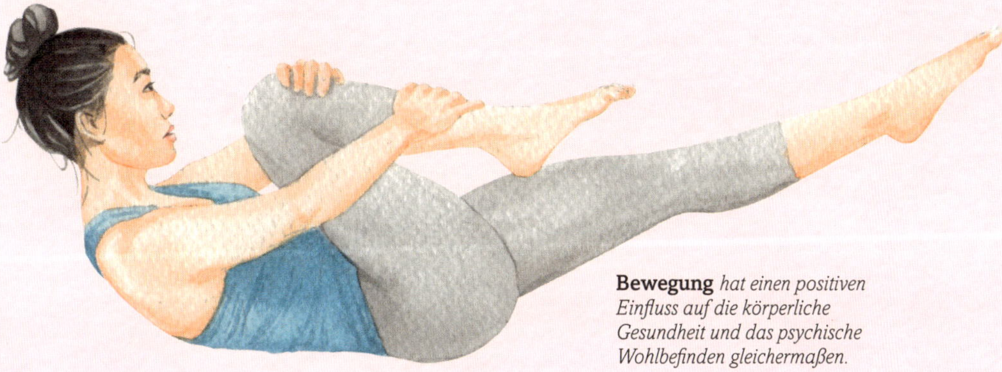

Bewegung *hat einen positiven Einfluss auf die körperliche Gesundheit und das psychische Wohlbefinden gleichermaßen.*

Zeit im Freien zu verbringen, etwa in einem Stadtpark, auf dem Land oder am Meer, entspannt und »erdet«. Es setzt unsere Sinne neuen Reizen aus und unseren Körper der wohltuenden Sonne. Unser Körper produziert mithilfe des Sonnenlichts Vitamin D, das hilft, den Schlaf-Wach-Rhythmus zu regulieren.

Gute zwischenmenschliche Beziehungen sind wichtig für das Wohlbefinden, denn sie geben Kraft und Unterstützung. Menschen, die eng mit ihrer Familie, ihren Freunden oder ihrer Gemeinde verbunden sind, sind in der Regel glücklicher, gesünder und leben länger. Sie neigen weniger zu psychischen Problemen als diejenigen, die weniger gut vernetzt sind. Es kommt vor allem auf die Qualität und Tiefe der Beziehungen an.

Auch Hobbys sind wichtig für die Psyche. Ob es sportliche, kreative oder intellektuelle Aktivitäten sind: Es fördert das Wohlbefinden, Dinge zu tun, die Freude machen. Menschen mit Hobbys leiden seltener unter Stress, Niedergeschlagenheit oder Depressionen. Gruppenaktivitäten wie Mannschaftssport fördern außerdem die soziale Kompetenz und das Selbstvertrauen.

Spiritualität jeder Art kann Einsicht, Hoffnung und Seelenfrieden schenken. Sie hilft, Stress zu bewältigen, Schwierigkeiten anzunehmen und Veränderungen umzusetzen. Das Engagement in einer Gemeinde oder Gemeinschaft stärkt zudem das Selbstwertgefühl.

WAS VERMEIDEN?

Ein ungesunder Lebensstil schadet sowohl dem geistigen Wohlbefinden als auch der körperlichen Gesundheit. Veränderung beginnt damit, zu wissen, was man vermeiden sollte. Eine sitzende Lebensweise macht den Kreislauf träge und den Körper steif. Zu wenig Schlaf schwächt uns geistig und körperlich. Außerdem beeinträchtigen raffinierte, verarbeitete Lebensmittel mit hohem Salz- und Zuckergehalt (siehe S. 90–91), übermäßiger Alkoholkonsum, Rauchen und der Konsum von Freizeitdrogen unser emotionales Gleichgewicht und unsere Gehirnfunktion.

»Viele kleine Maßnahmen zusammen können das psychische Wohlbefinden deutlich verbessern.«

STRESS UND GESUNDHEIT

Eigentlich hat unser Körper zwei »Gehirne«. Eines ist das Gehirn in unserem Kopf, das mit dem zentralen Nervensystem verbunden ist. Das »zweite Gehirn« ist das enterische Nervensystem im Darm, das die Verdauung und die dortige Durchblutung steuert. Diese beiden Gehirne stehen in ständiger Kommunikation miteinander und beide werden davon beeinflusst, wie unser Körper mit Stress umgeht.

DIE DARM-HIRN-ACHSE

Unsere beiden Nervensysteme – im Gehirn und im Darm – sind durch den Nervus vagus, den längsten aller Hirnnerven, verbunden. Der Vagus erstreckt sich vom Hirnstamm durch den Hals und endet im Bauchraum. Er dient als ständige Zwei-Wege-Kommunikationslinie zwischen Darm und Gehirn. Innerhalb dieses Systems unterstützt die Hypothalamus-Hypophysen-Nebennieren-Achse (HPA-Achse) ebenfalls die Kommunikation zwischen Darm und Gehirn. Dieses System von Kommunikationsverbindungen zwischen dem Magen-Darm-Trakt und dem Gehirn wird als »Darm-Hirn-Achse« bezeichnet.

Beide Systeme weisen Gemeinsamkeiten auf. Während des Schlafs erzeugt das Gehirn des Kopfes 90-minütige Zyklen des Slow-Wave-Schlafs, unterbrochen von Perioden des REM-Schlafs (Rapid-Eye-Movement), in denen Träume auftreten. Während der Nacht erzeugt das Gehirn des Darms 90-minütige Zyklen von langsamen Muskelkontraktionen, die von kurzen Ausbrüchen schneller Muskelbewegungen unterbrochen werden. Was das eine System beeinflusst, betrifft auch das andere. Menschen mit Darmproblemen haben oft auch einen abnormalen REM-Schlaf, es könnte also eine Verbindung zwischen Verdauungsstörungen und Albträumen geben. Alzheimer- und Parkinson-Patienten leiden häufig unter Verstopfung.

Medikamente, die auf das Gehirn wirken, haben wahrscheinlich auch eine Wirkung auf den Darm. So können Antidepressiva, die den Serotoninspiegel verändern, Übelkeit, Durchfall oder Verstopfung verursachen.

DARM UND PSYCHE

Seit Ärzte und Wissenschaftler begonnen haben, die Darm-Hirn-Achse zu untersuchen, wird angenommen, dass sie eine Rolle bei bipolaren Störungen, Schizophrenie und anderen psychischen oder neurologischen Prob-

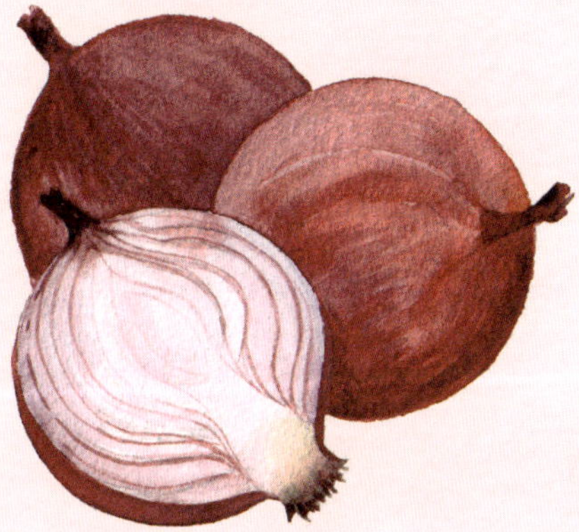

Präbiotische Lebensmittel *wie Zwiebeln liefern den gesunden Darmbakterien Nahrung.*

lemen spielt. Insbesondere wird vermutet, dass Ungleichgewichte im Mikrobiom – den vielfältigen Populationen von Mikroben oder Bakterien in unserem Magen-Darm-Trakt – einen Einfluss haben können.

Jüngste Studien deuten darauf hin, dass ein gesunder Darm in der Kindheit nicht nur das Immunsystem stärkt, sondern erheblichen Einfluss auf Psyche und emotionale Gesundheit im Erwachsenenalter haben kann. Wahrscheinlich spielt die Kommunikation zwischen Darmflora und Gehirn eine Rolle bei der Entwicklung von psychischen Krankheiten, Darmerkrankungen und anderen Gesundheitsproblemen wie Übergewicht.

STRESSHORMONE

Die Reaktion der Darm-Hirn-Achse auf Stress hat vermutlich auch Einfluss auf unsere Stimmungen. Die Organe der HPA-Achse, insbesondere die Nebennieren, schütten bei Stress große Mengen Hormone aus, z. B. Cortisol, Adrenalin und Noradrenalin. Diese Hormone wirken anregend, denn sie sollen die nötige Energie für die Kampf-oder-Flucht-Reaktion bereitstellen. Eine anhaltende, übermäßige Ausschüttung kann aber bewirken, dass die Nebennieren ermüden und weniger effizient arbeiten. Das wiederum kann zu einer schweren Erschöpfung mit begleitenden Stimmungsschwankungen und Schlafstörungen führen.

Beide Gehirne wollen gepflegt werden. Gesunde Vollwertkost ist der Schlüssel. Sie umfasst Präbiotika, die der Darmflora Nahrung liefern und in Zwiebeln und anderen pflanzlichen Lebensmitteln enthalten sind, sowie Probiotika, die gesunde Bakterien zuführen und in Joghurt und fermentierten Lebensmitteln enthalten sind. Wichtig sind auch erfolgreiches Stressmanagement und guter Schlaf. Diese Maßnahmen fördern Wachstum und Überleben unseres Darm-Mikrobioms und reduzieren den Spiegel von Stresshormonen im Körper, was wiederum das allgemeine mentale und emotionale Wohlbefinden verbessert.

»Die Darm-Hirn-Achse als direkte Verbindung zwischen Gehirn und Verdauungstrakt spielt eine wichtige Rolle für das psychische Wohlbefinden.«

GANZHEITLICHER ANSATZ

Die psychische Gesundheit als etwas zu betrachten, das nur den Verstand betrifft, unterschätzt ihre Auswirkungen und schränkt auch unnötig die Ressourcen ein, aus denen wir wählen können, um das psychische Gleichgewicht aufrechtzuerhalten oder wiederherzustellen. Mehrere Studien zeigen, dass körperliche Symptome oft mit mentalen und emotionalen einhergehen und umgekehrt.

GANZHEITLICHE THERAPIEN

Das psychische Wohlbefinden wird von mentalen, emotionalen und körperlichen Aspekten beeinflusst, aber auch von Umgebungseinflüssen: Wo wir leben, mit wem wir umgehen, wo und wieviel wir arbeiten und was in unseren Heimatländern und der Welt passiert.

Ein ganzheitlicher Ansatz berücksichtigt all diese Faktoren und setzt auf sichere, effektive natürliche Heilmittel und Therapien, die sich gegenseitig ergänzen und konventionelle Heilmethoden unterstützen, um Körper, Geist und Seele zu behandeln.

Pflanzliche Heilmittel werden seit Jahrtausenden eingesetzt. Viele moderne Pharmazeutika sind synthetisierte Versionen traditioneller pflanzlicher Heilmittel. Bei leichten bis mittelschweren Symptomen können pflanzliche Heilmittel Linderung bringen, und zwar ohne die Nebenwirkungen, die manchmal mit konventionellen Medikamenten einhergehen können. Die Seiten 34 bis 59 befassen sich mit den für die Psyche wichtigsten Heilpflanzen. Hier finden Sie Vorschläge für praxistaugliche Heilmittel zur Verwendung in Aufgüssen, Absuden, Tinkturen und Kapseln.

Aromatherapie basiert auf der Wirkung ätherischer Öle. Mehrere Studien haben gezeigt, dass viele ihrer Aromen die Stimmung heben, beruhigen oder uns im Hier und Jetzt erden können. In manchen Bereichen des Gesundheitswesens kommen beruhigende oder belebende ätherische Öle von Lavendel oder Zitrusfrüchten bereits regelmäßig zum Einsatz. Auf den Seiten 60 bis 85 erfahren Sie mehr über die für das psychische Wohlbefinden wichtigsten ätherischen Öle. Hier können Sie nachlesen, wie verschiedene Öle gemischt werden können, um ihre Wirkungen gegenseitig zu verstärken, und wie sie in Massageölen, Gesichtssprays, Diffusoren und Rollern verwendet werden können.

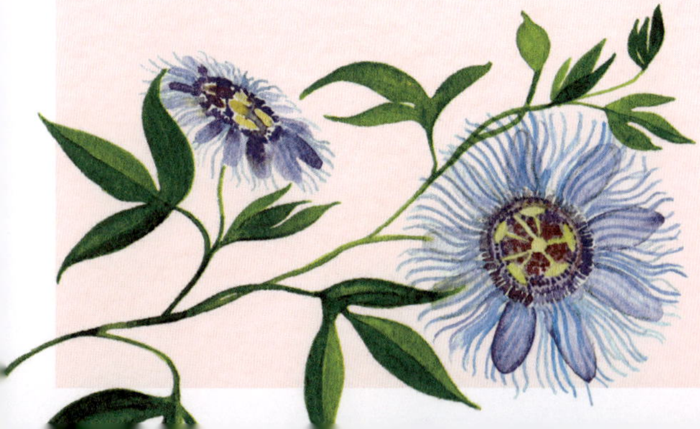

Passionsblume *besitzt beruhigende und schlaffördernde Eigenschaften und sie kann helfen, Ängste abzulegen.*

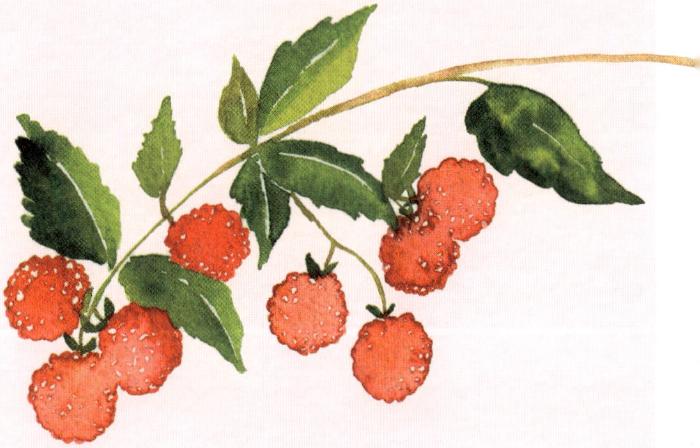

Beeren *enthalten viel Vitamin C. Es wird gebraucht, um das stimmungsregulierende Serotonin zu produzieren.*

Lebensmittel versorgen uns mit essenziellen Nährstoffen, und viele davon beeinflussen wiederum die Stimmung und die geistige Klarheit. Auf den Seiten 86 bis 153 finden Sie Informationen über die Bedeutung von vollwertigen, ausgewogenen Ernährungsformen, die eine saisonale Vielfalt bieten, und Sie erfahren, wie sich bestimmte Inhaltsstoffe direkt auf die Stimmung auswirken. Wo natürliche Nährstoffe fehlen, können Ergänzungspräparate für den nötigen Ausgleich sorgen.

Bewegung ist auf vielerlei Weise möglich. Unser Körper ist darauf ausgelegt, sich zu bewegen, sich zu beugen und zu strecken und tief zu atmen. Eine sitzende Lebensweise geht oftmals mit psychischen Beschwerden wie Lethargie, gedrückter Stimmung und mangelnder Motivation Hand in Hand. Auf den Seiten 154 bis 165 finden Sie Informationen zu verschiedenen moderaten Sport- und Trainingsformen, die für alle Altersgruppen und Fitnessniveaus geeignet sind.

Therapeutische Maßnahmen, einzeln oder in der Gruppe, können helfen, Körper, Geist und Seele wieder in Einklang zu bringen. Die Seiten 166 bis 181 befassen sich mit Therapieformen, die Berührung, Atem, Klang und Achtsamkeit beinhalten oder auf den Energiefluss einwirken. Hier erfahren Sie, wie die Therapien funktionieren und welchen spezifischen Nutzen sie haben.

SYMPTOME PRÜFEN

Bei leichten bis mittleren psychischen Problemen hilft ein Wohlfühl-Check. Sind Sie müde, ängstlich oder deprimiert? Ziehen Sie sich immer mehr zurück? Fehlt es Ihnen an Konzentration oder Motivation? Solche Probleme können durch Stress oder den Verlust der Work-Life-Balance verursacht werden, in bestimmten Lebensphasen auftreten oder auch erste Anzeichen einer ernsten Erkrankung sein. Die Seiten 22 bis 33 helfen bei der Selbstanalyse und zeigen mögliche Ursachen und bewährte Behandlungsansätze auf.

WIE GEHT ES MIR?

NACH INNEN HORCHEN

Zum Thema Wohlbefinden konzentrieren wir uns meist auf körperliche Aspekte. Wir beurteilen Haut und Haare, wiegen uns, begutachten eventuelle Tränensäcke oder verändern unser Bewegungsprogramm, weil wir Gelenk- oder Muskelschmerzen haben. Da aber auch die psychische und geistige Gesundheit zum ganzheitlichen Wohlbefinden gehören, müssen sie ebenfalls genau betrachtet werden.

DIE WIRKUNG DER PSYCHE

In unserer Gesellschaft wird oft erwartet wird, dass wir den Alltag stemmen, ohne sonderlich auf unsere Gefühle zu achten. Sobald jedoch psychische Probleme auftreten, wird die Alltagsbewältigung schwierig. Das liegt daran, dass unsere psychische Gesundheit unser Denken, Fühlen und Handeln beeinflusst.

BESTANDSAUFNAHME

Vorbeugen ist besser als Heilen, deshalb ist es wichtig, von Zeit zu Zeit zu beleuchten, wie Sie sich fühlen. Die Anzeichen für psychisches Unwohlsein können von leichten und vorübergehenden bis hin zu akuten und tief sitzenden Problemen reichen. Wer seine Gefühle und Bedürfnisse regelmäßig überprüft, ist den Höhen und Tiefen des Lebens besser gewachsen. Wir haben gelernt, auf den Körper zu achten, Geist und Seele kommen jedoch oft zu kurz. Fühlen wir uns niedergeschlagen, besorgt, wütend oder zurückgezogen? Haben wir Schwierigkeiten, uns zu konzentrieren? Fällt es uns schwer, mit dem Weinen aufzuhören? Oder lässt unser Verhalten auf versteckte emotionale Konflikte schließen?

Jeder fühlt sich von Zeit zu Zeit überfordert. Aber wie erkennt man, ob bestimmte Stimmungen oder Gefühle Anlass geben, sich ernste Sorgen zu machen?

Die Anfälligkeit für schwerere psychische Probleme kann von sozialen, psychologischen und biologischen Faktoren abhängen. Erfahrungen aus den frühen Jahren, wie z. B. ob Sie sich als Kind sicher, geliebt und geborgen gefühlt haben, sind ein wichtiger Faktor. Psychische Beschwerden werden auch mit schnellem sozialen Wandel, stressigen Arbeitsbedingungen, geschlechtsspezifischer Diskriminierung, sozialer Ausgrenzung und Missbrauch in Verbindung gebracht. Ein ungesunder Lebensstil und körperliche Erkrankungen beeinflussen ebenfalls das langfristige psychische Wohlbefinden.

Psychisch gesund zu sein heißt nicht, immerzu glücklich zu sein. Psychische Gesundheit entsteht vielmehr durch das Zusammenwirken verschiedener Komponenten, darunter körperliche und soziale. Das bedeutet,

»Auch in Bezug auf die psychische Gesundheit ist Vorbeugung besser als Heilung. Darum sollte man lernen, sein Befinden bewusst wahrzunehmen.«

dass sich psychische Störungen auch durch körperliche Symptome wie Magenschmerzen, Rückenschmerzen, Kopfschmerzen oder andere zunächst unerklärliche Schmerzen und Beschwerden äußern können.

Einmal erkannt, können leichte bis mittelschwere psychische Beschwerden durch Verhaltensänderungen und Selbstfürsorge gemildert werden, um zu verhindern, dass die Dinge außer Kontrolle geraten. Es ist wichtig, zu erkennen, wann zusätzliche Hilfe nötig ist.

Der Symptom-Check auf den folgenden Seiten befasst sich mit einigen der häufigsten Frühwarnzeichen für psychische Probleme und deren Ursachen. Wenn das, was Sie erleben, saisonal bedingt ist, wie die Saisonale Affektive Störung (SAD, »Winterdepression«), oder situationsbedingt, etwa durch Lebensveränderungen, Prüfungen oder Stress im Job, können die einfachen Selbsthilfevorschläge in diesem Buch für Sie genügen. Wenn das, was Sie gerade durchmachen, akut und Teil eines langjährigen Musters psychischer Probleme ist, dann ist Selbstfürsorge zwar sinnvoll, aber noch wichtiger ist es, professionelle Hilfe zu suchen.

FRAGEN SIE SICH:

Was sind die Hauptstressoren in meinem Leben? Sind sie konstant oder vorübergehend?

Wie gut bewältige ich Stress?

Gibt es starke Gefühle, die ich vor mir selbst und anderen verstecke?

Habe ich körperliche Symptome, die ich ignoriere?

Tendiere ich momentan zu Selbstfürsorge oder zur Selbstschädigung?

Was würde meinem emotionalen und mentalen Wohlbefinden guttun?

Habe ich ein unterstützendes Netzwerk? Nutze ich es auch?

SYMPTOM-CHECK

Wer lernt, Anzeichen von Veränderungen des psychischen Gleichgewichts bei sich wahrzunehmen, kann rechtzeitig vorbeugende Maßnahmen ergreifen. Dieses Kapitel beschreibt »Warnsignale« und empfiehlt natürliche Heilmittel, Nahrungsmittel, Übungen und therapeutische Praktiken, die zusammenwirken können, um das Gleichgewicht und die Harmonie wiederherzustellen.

DEPRESSION

Leichte Depressionen werden oft als belanglos abgetan. Niemand ist ständig glücklich, aber ständige Traurigkeit kann die Alltagsbewältigung beeinträchtigen. Stress kann zu emotionaler Überempfindlichkeit und Stimmungsschwankungen führen. Niedergeschlagenheit kann auch durch Krankheiten wie Diabetes oder Durchblutungsstörungen verursacht werden.

HEILPFLANZEN

Adaptogene Kräuter (S. 36) wie Rosenwurz (S. 54) und Schisandra (S. 55) lindern Stresssymptome wie Erschöpfung, Reizbarkeit, Nervosität und Niedergeschlagenheit.

Antioxidanzien (S. 37) wie Rosmarin (S. 54) und Kurkuma (S. 43) regulieren Botenstoffe und lindern Niedergeschlagenheit, Erschöpfung, Konzentrationsschwäche und Anspannung.

AROMATHERAPIE

Herbe, harzige Öle (S. 64) sorgen für einen klaren Kopf. Rosmarin (S. 83) belebt und motiviert, Wacholder (S. 77) hat sich bei Verstimmungen bewährt.

Stimmungsaufhellende Öle (S. 63) wie Litsea (S. 79) und Zitrusöle wie Orange (S. 74) heitern auf und vitalisieren gleichzeitig, wenn Niedergeschlagenheit sich lähmend anfühlt.

ERNÄHRUNG

Fetter Fisch (S. 134) stärkt mit Omega-3-Fettsäuren und den Vitaminen B_{12} und D das Nervensystem.

Mineralstoffreicher Kakao (S. 147) regt durch Aminosäuren die Ausschüttung von Botenstoffen an, die ihrerseits für positive Gefühle sorgen.

Fermentierte Lebensmittel wie Sauerkraut (S. 96) oder manche Produkte aus Sojabohnen (S. 127) wirken positiv auf die Darm-Hirn-Achse.

Vitamin-B-Komplex-Präparate (S. 152) heben den Folsäurespiegel und lindern Depressionen. Magnesium (S. 153) verhilft zu Ausgeglichenheit und Ruhe.

BEWEGUNG

Aerobes Training (S. 158) und Yoga (S. 160) regen das Gehirn an.

THERAPIEFORMEN

Homöopathie wird seit Langem bei Stimmungstiefs und Depressionen erfolgreich angewandt.

WIRKSAM

Wacholderöl

Schon wenige Tropfen Wacholder- oder Rosmarinöl regen den Geist an und verbessern die Konzentration.

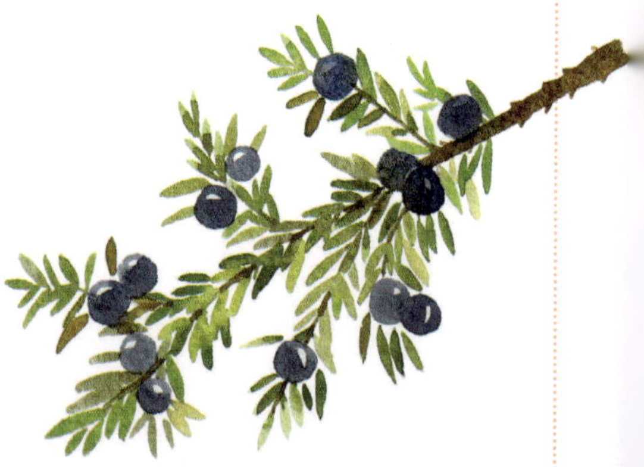

»Frische, belebende Zitrusöle vertreiben den Nebel aus dem Kopf und spenden neue Energie.«

KONZENTRATIONS-SCHWÄCHE

Typische Ursachen sind Stress, Schlafmangel, schlechte Ernährung, Hormonschwankungen, Krankheit oder Medikamente. Verwirrung, Unentschlossenheit oder Unstrukturiertheit können Versagensgefühle verursachen.

HEILPFLANZEN

Anxiolytika (S. 37) wie Zitronenmelisse (S. 50) klären den Kopf und beruhigen das vegetative Nervensystem.

Tonika (S. 38) aus Koreanischem Ginseng (S. 53) hemmen die Ausschüttung von Stresshormonen. Ginkgo (S. 46) fördert die Durchblutung des Gehirns und Süßholz (S. 46) stärkt die Nebennieren.

AROMATHERAPIE

Erdende Öle (S. 63) wie Atlaszeder (S. 68) beruhigen den Geist. Klärendes Kardamomöl (S. 76) hilft bei kurzfristiger Arbeitsüberlastung.

Harzige Öle (S. 64) wie Rosmarin (S. 83) und Wacholder (S. 77) fördern die Konzentration (siehe linke Seite). Zitrone (S. 72) vertreibt »Nebel im Kopf« und Grapefruit (S. 72) belebt.

ERNÄHRUNG

Kohlgemüse (S. 96) wie Blumenkohl und Brokkoli enthält Sulforaphan. Sie hemmen die Bildung von Plaques, die Demenz begünstigen.

Kakao (S. 57) enthält Flavonole. Sie fördern die Durchblutung des Gehirns und somit die Gehirnfunktion.

Vitamin D, z. B. aus Eiern (S. 137) fördert die Ausschüttung des Neurotransmitters GABA, der Lernen, Gedächtnis und Aufmerksamkeit unterstützt.

Bei Eisenmangel kann ein Ergänzungspräparat (S. 153) die Durchblutung des Gehirns und die Serotoninausschüttung fördern. Beides ist wichtig für Konzentration und Gedächtnis.

BEWEGUNG

Yoga (S. 160) und Tai-Chi (S. 162) fördern die Konzentration.

THERAPIEFORMEN

Meditation (S. 170) entspannt und verlängert die Aufmerksamkeitsspanne.

Gehirntraining hält geistig rege.

ERSCHÖPFUNG

Häufige Ursachen sind Dauerstress, Hormonschwankungen, somatische Krankheiten, Medikamente oder Schlafstörungen, die oft mit Depressionen einhergehen. Botenstoffe wie Dopamin, Noradrenalin und Serotonin regulieren Energie, Schlaf, Appetit und Motivation. Bei Depressionen ist ihr Gleichgewicht gestört. Bei anhaltender Erschöpfung ist es ratsam, die Arbeitsbelastung zu verringern und Reizüberflutung (Bildschirmgeräte) zu vermeiden.

HEILPFLANZEN

Adaptogene (S. 36) wie Koreanischer Ginseng (S. 53), Sibirischer Ginseng (S. 44), Reishi (S. 45), Schisandra (S. 55) und Rosenwurz (S. 54) helfen dem Körper, Stress auszugleichen. Ashwagandha (S. 59) hemmt Stresshormone.

Sedativa (S. 38) wie Baldrian (S. 58), Passionsblume (S. 53) und Kamille (S. 49) fördern den erholsamen Schlaf.

Kaffee meiden! Besser ist Kräutertee aus Pfefferminze (S. 51), Roselle (S. 47) oder Zitronenmelisse (S. 50).

AROMATHERAPIE

Belebend (S. 63) wirken Orange (S. 74), Rosmarin (S. 83) und Zitrone (S. 72). Weihrauch (S. 66) bringt die Nerven ins Gleichgewicht. Lavendel (S. 78) ist ein bewährtes schlafförderndes Mittel.

ERNÄHRUNG

Langsam verdauliche Hülsenfrüchte (S. 124) und Getreide (S. 128) gewährleisten eine gleichmäßige Energieversorgung.

Ergänzungspräparate: Vitamin B_{12} (S. 152) verbessert die Energieausnutzung, Vitamin D (S. 152) lindert Erschöpfung, und Eisen (S. 153) verbessert den Sauerstofftransport im Blut.

Bei Wassermangel drohen Blutdruckabfall und schlechte Durchblutung des Gehirns. Hilfreich sind wasserhaltige Lebensmittel.

BEWEGUNG

Aerobes Training (S. 158), Stretching und Krafttraining spenden Energie. Die Alexandertechnik (S. 164) hilft, stressbedingte Haltungsfehler zu korrigieren.

THERAPIEFORMEN

Massagen (S. 178) und Zeit im Freien (S. 172) regen Körper und Geist an.

ÄNGSTE

Angst kann von vagem Unbehagen bis zur Panik reichen. Der Geist ist hellwach und unruhig. Es ist normal, in Stresssituationen oder Umbruchphasen ängstlich zu sein, aber wenn das länger anhält, kann es zu Kopfschmerzen, Herzrasen, Schwitzen, Engegefühl in der Brust oder Magenbeschwerden kommen. Wenn Angst zum Dauerzustand wird, beeinträchtigt sie die Alltagsbewältigung.

HEILPFLANZEN

Krampflösende Kräuter (S. 37) wie Kalifornischer Mohn, (S. 44), Anxiolytika (S. 37) und Adaptogene (S. 36) wie Safran (S. 42) lindern Angst und reduzieren Stresshormone. Herzgespann (S. 49) wirkt ausgleichend. Rosenwurz (S. 54) lindert Erschöpfung und Reizbarkeit. Ginseng (Sibirischer und Koreanischer) (S. 44 bzw. 53) beruhigt bei Herzrasen.

Das Nervensystem beruhigen Kräuter wie Salbei (S. 55) oder Helmkraut (S. 56), indem sie den Serotoninspiegel regulieren. Lindenblüten (S. 57) helfen bei innerer Unruhe, und Passionsblume (S. 53) ist nützlich, wenn man zum Grübeln neigt.

AROMATHERAPIE

Entspannende Öle (S. 62) wie Palmarosa (S. 75) lindern Anspannung. Weihrauch (S. 66) ist wirksam bei Panik und Angstzuständen. Ylang-Ylang (S. 67) hilft, wenn ein Trauma lähmend wirkt.

Die meisten Zitrusöle – Bergamotte, Mandarine, Neroli, Orange und Petitgrain (S. 70–74) – wirken stimmungsaufhellend und ausgleichend.

ERNÄHRUNG

Präbiotische Lebensmittel (S. 89) wie Topinambur (S. 102) unterstützen die gesunde Darmflora, die wichtig für die Gehirnfunktion und die Regulierung der Stressreaktion ist.

Vitamin C (S. 152) ist als Antioxidans wichtig für das Gehirn und die Produktion von Neurotransmittern, die Angst ebenso wie Glücksgefühl steuern und so die Stimmung regulieren.

BEWEGUNG

Aerobes Training im Alltag (S. 158) fördert die Entspannung und den Angstabbau. Dasselbe bewirken Yoga (S. 160) und Tai-Chi (S. 162) mit ihrem meditativen Charakter.

THERAPIEFORMEN

Kognitive Verhaltenstherapie (S. 180) hilft, die eigene Reaktion in beängstigenden Situationen zu erkennen und gezielt zu verändern.

Achtsamkeits- und Atemübungen (S. 170) sind hilfreich, um Stressmanagement, Angstbeherrschung, Konzentration und Ausgeglichenheit zu verbessern.

Osteopathie und Chiropraktik lindern Muskelverspannungen, die durch Stress oder Angst entstehen können.

Achtsamkeitsübungen können den Geist von aktuellen Problemen ablenken und dadurch zum Abbau von Ängsten beitragen.

Zeit in der Natur (S. 172) ist immer erholsam und verringert Angstgefühle nachweislich.

ÜBERFORDERUNG

Intensive, schwer zu beherrschende Emotionen können bewirken, dass man sich auf nichts anderes als seine Probleme und Gefühle konzentrieren kann. Häufige Ursachen sind Stress, traumatische Erlebnisse wie ein Verlust, finanzielle Unsicherheit oder Beziehungsprobleme, aber auch Krankheit, Angstzustände oder Depressionen. Wenn das Gefühl länger anhält, ist es ratsam, professionelle Hilfe zu suchen.

HEILPFLANZEN

Milde Sedativa (S. 38) wie Kamille (S. 49) oder Zitronenmelisse (S. 50) fördern den Schlaf. Grüner Hafer (S. 40) kann nach emotional schwierigen Ereignissen als Tonikum verwendet werden.

Heilziest (S. 56) beruhigt die Nerven und lindert stressbedingte Magenbeschwerden.

AROMATHERAPIE

Hormonausgleichende Öle (S. 62) wie Palmarosa (S. 75) lindern Überforderungsgefühle in der Schwangerschaft. Wacholder (S. 77) hilft bei stressbedingten Wechseljahresbeschwerden und dem Gefühl, auf sich gestellt zu sein.

Erdende Öle (S. 63) wie Kardamom (S. 76) klären den Kopf. Rosmarin (S. 83) und Zitrone (S. 72) vertreiben den »Nebel im Kopf«. Rose (S. 82) hilft bei übermäßigem Grübeln.

»Wacholder hat sich bei Stress und Überforderung in der Menopause bewährt.«

ERNÄHRUNG

Magnesium aus Brokkoli (S. 97), Brunnenkresse und Rucola (S. 98), Sonnenblumenkernen (S. 145) und Kakao (S. 147) lindern nervlich bedingte Angst.

Butternusskürbis (S. 109) enthält viel Vitamin B_6 sowie B_2, B_3, Folsäure und Pantothensäure. Alle beruhigen und lindern Erschöpfung.

Shiitake (S. 112) enthalten Selen, das Ängsten vorbeugen kann.

Vitamin C (S. 152) schützt in Stressphasen das Immunsystem.

BEWEGUNG

Tai-Chi (S. 162) fördert durch die meditativen Bewegungen die Konzentration und verlangsamt die Atmung.

THERAPIEFORMEN

Bachblüten können in Umbruch- oder Prüfungsphasen Überforderungsgefühle verringern.

Gesprächstherapien (S. 180) und Musiktherapie sind hilfreich, um neue Strategien im Umgang mit Stress und Überforderung einzuüben.

IM FOKUS

Safran

PORTRÄT

Die Heil- und Würzpflanze stammt aus dem Iran und dem Mittelmeerraum. Ihr Geschmack ist intensiv und exotisch.

EIGENSCHAFTEN

Safran ist ein starkes Antioxidans. Er schützt vor Entzündungen und stärkt die gesunde Hirnfunktion.

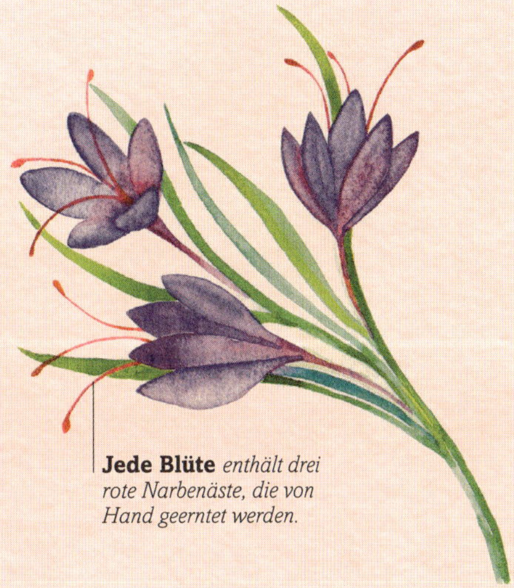

Jede Blüte *enthält drei rote Narbenäste, die von Hand geerntet werden.*

SOZIALER RÜCKZUG

Jeder braucht Zeit für sich, aber auch den Kontakt zu anderen. Manche Menschen sind eher schüchtern, wenig selbstbewusst oder introvertiert, andere extrovertiert. Ständiges Meiden von Sozialkontakten kann aber ein Warnzeichen sein. Gerade Menschen mit Ängsten neigen dazu, sich zurückzuziehen, im Extremfall vollständig. Betroffene leiden im Kontakt mit anderen eventuell an Übelkeit, Zittern oder Schwächegefühlen.

HEILPFLANZEN

Anxiolytika (S. 37) sind die beste Wahl. Zitronenmelisse (S. 50) hilft bei Herzrasen, Nervosität und Überbesorgtheit. Helmkraut (S. 56) lindert Benommenheit und Verwirrung, vor allem in Stresssituationen.

Adaptogene (S. 36) wirken ausgleichend. Sibirischer Ginseng (S. 44) beruhigt das Herz und lindert Ängste. Rosenwurz (S. 54) hilft bei Reizbarkeit und dem Gefühl, die Kontrolle zu verlieren. Brahmi (S. 41) verbessert die Fähigkeit zur Alltagsbewältigung.

AROMATHERAPIE

Römische Kamille (S. 66) beruhigt die beschleunigte Atmung bei Panikattacken. Litsea (S. 79) hilft bei Herzrasen durch Stress oder Asthma. Majoran (S. 80) beruhigt bei Überreaktionen, die häufig Herzrasen oder flache Atmung nach sich ziehen.

Stimmungsaufhellende Öle wie Mandarine (S. 73) und andere Zitrusarten stärken das Selbstvertrauen, vermitteln Optimismus und vertreiben düstere Stimmung und Unruhe.

ERNÄHRUNG

Sozialer Rückzug kann mit einem Überschuss an Serotonin in Zusammenhang gebracht werden. Leicht verdauliche, ballaststoffarme Lebensmittel wie Eier (S. 137), Bananen (S. 118), Süßkartoffeln (S. 101), fetter Fisch (S. 134) und Haferflocken wirken regulierend.

Antioxidanzien (S. 37) können Angstgefühle lindern. Essen Sie Wassermelone, Beeren (S. 114–115) und anderes Obst. Gedünstetes oder fermentiertes Gemüse ist nährstoffreich und leicht verdaulich.

Ein B_{12}-Präparat (S. 152) kann die Stressreaktion verbessern. Bei Stress herrscht oft auch Vitamin-D-Mangel.

BEWEGUNG

Tai-Chi (S. 162) beruhigt. Es hat keine Wettkampfanteile und findet in der Gruppe statt, aber mit ausreichend Raum um das Individuum herum.

THERAPIEFORMEN

Gesprächstherapien (S. 180) sind nützlich, wenn der Rückzug zu einer schwer auflösbaren Gewohnheit geworden ist.

VERÄNDERTER APPETIT

Alltag, Stimmung und vor allem körperliche Beanspruchung wirken sich auf den Appetit aus. Veränderungen können aber auch körperliche Reaktionen auf andere Umstände sein, etwa Stress, Hormonschwankungen, Krankheit oder Medikamente. Wenn regelmäßig zu viel oder zu wenig gegessen wird, stimmt die Nährstoffversorgung des Körpers nicht. Dann kann es zu Stimmungsschwankungen, Antriebslosigkeit und geringem Selbstwertgefühl kommen.

HEILPFLANZEN

Antioxidantive Pflanzenarten (S. 37), wie Roselle (S. 47) beugen Heißhungerattacken vor.

Tonisierende Kräuter (S. 38) wie Johanniskraut (S. 48) regulieren den Serotoninspiegel und helfen, Heißhunger- und Essattacken zu vermeiden.

AROMATHERAPIE

Zimt (S. 151) kann bei Angst, Trauer und Verzweiflung den Appetit anregen. Koriander (S. 75) oder Kardamom (S. 76) sind hilfreich, wenn Stress, Angst oder Depression den Appetit dämpfen.

Stimmungsaufhellende Öle (S. 63) wie Orange (S. 74) sind hilfreich, wenn schmerzliche Emotionen zu Appetitlosigkeit oder Trost-Essen führen.

ERNÄHRUNG

Ausgewogen essen. Heißhunger kann ein Anzeichen für Nährstoffmangel sein. Eine abwechslungsreiche Ernährung mit bunten, frischen Zutaten beugt der Lust zu Naschen vor.

Genug trinken. Durst wird oft für Hunger gehalten. Nicht gleich zu einem Snack greifen, lieber ein Glas Wasser trinken.

Bei Appetitlosigkeit häufiger kleine Mahlzeiten essen, um eine ausreichende Nährstoffversorgung sicherzustellen.

Lebensmittel mit niedrigem GI (Glykämischer Index) wie Süßkartoffeln (S. 101) und Haferflocken (S. 128) geben langsam Energie ab und regulieren so den Appetit.

Zinkmangel kann den Appetit verändern. Linsen (S. 124) und Lappentang (S. 113) enthalten viel Zink.

Thiaminmangel (B_1) kann zu Appetitlosigkeit führen und ist ein Warnzeichen für Magersucht. Erbsen (S. 125) und Huhn (S. 136) sind gute Quellen.

Gesunde Fette (S. 138–141) wie Kokosöl (S. 140) und Omega-3 regulieren Appetitschwankungen. Hilfreich sind fetter Fisch (S. 134) und Hanföl (S. 141).

BEWEGUNG

Regelmäßige Bewegung (S. 154–159) reguliert Appetitschwankungen.

THERAPIEFORMEN

Gesprächstherapien (S. 180–181) sind bei Bulimie und Magersucht angezeigt.

Aromatherapie-Massagen (S. 176) und Reflexzonenmassagen verbessern die Beziehung zum eigenen Körper.

REIZBARKEIT

Ärger, Reizbarkeit, Frustration und Ungeduld gehören zum normalen Leben. Stressfaktoren wie Schlafmangel, schneller Blutzuckerabfall, zyklusbedingte Hormonschwankungen oder Krankheiten können die Reizbarkeit jedoch erhöhen. Oft genügt es dann, eine Pause zu machen oder Alltagsroutinen zu verändern. Anhaltende, starke Reizbarkeit kann ein Anzeichen für Depressionen oder Ängste sein. Extreme Reizbarkeit kann auch die Folge einer Missbrauchsproblematik sein.

HEILPFLANZEN

Heilpflanzen wie Verbene (S. 59) und Kurkuma (S. 43) stärken die Leber. In der traditionellen chinesischen Medizin wird Zorn und Reizbarkeit mit der Leberfunktion in Zusammenhang gebracht.

Beruhigende Kräuter (S. 38) sind hilfreich bei Reizbarkeit, wenn sie durch Schlafmangel verursacht ist. Baldrian (S. 58) und Kalifornischer Mohn (S. 44) beruhigen und fördern den Nachtschlaf.

REZEPT

Flocken & Beeren

Eine Handvoll Brombeeren oder andere Beeren mit beruhigenden Haferflocken mischen. Mit Sonnenblumenkernen bestreuen.

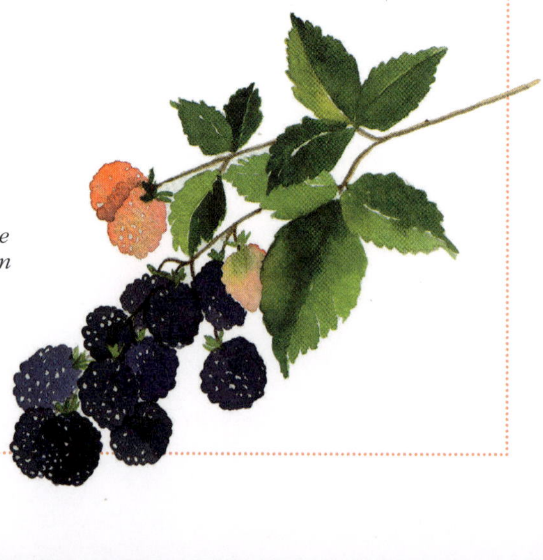

AROMATHERAPIE

Kühlende und beruhigende Öle (S. 62) wie Lavendel (S. 78) oder Palmarosa (S. 75) lindern allgemeine Reizbarkeit. Römische Kamille (S. 66) hat sich bei emotionaler Erregung bewährt. Zitrusöle (S. 72–84), vor allem Grapefruit, wirken stimmungsaufhellend. Petitgrain (S. 71) kann durch seine beruhigende Wirkung Reizbarkeit dämpfen.

ERNÄHRUNG

Beeren (S. 114) sind reich an Antioxidanzien (S. 88). Zorn stresst den Körper und erhöht seinen Nährstoffbedarf. Frische oder gefrorene Blaubeeren, Brombeeren, Erdbeeren und Cranberrys wirken entzündungshemmend und unterstützen die Gehirngesundheit. Siehe Rezept auf der linken Seite.

Langsam verdauliche Kohlenhydrate wie Vollkorngetreide (S. 128), Hülsenfrüchte (S. 124) und Gemüse (S. 92–111) liefern Energie und stärken die Darmflora.

Ergänzungspräparate sind bei Mangel an Vitamin C und B, vor allem an B_5, B_6 und B_{12}, hilfreich (S. 152).

BEWEGUNG

Bei Bewegung (S. 154–159) werden Endorphine ausgeschüttet. Wer gereizt ist, sollte spazieren gehen oder joggen.

Yoga (S. 160) ist sehr entspannend.

THERAPIEFORMEN

Akupunktur (S. 174) beruhigt die Gedanken und bringt Geist und Körper in Einklang.

Achtsamkeitsübungen (S. 170) helfen, den Blick nach innen zu richten – weg von äußeren Stressoren. Das hilft, die Dinge neu zu bewerten.

Gewohnheiten durchbrechen. Wer regelmäßig mit Reizbarkeit auf geringe Stressoren reagiert, kann in einer Gesprächstherapie (S. 180) üben, negative Verhaltensmuster durch vorteilhaftere zu ersetzen.

Aromatherapie-Massagen (S. 176) und Reflexzonenmassagen können helfen, ein besseres Gefühl für den eigenen Körper zu entwickeln.

»Kühlende ätherische Öle wie Römische Kamille lindern Reizbarkeit.«

HÜLSENFRÜCHTE

Getrocknete Linsen und andere Hülsenfrüchte enthalten mehr Nährstoffe und weniger Salz als Konservenware.

SCHULDGEFÜHLE

Schuld, Reue, Bedauern oder Scham gehören dem gleichen Gefühlsspektrum an. Sie richten sich nach innen, auf etwas, das wir – vermeintlich oder tatsächlich – falsch gemacht haben. Schuldgefühle können uns Hinweise geben, wo wir etwas wiedergutmachen müssen. Sie können aber auch eine erlernte Reaktion sein: Wir bestrafen uns für eingebildete Fehler oder das Gefühl, den Erwartungen anderer nicht zu entsprechen. Wenn Schuldgefühle das Leben immer wieder beeinträchtigen, ist es ratsam, Hilfe zu suchen.

HEILPFLANZEN

Ysop (S. 48) wirkt beruhigend und schafft Raum für emotionale Heilung.

Adaptogene (S. 36) können helfen. Indisches Basilikum (S. 52) wirkt ausgleichend, antidepressiv und klärend. Rosenwurz (S. 54) lindert Ermüdung durch Grübeln.

AROMATHERAPIE

Erdende Öle (S. 63) können helfen. Atlaszeder (S. 68) kräftigt und hilft beim Denken und Meditieren. Patchouli (S. 81) verbessert den Kontakt zum eigenen Körper. Rose (S. 82) wirkt tröstend und unterstützend.

Klarer Kopf (S. 62). Wacholder (S. 77) verbessert die Konzentration und Zielstrebigkeit. Rosmarin (S. 83) hilft, wenn der Blick zu sehr nach innen gerichtet ist. Kardamom (S. 76) fördert das klare Denken.

THERAPIEFORMEN

Gesprächstherapie (S. 180), kann helfen, die Gründe für Schuldgefühle zu verstehen und negatives Verhalten entsprechend zu ändern.

Hypnotherapie und Biofeedback können helfen, schädliche Verhaltensmuster abzulegen und sich neue anzueignen.

Bachblüten können helfen, Verantwortung zu übernehmen, wenn es nötig ist, und loszulassen, wenn wir nicht verantwortlich sind.

Gebete und Spiritualität können zu Klarheit verhelfen und stärken das Verbundenheitsgefühl.

Massagen (S. 176) bauen Anspannung ab und vertreiben ungute Gedanken.

WEINEN

Manche Menschen sind bei Büchern oder Filmen leicht zu Tränen gerührt, andere weinen kaum. Dass Frauen häufiger weinen als Männer, hat mit gesellschaftlichen Konventionen zu tun. Manchmal bringt Weinen Erleichterung, aber Studien zufolge ist das nicht immer der Fall. In traurigen Situationen, etwa bei einem Verlust, weinen wir eher. Wer aber ohne erkennbare Gründe trauriger als üblich ist, häufig weint und dann schwer aufhören kann, leidet möglicherweise an einer Depression oder einem anderen psychologischen Problem und sollte sich um professionelle Hilfe bemühen.

IM FOKUS

Heilziest

PORTRÄT

Der Lippenblütler ist mehrjährig und erreicht Höhen zwischen 20 und 80 Zentimetern.

EIGENSCHAFTEN

Heilziest ist ein Nerventonikum, das bei Angstzuständen und Herzrasen eingesetzt wird.

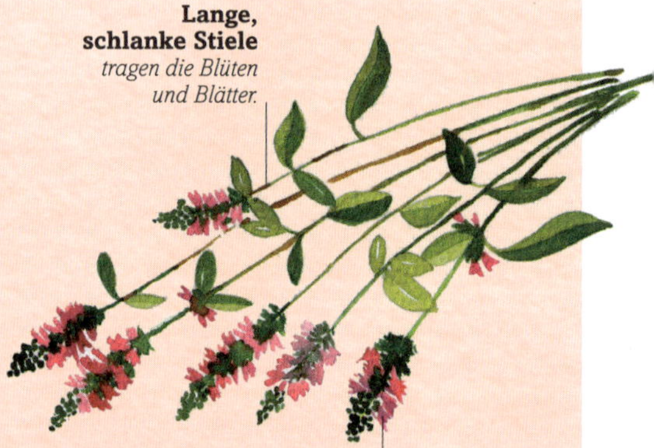
Lange, schlanke Stiele *tragen die Blüten und Blätter.*
Längliche Blütenstände *an den Spitzen der Stiele*

HEILPFLANZEN

Heilziest (S. 56) hat sich bei emotionalem Schock und Trauer bewährt. Weißdorn (S. 42) stärkt das Herz (auch im emotionalen Sinn), und Lindenblüten (S. 57) beruhigen und kräftigen bei nervöser Erschöpfung.

Antioxidanzien (S. 37) unterstützen die Funktion des Nervensystems. Ginkgo (S. 46) zeigt bei Angstzuständen und Depressionen gute Ergebnisse. Verbene (S. 59) beruhigt, erdet und hebt die Stimmung.

»Erdendes Weihrauchöl hilft bei akutem Energiemangel.«

AROMATHERAPIE

Stärkende und erdende Öle (S. 63) wie Weihrauch (S. 66) sind hilfreich bei Erschöpfung und Hoffnungslosigkeit. Vetiver (S. 85) stärkt das Identitätsgefühl. Sandelholz (S. 84) und Rose (S. 82) wirken tröstend und aufbauend.

Belebende Öle (S. 63) wie Thymian Linalool (S. 85) stärken das Nervensystem. Limette (S. 69), Grapefruit (S. 72) und Kardamom (S. 76) spenden Energie.

ERNÄHRUNG

Präbiotika (S. 89) fördern und unterstützen die Funktion der Hypothalamus-Hypophysen-Nebennieren-Achse, die Stimmung und Stressreaktion reguliert. Setzen Sie auf Vollkorngetreide (S. 128), Kohl (S. 96), Fenchel und Sellerie (S. 105) sowie Hülsenfrüchte (S. 124), Nüsse (S. 142), Leinsamen (S. 146) und Sonnenblumenkerne (S. 145).

Betakarotin aus Mangos, (S. 119), Süßkartoffeln (S. 101), Aprikosen (S. 123), Weide-Rindfleisch (S. 132) und Hanföl (S. 141) kann Depressionen lindern.

Entzündungshemmende Omega-3-Fettsäuren (S. 153), bei Bedarf in Form von Präparaten, lindern depressive Verstimmungen nachweislich. Vitamin D (S. 152), das Sonnenvitamin, wirkt stimmungsausgleichend. Bei Winterdepression ist es oft notwendig, es in Tablettenform einzunehmen.

BEWEGUNG

Aerobes Training (S. 158), am besten im Freien, hebt die Stimmung und bewirkt die Ausschüttung von Glückshormonen. Dadurch wirkt es Ängsten und Depressionen entgegen.

THERAPIEFORMEN

Spirituelle Praktiken können bei Krisen, Traumata und Trauer unterstützend und erdend wirken.

Homöopathie hilft, das emotionale Gleichgewicht wiederherzustellen.

Gesprächstherapie (S. 180) hilft, die Ursachen der Traurigkeit zu verstehen und andere Reaktionsmuster einzuüben.

LIBIDOSCHWÄCHE

Nachlassendes Interesse an Sex geht oft mit Apathie und Lustlosigkeit einher. Ursachen können Stress, geringes Selbstbewusstsein und hormonelle Schwankungen sein, aber auch Unzufriedenheit in einer Beziehung. Anhaltender Libidoverlust kann auf erhöhten Blutdruck oder Cholesterinspiegel, Diabetes und Nieren- oder Leberprobleme hinweisen.

HEILPFLANZEN

Tonisierende Kräuter (S. 38) wie Damiana (S. 58) beleben, Adaptogene (S. 36) wie Ashwagandha (S. 59) wirken aufbauend.

Koreanischer Ginseng (S. 53) regt bei Männern Nervenfunktion und Blutversorgung an. Shatavari (S. 40) stärkt die weiblichen Fortpflanzungsorgane.

AROMATHERAPIE

Muskatellersalbei (S. 83) hilft, wenn Stress die Ursache ist. Patchouli (S. 81) lindert nervöse Erschöpfung und Anspannung. Ylang-Ylang (S. 67) hilft, Hemmungen loszulassen.

Ausgleichende Öle (S. 62) wie Palmarosa (S. 75) verringern störende negative Emotionen. Jasmin (S. 76) sorgt für Wohlbefinden und Optimismus.

Kardamom (S. 76) lindert Stress bei übermüdeten Männern. Rose (S. 82) wirkt bei Frauen tröstend und unterstützend und stärkt die Gesundheit der Fortpflanzungsorgane.

ERNÄHRUNG

Linsen (S. 124), Kichererbsen (S. 126), Haferflocken (S. 128) und rotes Fleisch enthalten viel Zink. Zinkmangel kann den Testosteronspiegel sinken lassen.

Nüsse und Samen. Walnüsse, Haselnüsse, Kürbiskerne, Leinsamen und Hanfsamen (S. 142–147) liefern gesunde Fette, Vitamin E und Mineralien wie Magnesium, die Auswirkungen von Stress mildern.

Antioxidatives Vitamin E fördert die Durchblutung. Es ist in Avocados (S. 111) und Nüssen (S. 142) enthalten.

Eisenmangel kann zu Erschöpfung und Lustlosigkeit führen. Eventuell ist ein Eisenpräparat (S. 153) angezeigt.

BEWEGUNG

Aerobes Training (S. 158–159) und anderer Sport fördern die Ausschüttung von Glückshormonen.

THERAPIEFORMEN

Massagen entspannen und lösen emotionale Blockaden.

Gesprächs- und Hypnotherapie (S. 180) können die tieferen Ursachen des Libidoverlusts aufdecken und bearbeiten.

SELBSTGEFÄHRDUNG

Riskantes Verhalten kann dazu dienen, Emotionen auszublenden oder schwer ausdrückbare Gefühle auszuleben. Es kann auch ein Selbstschutz sein. Wenn Risikobereitschaft zu selbstgefährdendem Verhalten wird, etwa bei Drogenmissbrauch, Selbstverletzung oder Promiskuität, ist professionelle Hilfe notwendig.

HEILPFLANZEN

Ausgleichende Tonika (S. 38) wie Minze (S. 51) hemmen Stresshormone und regulieren den Serotoninstoffwechsel. Baldrian (S. 58) schenkt innere Ruhe und stärkt den Parasympathikus. Passionsblume (S. 53) wirkt mild euphorisierend und beruhigt den Geist.

Beruhigende Kamille (S. 49) lindert Ängste und fördert wie Helmkraut (S. 56) den Schlaf. Zitronenmelisse (S. 50) reguliert die Flucht-und-Kampf-Reaktion.

AROMATHERAPIE

Rosengeranie (S. 80) ist gut, um Gefühle besser ausdrücken können.

Palmarosa (S. 75) hilft, nicht zu leicht die Beherrschung zu verlieren. Jasmin (S. 76) lindert die Neigung zu Selbstschädigung oder Missbrauch, wenn er dazu dient, schmerzhafte, intensive Gefühle zu betäuben oder zu benennen.

ERNÄHRUNG

Schwankungen des Blutzuckerspiegels können die Risikobereitschaft erhöhen. Lebensmittel mit langsamer Energieabgabe, z. B. Haferflocken (S. 128) halten den Blutzuckerspiegel stabil.

BEWEGUNG

Aerobes Training (S. 158) und Pilates sind Möglichkeiten, auf gesunde Weise an die eigenen Grenzen zu gehen.

THERAPIEFORMEN

Gesprächstherapie (S. 180) ist bei verfestigten Verhaltensmustern ratsam.

Meditation (S. 170) verbessert die Selbstreflexion.

Reiki (S. 178) und Homöopathie können Energieblockaden lösen.

GANZE KÖRNER

Kaufen Sie frische Körner im Ganzen. In einem luftdicht schließenden Behälter halten sie sich am längsten.

HEILPFLANZEN

DIE WIRKWEISE VON HEILPFLANZEN

Pflanzen werden traditionell in vielen Kulturen als Heilmittel verwendet. Seit Jahrtausenden studieren Menschen Pflanzen und wie sie auf den Menschen wirken. So ist ein umfassender, durch Erfahrung bestätigter Wissensschatz entstanden. Inzwischen haben wissenschaftliche Forschung, Untersuchungen und klinische Studien eine Vielzahl von Beweisen erbracht, die dieses uralte Wissen belegen.

WIE WIRKEN HEILPFLANZEN?

Pflanzen enthalten verschiedene Inhaltsstoffe mit teils medizinischen Eigenschaften. Einzelne Stoffe kommen in mehreren Arten vor, bestimmte Zusammensetzungen sind meist arttypisch. So enthalten viele Blütenpflanzen Geraniol, einen »blumig« duftenden Stoff mit beruhigender Wirkung. Der typische Duft jeder Pflanzenart beruht aber auf einer einzigartigen Mischung, von der Geraniol nur einen Teil ausmacht. Kräuterkundige arbeiten mit der ganzen Pflanze, statt einen Inhaltsstoff zu extrahieren. So können sie das natürliche, arttypische Zusammenwirken der Inhaltsstoffe jeder Art nutzen und und mehrere Pflanzen dann zu noch komplexeren Heilmitteln mischen.

KRÄUTER FÜR DIE PSYCHE

Die Pflanzenheilkunde pflegt einen ganzheitlichen Ansatz. Sie setzt auf Kräutermischungen, die nachweislich in Synergie wirken, indem sie durch verschiedene Vorgänge Körper, Geist, Emotionen und Seele in Einklang bringen. Jedes Kraut hat mehr als eine Wirkweise, kann also bei verschiedenen Beschwerden nützlich sein. Die auf den Seiten 40 bis 59 vorgestellten Pflanzen sind besonders für ihre wohltuende Wirkung auf die Psyche bekannt.

Adaptogene wie Sibirischer und Koreanischer Ginseng, Ashwagandha, Rosenwurz, Reishi, Schisandra und Indisches Basilikum helfen dem Körper, mit internen oder externen Stressoren umzugehen, indem sie auf die physiologischen Abläufe der Energieproduktion und Zellregeneration im Körper einwirken. Adaptogene Pflanzen gelten im Ayurveda als heilig oder *rasayana* (verjüngend). In der chinesischen Tradition werden sie als Energiespender betrachtet, die den Fluss der Lebensenergie Chi durch den Körper unterstützen. Adaptogene sollten sparsam und nur über einen begrenzten Zeitraum angewandt werden, etwa während bedeutender Lebensphasen, in der Rekonvaleszenz oder während erhöhtem Stressaufkommen.

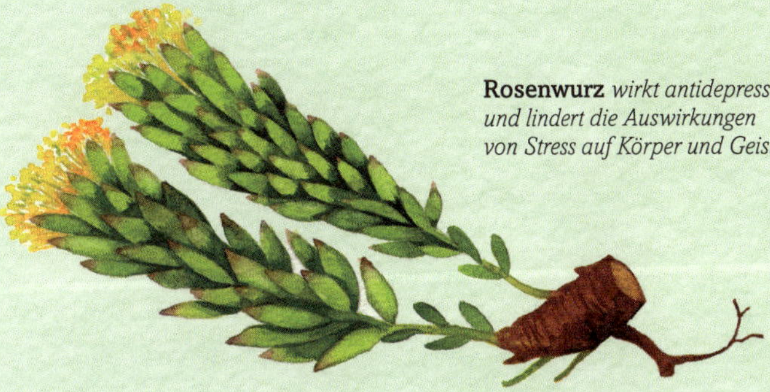

Rosenwurz *wirkt antidepressiv und lindert die Auswirkungen von Stress auf Körper und Geist.*

Antioxidanzien verbessern den Zellstoffwechsel und beugen oxidativen Schäden vor. So arbeiten die Zellen effizienter und altern langsamer. Antioxidanzien werden auch zur Reparatur von Schäden durch chronische Entzündungen benötigt. Stress und Entzündungen verursachen im Körper klar erkennbare Symptome wie Bluthochdruck. Entzündungen im Gehirn sind schwieriger zu erkennen, weil es dort keine warnenden Schmerzrezeptoren gibt, aber Anzeichen wie »Gehirnnebel« und Vergesslichkeit weisen auf chronische Entzündungen hin. Zu den antioxidativ wirkenden Heilpflanzen gehören Kakao, Rosmarin, Ginkgo, Weißdorn, Hibiskus, Safran und Kurkuma.

Antispasmodika wie Kalifornischer Mohn, Kamille, Lindenblüten, Zitronenmelisse und Minze entspannen die glatte Muskulatur und lösen Verspannungen. Anspannung oder Unruhe können Warnzeichen für eine Angststörung sein. Antispasmodika helfen, Körper und Geist zu entspannen, Kopf- und Magenschmerzen zu lindern und die Darm-Hirn-Achse funktionsfähig zu erhalten.

Anxiolytika sind Pflanzen, die entspannen und helfen, Ängste abzubauen. Sie dämpfen die Kampf-oder-Flucht-Reaktion, meist indem sie die Ausschüttung von beruhigenden Neurotransmittern verstärken oder deren Wirkungsdauer verlängern. Bekannte und bewährte Kräuter gegen Ängstlichkeit sind Kamille, Lindenblüten, Melisse, Minze, Herzgespann, Passionsblume und Baldrian.

Aphrodisierende Pflanzen wie Ashwagandha, Kakao, Damiana, Koreanischer Ginseng und Shatavari helfen, die Libido zu fördern, die eine Schlüsselrolle in der Partnerschaft und beim sexuellem Wohlbefinden spielt. Eine gesunde Libido spiegelt ein gut funktionierendes Hormonsystem wider. Unter Stress reduziert der Körper üblicherweise die Reproduktionsimpulse und schüttet weniger Fortpflanzungshormone aus. Stresshormone verursachen Anspannung und Angst, was sich auf die Libido auswirkt. Umgekehrt wirken sich Endorphine, die in lustvollen Momenten ausgeschüttet werden, positiv auf das allgemeine Wohlbefinden aus.

»Kräutermischungen können durch Synergieeffekte Körper, Geist, Emotionen und Seele in Einklang bringen.«

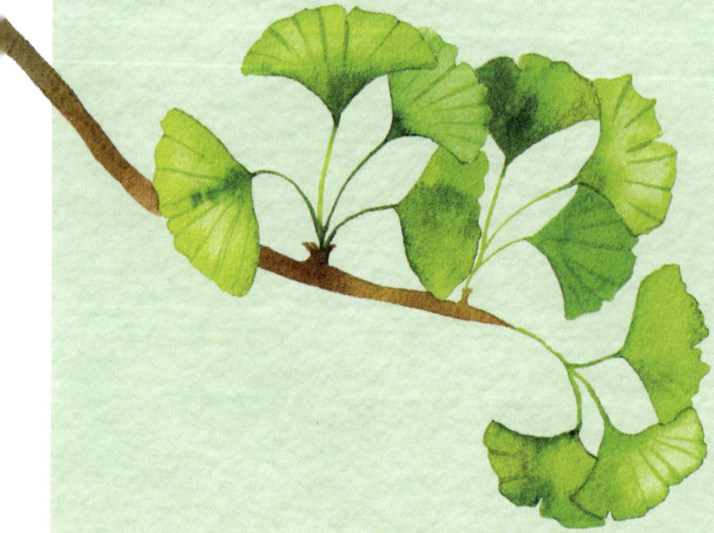

Ginkgo *ist reich an entzündungshemmenden Flavonoiden.*

Bitterstoffe aus Heilpflanzen wie Verbene oder Herzgespann werden von Rezeptoren im Darm aufgenommen. Sie regulieren die Tätigkeit des Vagus, der Hirnstamm und Darm verbindet und mit Magenbeschwerden in Zusammenhang steht. Bitterkräuter wirken regulierend auf die Darm-Hirn-Achse und verbessern die Zusammensetzung der Darmflora. Dadurch werden mehr Serotonin und andere Neurotransmitter ausgeschüttet, die sich auf Stimmung und Antriebsstärke auswirken.

Sedativa wie Kamille, Kalifornischer Mohn, Lindenblüten, Melisse, Baldrian und Passionsblume beruhigen und entspannen. Sie helfen dem Körper, in den Ruhe-, Verdauungs- und Heilungsmodus des Parasympathikus zu wechseln, der zu neuer Energie verhilft und einen gesunden Schlaf unterstützt.

Tonisierende Kräuter steigern die Energie. Es gibt verschiedene Arten von Tonika. Nerventonika aus Lindenblüten, Ysop, Grünem Hafer, Waldrebe und Reishi wirken auf das Nervensystem und sind nährend und stärkend. Nebennierentonika wie Süßholz können zur längerfristigen Unterstützung eingesetzt werden, zum Beispiel in der Rekonvaleszenz. Tonika zur Unterstützung der Kognition umfassen *Bacopa monnieri*, Kakao, Ginkgo, Koreanischen Ginseng und Helmkraut. Zitronenmelisse, Johanniskraut, Rosenwurz und Damiana wirken antidepressiv, während Ysop, Minze, Zitronenmelisse, Eisenkraut und Salbei die Stimmung aufhellen, ohne übermäßig zu stimulieren. Kreislaufstärkende Mittel wie Ginkgo, Kakao, Weißdorn, Lindenblüten und Herzgespann haben sich bei Trauer oder in anderen emotional schwierigen Phasen bewährt.

WELCHE PFLANZE WOFÜR?

Kräuterexperten unterscheiden oft zwischen »heißen« und »kalten« Beschwerden. Antriebslosigkeit, Depressionen und Erschöpfung sind kalte Beschwerden, die mit kräftigenden, wärmenden Kräutern behandelt werden. Bei heißen Beschwerden wie Hitzewallungen, Überreizung und Unruhe kommen kühlende Kräuter wie Salbei oder Minze zum Einsatz.

»Kräutermischungen können bei Energiemangel stärken und wärmen. Bei Überreizung können sie kühlen und beruhigen.«

Mischen Sie anfangs maximal drei oder vier Kräuter. Bei Stress unterstützt wärmendes Süßholz (nicht bei hohem Blutdruck) die Nebennieren. Bei Erschöpfung können beruhigende Kräuter am Abend und stärkende Tonika am Morgen gegeben werden. Ziel ist es, den Schlaf zu verbessern, die Nebennieren zu unterstützen und Energie aufzubauen, bevor man anregende Tonika verwendet. Stimulanzien – die meisten Adaptogene und Tonika – sollten vor 14 Uhr eingenommen werden.

KRÄUTER SICHER ANWENDEN

Beginnen Sie mit einem Kraut in niedriger Dosis, um Verträglichkeit und Wirkung zu beurteilen. Gut geeignet sind nährende Tonika wie Lindenblüten, Kamille, Süßholz und Reishi, die auch als Nahrungsmittel verwendet werden können. Wenden Sie Kräuter über einen längeren Zeitraum nur nach Rücksprache mit einem Heilkundigen an. Vorsichtshinweise zu bestimmten Kräutern finden Sie in diesem Kapitel. Allgemeine Sicherheitshinweise sind auf Seite 183 zusammengefasst.

DARREICHUNGSFORMEN

Gängige Kräuterzubereitungen sind Aufguss, Absud (auch Abkochung oder Dekokt), Tinktur und Kapsel. Als Pulver kann man sie in Getränke rühren.

Aufguss: *milde Kräuter und Blüten*

Absud: *Pilze, Wurzeln, Beeren und Rinde*

Tinktur: *konzentrierte Dosierung. Mischungen sollten von Heilkundigen zubereitet werden.*

Kapseln: *einfache Einnahme in therapeutischer Dosierung*

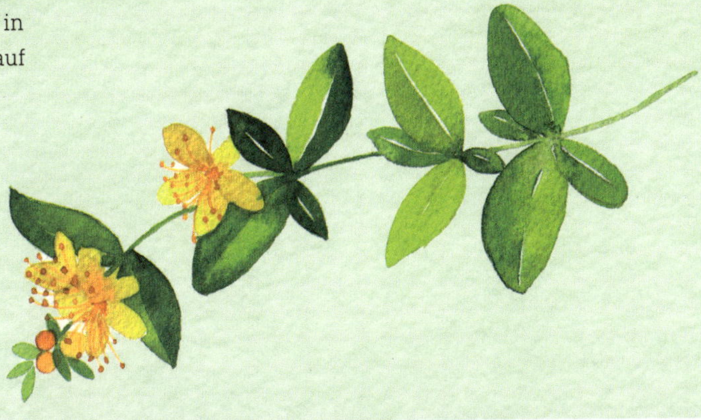

Johanniskraut *wirkt bei Depressionen und Niedergeschlagenheit stimmungsaufhellend.*

HEILPFLANZEN FÜR DIE PSYCHE

Aromatische Pflanzen werden seit Jahrtausenden für kulinarische und für medizinische Zwecke verwendet. Die Wirkung vieler traditioneller Heilpflanzen ist heute durch die moderne Wissenschaft bestätigt, sodass wir für die ganzheitliche Behandlung von Körper, Geist und Seele auf fundierte Kenntnisse über die Naturheilkunde zurückgreifen können.

SHATAVARI

Asparagus racemosus

Die zellverjüngende Pflanze wird im Ayurveda als »Königin der Kräuter« bezeichnet und gilt als eine der wertvollsten Heilpflanzen. Sie wirkt vitalisierend und soll vor Krankheiten schützen.

WIRKUNG

Shatavari ist ein adaptogenes Nerventonikum mit verschiedenen aufbauenden Eigenschaften, die auf das Nerven-, Hormon- und Immunsystem wirken und die Lebensqualität verbessern. Studien legen nahe, dass diese Pflanze die Auswirkungen von oxidativen Schäden im Körper, die durch chronischen Stress verursacht werden, reduzieren kann.

»Shatavari wirkt antioxidativ und schützt Zellen und Nerven.«

Die adaptogenen Inhaltsstoffe fördern die Regeneration des Nervengewebes, stärken das Gedächtnis und verlangsamen die Zellalterung im Gehirns.

Antioxidative und neuroprotektive Stoffe hemmen entzündliche Prozesse, die Gedächtnis und Hirnleistung beeinträchtigen, Verwirrung und »Nebel im Kopf« verursachen können.

Studien belegen die antidepressive Wirkung: Shatavari reguliert den Serotoninspiegel. Dieses Wohlfühlhormon beeinflusst zusammen mit Antioxidanzien unsere Kampf-oder-Flucht-Reaktion und lindert Stress. Shatavari wirkt stimmungsaufhellend und verbessert Schlafqualität und Schlafdauer.

Mit Phytoöstrogenen und Antioxidanzien kann Shatavari außerdem negative Auswirkungen von Stress auf das Fortpflanzungssystem lindern.

VERWENDUNG

Die Wurzel wird für Pulver, Kapseln und Tinkturen verwendet.

Gegen nervöse Anspannung und Schlafstörungen zu gleichen Teilen mit Reishi mischen.

› *Bei leichten Beschwerden ½–1 TL Pulver in einer Tasse warmer Milch. Bei stärkeren Beschwerden und Schlafstörungen 1–2× täglich (auch vor dem Schlafengehen) 1–2 Kapseln à 500 mg.*

Zur Stimmungsaufhellung ungemischt.

› *1–2 ml Tinktur in etwas Wasser, 1–2× täglich*

Als Tonikum zu gleichen Teilen mit Kakao, Brennnessel und Ashwagandha mischen.

› *½–1 TL pulverisierte Kräutermischung in einer Tasse warmer Milch*

ANDERE MISCHUNGEN

Mit Brahmi und Indischem Basilikum zur Verbesserung des Gedächtnisses.

WARNHINWEIS

Nur auf qualifizierten Rat mit anderen Adaptogenen mischen. In der Schwangerschaft meiden.

GRÜNER HAFER

Avena sativa

Hafer gilt in manchen Ländern der nördlichen Hemisphäre als heilige Pflanze. Neben »Milchhafer«, den grünen Ähren, die auf Druck einen milchigen Saft abgeben, gibt es noch Haferstroh, womit die grünen, unreifen Haferstängel gemeint sind, die in pflanzlichen Zubereitungen (v. a. Aufgüssen) verwendet werden.

WIRKUNG

Hafer stärkt das Nervensystem, regeneriert und tonisiert bei Schwäche, Erschöpfung, mangelnder Ausdauer und legt sich wie ein Kissen um die Nerven.

Grüner Hafer lindert Schlaflosigkeit, Anspannung und Erschöpfung durch Überarbeitung.

Hafer fördert die Genesung nach Krankheiten wie Fibromyalgie, die zu Depressionen führen können, und hilft bei anderen neurodegenerativen Erkrankungen.

Hafer hilft, sich von emotional schwierigen Ereignissen, übermäßigem Rauchen oder Drogenkonsum zu erholen.

Grüner Hafer lindert Müdigkeit, Anspannung, Kopfschmerzen und Übelkeit bei PMS und in der Menopause sowie Erschöpfung und Herzrasen bei Angstzuständen.

Grüner Hafer dient als Tonikum bei Libidoverlust und erektiler Dysfunktion durch Stress und Erschöpfung.

VERWENDUNG

Grüner Hafer ist heilwirksam, Körner und Haferstroh sind nährstoffreich. Besonders wirksam als Absud und Tinktur.

Zur emotionalen Erholung zu gleichen Teilen mit Lindenblüten, Minze, Herzgespann und Weißdorn mischen.

› *Absud aus 1 TL getrockneter Kräutermischung mit 250 ml Wasser, 3× täglich trinken.*

Bei stressbedingten Ekzemen hilft ein beruhigendes Haferbad.

› *1–2 Handvoll Biohaferflocken in ein Mullsäckchen füllen. 15 Minuten vor dem Einsteigen ins heiße Badewasser legen und behutsam ausdrücken.*

ANDERE MISCHUNGEN

Grüner Hafer eignet sich als nährende Zutat für alle Mischungen.

BACOPA (BRAHMI)

Bacopa monnieri

Die tropische Heilpflanze Bacopa wird auch als »Kraut der Gnade« bezeichnet, da es verwendet wird, um die mit dem Alter nachlassende Hirnleistung zu unterstützen.

WIRKUNG

Bacopa verjüngt, vitalisiert und stärkt das Nervensystem. Es unterstützt die Kommunikation der Nervenzellen, stimuliert die Serotoninproduktion und hilft, Giftstoffe auszuscheiden.

Bacopa stärkt das Gedächtnis. Studien belegen, dass bei längerer Einnahme neue Informationen länger gespeichert werden.

Bacopa hilft, wenn Stress oder ein Trauma das klare Denken oder die Konzentration beeinträchtigen. Wirksam bei ADHS bei Kindern und Erwachsenen.

Saponine können neuronale Entzündungen reduzieren und Ängste lindern. Bacopa ist hilfreich, wenn die Alltagsbewältigung durch psychische Belastung erschwert ist.

VERWENDUNG

Aufguss aus dem getrockneten Kraut, alternativ Kapseln, Tinkturen oder Pulver.

Kapseln oder Tinktur bei anhaltender nervöser Anspannung.

› *1–2 Kapseln (500 mg) oder 1–2 ml Tinktur mit Wasser, 3× täglich, 1–3 Monate lang*

Zu gleichen Teilen mit Ashwagandha und Gotu Kola mischen, um die geistige Leistung zu stärken. Oder mit Sibirischem Ginseng und Ginkgo (kein Ginkgo bei Einnahme von Blutverdünnern) und etwas Ingwer mischen, um die kognitive Funktion zu stärken.

› *Aufguss aus 1–2 TL getrockneten Kräutern mit 175 ml kochendem Wasser, 3× täglich trinken.*

ANDERE MISCHUNGEN

Bacopa eignet sich für Mischungen zur Stimmungsaufhellung oder Steigerung der Hirnleistung, beispielsweise mit Indischem Basilikum, Grünem Hafer, Helmkraut und Rose.

WARNHINWEIS

In der Schwangerschaft meiden.

WIRKSAM

Aufmunternder Drink

Bei leichten Depressionen hilft ein Aufguss aus 1 TL einer Mischung aus gleichen Teilen Grünem Hafer, Johanniskraut, Verbene und Helmkraut mit 175 ml kochendem Wasser. 3× täglich trinken.

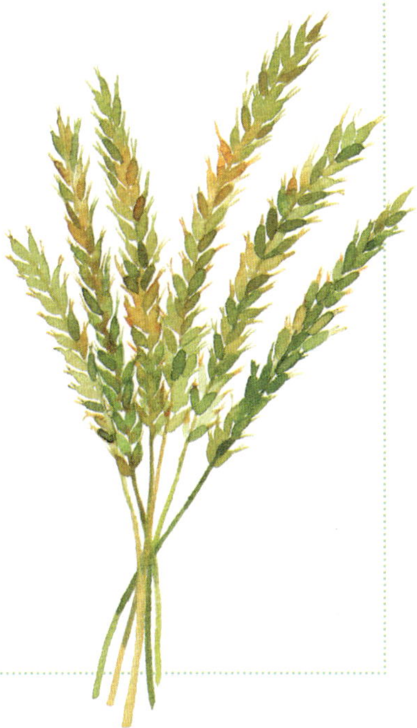

WEISSDORN

Crataegus monogyna

Weißdorn wächst weltweit. Als Heilpflanzen eignen sich die Arten *C. monogyna, laevigata* und *oxyacantha.* Im Westen gilt er als Stärkungsmittel für das Herz, in China als Beruhigungsmittel für den Geist.

WIRKUNG

Als Anxiolytikum hilft Weißdorn, mit überwältigenden Emotionen umzugehen, etwa bei Beziehungskrisen, Traumata oder Trauerfällen. Es ist zudem ein sehr sicheres und wirksames Mittel zum Schutz des alternden Herzens und fördert das allgemeine Wohlbefinden.

Als antioxidatives Kraut schützt Weißdorn das Herz. Studien zur »Herzintelligenz« zeigen, dass emotionale Erlebnisse sich auf die körperliche Gesundheit auswirken. Eine Studie konnte einen Zusammenhang zwischen Herzkrankheiten und negativen Gefühlen belegen.

Studien zufolge kann Weißdorn stressbedingten Bluthochdruck regulieren. Seine Antioxidanzien stärken die Blutgefäße und schützen vor Schäden durch zu viel Cholesterin und Kalkablagerungen.

Weißdorn entspannt die Nerven, lindert Unruhe und Konzentrationsschwäche.

Weißdorn beruhigt und lindert Schlafstörungen durch Überreizung oder Schwäche, z. B. in der Rekonvaleszenz.

Er verbessert Durchblutung und Sauerstoffversorgung der Muskeln und bekämpft Erschöpfung nach körperlicher Anstrengung, die oft in der Perimenopause auftritt.

VERWENDUNG

Früchte und Blüten werden für Pulver, Kapseln und Tinkturen verwendet. Die Beeren für Absude verwenden, die Blüten für Aufgüsse.

Gemischt mit anderen Anxiolytika wie Kalifornischem Mohn oder mit Ashwagandha bei Wechseljahresbeschwerden wie Anspannung, Stimmungsschwankungen, Herzrasen und Schlafstörungen.

› *1–2 Kapseln (500 mg) mit Wasser, 1–3× täglich*

Für das allgemeine Wohlbefinden zu gleichen Teilen mit leberstärkender Schisandra und verjüngender Hagebutte mischen.

› ***Absud aus 1 TL getrockneter Kräutermischung mit 250 ml kochendem Wasser, 3× täglich trinken.***

ANDERE MISCHUNGEN

Mit Kurkuma oder Grünem Hafer

WARNHINWEIS

Bei Einnahme von Herzmedikamenten dürfen Weißdornpräparate nur nach Rücksprache mit dem behandelnden Arzt angewendet werden.

SAFRAN

Crocus sativus

Safran wird als Würz- und Heilpflanze verwendet. Weil die Narbenäste von Hand geerntet werden, ist er das teuerste Gewürz der Welt. Sein lateinischer Name *sativus* verweist auf Eigenschaften wie Positivität, Gelassenheit, Ausgeglichenheit und geistige Klarheit.

WIRKUNG

Carotinoide verleihen dem Safran seine Farbe. Diese Antioxidanzien reduzieren die negativen Auswirkungen von Stress und Nervenentzündungen, unterstützen die Reparatur der DNA, entgiften und regen das Nervenwachstum an.

Safran soll Lernfähigkeit und Gedächtnis stärken und das Gehirn vor Alterungsschäden schützen.

Seine antidepressive und anxiolytische Wirkung hat sich bei Wochenbettdepressionen bewährt. Er hemmt

IM FOKUS

Weißdorn

PORTRÄT

Die Pflanze wächst in gemäßigten Zonen der nördlichen Halbkugel. Sie blüht im Frühling.

EIGENSCHAFTEN

Weißdorn verbessert die Sauerstoffversorgung des Körpers. Er gilt als kühlend und beruhigend.

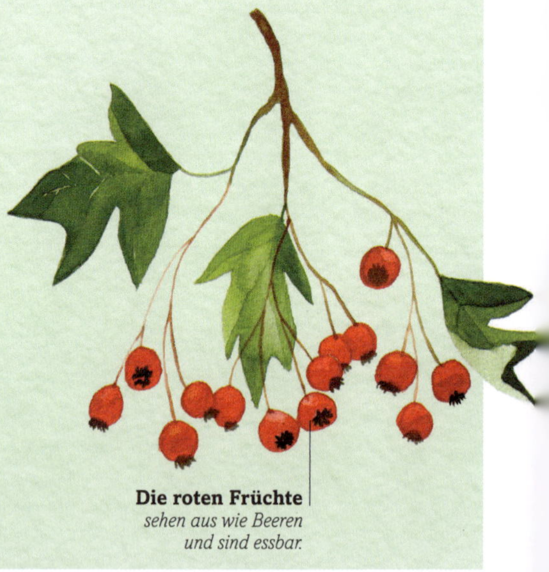

Die roten Früchte *sehen aus wie Beeren und sind essbar.*

»Als starkes Antioxidans stärkt Kurkuma das Gedächtnis, die kognitive Leistung und die Lernfähigkeit.«

Stresshormone, verlangsamt den Abbau des Neurotransmitters Dopamin und unterstützt die Wiederaufnahme des Wohlfühlhormons Serotonin.

Als Antioxidans hemmt er Entzündungen und stärkt die Hirngesundheit.

Besser schlafen. Einer Studie von 2018 zufolge verbessert Safran den Tiefschlaf und verringert Wachphasen, sodass die Probanden besser durchschliefen und sich morgens ausgeruht fühlten.

Traditionell gilt Safran als Aphrodisiakum für Männer und Frauen.

Safran lindert nachweislich PMS-Beschwerden und Hitzewallungen.

VERWENDUNG

Wegen des hohen Preises in sparsamer Dosierung für Pulver, Kapseln oder Tinkturen verwenden.

Stimmungsaufhellende Mischung mit Johanniskraut, Lindenblüten und Grünem Hafer.

› *Einige Safranfäden und 1 TL Kräutermischung mit 175 ml kochendem Wasser aufbrühen. 3× täglich trinken.*

Vitalisierende Tinktur:

› *1–2 ml Safrantinktur mit Wasser, 1–2× täglich, auch vor dem Schlafengehen*

ANDERE MISCHUNGEN

Als Schlafhilfe mit Baldrian und Kamille, zur Vitalisierung und gegen Nervenentzündungen mit Kurkuma.

WARNHINWEIS

In der Schwangerschaft nur als Gewürz, nicht in therapeutischer Dosierung

KURKUMA

Curcuma longa

Kurkuma ist im Ayurveda eine der meistverwendeten Pflanzen, die wegen ihrer gelben Farbe mit Sonne und dem Sakralchakra in Verbindung gebracht wird. Sie steht auch für die spirituelle Verbindung von Erde, Fruchtbarkeit, Fülle und Reinheit. Im Westen werden ihre entzündungshemmenden, entgiftenden und leberstärkenden Eigenschaften geschätzt, die das psychische Wohlbefinden unterstützen.

WIRKUNG

Kurkuma beruhigt, besitzt antioxidative und entzündungshemmende Eigenschaften und schützt die Nerven. Einige der enthaltenen Antioxidanzien sollen Nervenentzündungen lindern und entgiftend wirken.

Kurkuma regt die Durchblutung des Gehirns an und stärkt – auch mit seinen Antioxidanzien – Gedächtnis, kognitive Leistung und Lernen. Studien zeigen, dass Kurkuma zur Vorbeugung und Behandlung der Alzheimer-Krankheit und anderer degenerativer Hirnerkrankungen genutzt werden kann.

Bei längerer Anwendung lindert Kurkuma stressbedingte Erschöpfung und erhöht die Antriebskraft und das allgemeine Wohlbefinden.

Der Inhaltsstoff Curcumin reguliert die Produktion von Botenstoffen und dämpft die Stressreaktion, was wiederum depressive Verstimmungen, Antriebslosigkeit, Konzentrationsschwäche und nervöse Anspannung lindert.

VERWENDUNG

Kurkuma kann frisch oder getrocknet und gemahlen für Smoothies und als Gewürz verwendet werden. Bei stärkeren oder chronischen Beschwerden in therapeutischer Dosierung in Kapselform einnehmen. Der Inhaltsstoff Curcumin ist auch als Einzelwirkstoff erhältlich. Seine Bioverfügbarkeit wird dann oft mit Piperin aus schwarzem Pfeffer und Quercetin, einem Antioxidans aus Gemüse wie Zwiebeln oder Brokkoli, verbessert.

Goldene Milch ist ein beruhigender Schlummertrunk, der mit Milch oder einer pflanzlichen Alternative zubereitet werden kann.

› *1 gehäuften TL Kurkuma (Pulver oder frisch gerieben) in 250 ml warme Milch rühren. Bei Verwendung frischer Kurkuma die Milch abseihen. Nach Geschmack mit etwas Ahornsirup oder Agavendicksaft süßen.*

Belebende Mischung: Bei Erschöpfung zu gleichen Teilen mit Schisandra und Ingwer oder mit Ashwagandha und Reishi mischen.

› *1–2 Kapseln (400 mg) mit Wasser, 2–3× täglich, auch vor dem Schlafengehen*

ANDERE MISCHUNGEN

Für Hirnleistung und Gedächtnis mit Rosmarin, Indischem Basilikum und Bacopa mischen. Kurkumapulver kann mit vielen Heilpflanzen kombiniert werden, wirkt in höherer Dosierung aber manchmal zu stark austrocknend.

WARNHINWEIS

Dosen von über 10 g Pulver am Tag nur unter professioneller Überwachung. In der Schwangerschaft nur als Gewürz, nicht in therapeutischer Dosierung.

HEILPFLANZEN MIT MEHRWERT

Viele Heil- und Würzpflanzen mit antimikrobieller Wirkung wurden früher auch zum Konservieren von Lebensmitteln verwendet.

SIBIRISCHER GINSENG

Eleutherococcus seniticosus

Auch: Taigawurzel. Der dornige Ginsengstrauch wächst in Nordostasien. Verwendet wird seine Wurzel. In der traditionellen chinesischen Medizin gilt er als lebensverlängernd, weil er die fünf Elemente – Holz, Feuer, Metall, Erde und Wasser – ins Gleichgewicht bringt.

WIRKUNG

Als Adaptogen wirkt Sibirischer Ginseng ausgleichend, weil er Hormonausschüttung, Nervensystem und Durchblutung reguliert. Zudem fördert er die Erholung von Erschöpfungszuständen.

Sibirischer Ginseng regt den Stoffwechsel an. Dadurch wird die DNA effizienter reproduziert, und das Blut wird besser mit Sauerstoff angereichert. Weil er bewirkt, dass die Zellen Energie effizienter nutzen, verbessert er Ausdauer und Vitalität.

Als Adaptogen hilft Sibirischer Ginseng bei chronischem Stress und Überlastung der Nebennieren, die sich durch dunkle Augenringe äußert. Einer Studie zufolge kann er den physiologischen und psychologischen Stress durch nächtliche Schichtarbeit lindern.

Als Gehirntonikum sorgt Sibirischer Ginseng für einen klaren Kopf. Er stärkt die Konzentration und das Gedächtnis.

Es ist nachgewiesen, dass Sibirischer Ginseng die männliche Sexualfunktion stärkt und bei Frauen mild entspannend wirkt.

Als Tonikum lindert Sibirischer Ginseng leichte bis mittlere Depressionen, nervöse Anspannung und Beschwerden wie Herzrasen. Er beruhigt das Herz, hilft beim Abbau von Ängsten und hellt die Stimmung auf.

VERWENDUNG

Die Wurzel wird für Pulver, Kapseln und Tinkturen verwendet. Im Gegensatz zum anregenden Koreanischen Ginseng (S. 53) ist sie zur Langzeitanwendung geeignet.

Mit Johanniskraut mischen, um mäßige Depressionen zu behandeln.

› *1–2 Kapseln (500 mg), 1–3× täglich*

ANDERE MISCHUNGEN

Für ein Nerventonikum, vor allem bei Wechseljahresbeschwerden, Sibirischen Ginseng mit Rosenwurz und Schisandra mischen.

WARNHINWEIS

Mischungen mit anderen Adaptogenen und Anwendung in der Schwangerschaft nur unter professioneller Überwachung

KALIFORNISCHER MOHN

Eschscholzia californica

Kalifornischer Mohn hat kelchförmige Blüten in leuchtendem Orange. Er ist in Kalifornien heimisch, wird heute aber weltweit kultiviert. Wegen seiner stark beruhigenden Wirkung eignet er sich für Menschen, die leicht übererregt oder abgelenkt sind und Mühe haben, wieder in Alltagsroutinen zurückzufinden.

WIRKUNG

Kalifornischer Mohn wirkt beruhigend, krampflösend und schmerzlindernd. Im Gegensatz zu anderen Mohnarten ist er nicht giftig, macht nicht abhängig und kann darum empfohlen werden.

Das beruhigende Kraut ist hilfreich bei Angstzuständen, nervöser Unruhe und bei der Neigung, sich übermäßig in Alltagsproblemen oder Zukunftssorgen zu verbeißen.

Wegen seiner sedierenden Wirkung ist der Kalifornische Mohn ein hervorragendes Schlafmittel. Er fördert das Ein- und Durchschlafen und verhindert zu frühes Aufwachen. Es eignet sich auch für Kinder, die – häufig aufgrund von Stress – zu Albträumen, Übererregbarkeit, nervöser Unruhe und Bettnässen neigen.

Kalifornischer Mohn lindert wirkungsvoll Kopfschmerzen und Migräne, die durch Stress ausgelöst sind oder ihrerseits Stress verursachen können.

»Kalifornischer Mohn wirkt stark beruhigend und eignet sich für Menschen, die leicht übererregt oder abgelenkt sind.«

WIRKSAM

Nerventonikum

Zur Stärkung der Nerven und zur Linderung von Erschöpfung nach Erkrankungen Kalifornischen Mohn, Grünen Hafer und Lindenblüten zu gleichen Teilen mischen. 1 TL der Mischung mit 175 ml kochendem Wasser übergießen. 3× täglich trinken.

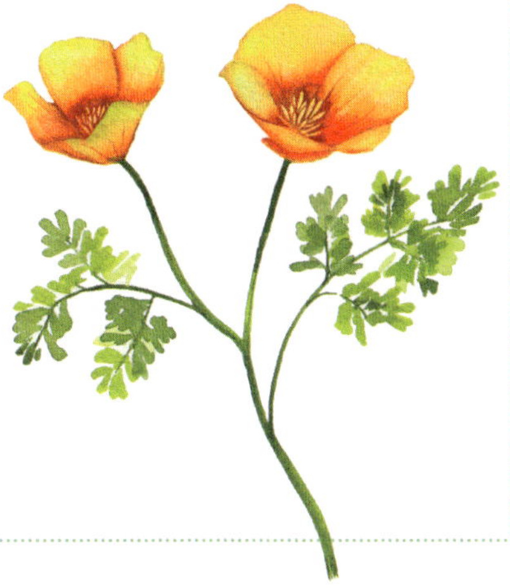

VERWENDUNG

Die oberirdischen Teile – Blüten, Blätter und Stiele – werden für Aufgüsse, Pulver, Kapseln und Tinkturen verwendet.

Für einen beruhigenden Schlummertrunk Kalifornischen Mohn zu gleichen Teilen mit Passionsblume und Baldrian mischen. Eine Prise Muskatnuss zugeben. Bei Schlafstörungen in der Menopause mit Ashwagandha, Herzgespann und Salbei mischen.

› *1 TL getrocknete Kräutermischung mit 175 ml kochendem Wasser übergießen. 3× täglich trinken. Bei chronischen Schlafstörungen die Mischung in Kapseln einnehmen: 1–2 Kapseln (500 mg) 3× täglich*

Tonikum bei chronischer oder akuter nervöser Anspannung.

› *1–2 ml Tinktur aus Kalifornischem Mohn in etwas Wasser, 3× täglich*

ANDERE MISCHUNGEN

Kalifornischer Mohn schmeckt bitter. Für Aufgüsse mit angenehmer schmeckenden Kräutern wie Kamille, Minze und Lindenblüten mischen.

WARNHINWEIS

In der Schwangerschaft meiden.

REISHI

Ganoderma lucidum

Auch: Glänzender Lackporling. Reishi wird in seiner Heimat Asien als »Pilz der Unsterblichkeit« bezeichnet. Erstmals erwähnt wird er in einem 2000 Jahre alten Buch über Kräuterheilkunde. In der alten taoistischen Literatur heißt er »Elixier der ewigen Jugend«. Diesen Ruhm verdankt er seiner starken antioxidativen Wirkung.

WIRKUNG

Reishi ist ein Adaptogen, das bei der Stressbewältigung hilft. Er stärkt Gedächtnis und geistige Leistungsfähigkeit, fördert den erholsamen Schlaf, kräftigt das Herz und steigert die Vitalität. Er stärkt das Immunsystem, reguliert den Blutzuckerspiegel und wird unterstützend in der Krebsbehandlung eingesetzt.

Reishi ist ein traditionelles Tonikum für Herz und Gehirn. Seine ausgleichende Wirkung soll die Verbindung zwischen Herz und Hirn stärken. Die traditionelle Heilkunst geht davon aus, dass die Energie des Herzens geistige Prozesse und Vitalität steuert.

Reishi schützt das Nervensystem und kann unterstützend in der Behandlung der Alzheimer-Krankheit und bei neuromuskulär degenerativen Erkrankungen eingesetzt werden.

Reishi lindert Erschöpfung, beispielsweise nach eine schweren Erkrankung.

Die beruhigenden Inhaltsstoffe haben sich bei Schlafstörungen bewährt. Studien haben 300 Moleküle nachgewiesen, die zur Verbesserung von Schlafdauer und -qualität beitragen können.

VERWENDUNG

Reishi kann über einen langen Zeitraum eingenommen werden. Seine Sporen, Fruchtkörper und der unterirdische Teil des Pilzes werden für Tinkturen, Kapseln, Pulver und Absude verwendet. Das Pulver kann auch an Speisen und Getränke gegeben werden.

Zur Herstellung einer Tinktur muss Reishi, wie die meisten Heilpilze, einer doppelten Extraktion unterzogen werden: Zuerst in Wasser kochen, dann in Alkohol einweichen, um seine aktiven Inhaltsstoffe voll herauszulösen.

Bei Schlafstörungen gleiche Teile Reishi, Ashwagandha und Kurkuma mischen und eine Prise Safran zufügen. Vor dem Schlafengehen trinken.

› *½–1 TL der Kräutermischung in 250 ml heiße Milch rühren.*

Als Tonikum für das Gedächtnis gleiche Teile Reishi, Ginkgo, Bacopa und Rosmarin mischen.

› *Einen Absud aus 1 TL getrockneter Kräutermischung und 250 ml kochendem Wasser herstellen. 3× täglich trinken.*

ANDERE MISCHUNGEN

Mit anderen stärkenden, nährenden Heilpflanzen wie Grünem Hafer, Lindenblüten und Shatavari; mit Adaptogenen wie Sibirischem Ginseng und Rosenwurz; mit Tonika wie Kakao und Damiana.

GINKGO

Ginkgo biloba

Mit über 150 Millionen Jahren ist der Ginkgo die älteste Baumart der Erde. Seine fächerartigen, zweilappigen Blätter sollen dem menschlichen Gehirn ähneln. Man könnte sie als visuelle Metapher für seine positive Wirkung auf die kognitive Leistung betrachten.

WIRKUNG

Ginkgo fördert die Durchblutung des Gehirns und hilft, kreislaufbedingte Symptome wie Schwindel, Kopfschmerzen und Benommenheit zu lindern. Traditionell wird Ginkgo als Hirntonikum verwendet, um den altersbedingten Rückgang der kognitiven Funktion zu verlangsamen, die geistige Beweglichkeit und das Kurzzeitgedächtnis zu verbessern.

Ginkgo ist reich an Flavonoiden, die den Körper vor freien Radikalen schützen, chronische Entzündungen reduzieren, die Gehirnfunktion verbessern und klares Denken fördern.

Ginkgo regeneriert das Nervengewebe, fördert die Zellerneuerung und erhöht die Aktivität der Gehirnzellen.

Ginkgo fördert die Durchblutung und Sauerstoffversorgung des Gehirns und hilft so, Angstzustände, Depressionen und Kopfschmerzen zu lindern.

Ginkgo beruhigt, wenn allergiebedingter Stress zu Müdigkeit und »Nebel im Kopf« führt.

»Als Gehirntonikum stärkt Ginkgo die geistige Beweglichkeit.«

VERWENDUNG

Getrocknete Blätter für Absude, Pulver, Kapseln oder Tinkturen

Ungemischt als stärkendes Tonikum.

› *1–2 Kapseln (500 mg) oder 1–2 ml Tinktur mit Wasser, 3× täglich, nicht länger als 6 Wochen*

Für die Hirnleistung zu gleichen Teilen mit Bacopa mischen. Senioren geben Sibirischen Ginseng und eine Prise Ingwer dazu.

› *Absud aus 1 TL getrockneter Kräutermischung und 250 ml kochendem Wasser. 3× täglich trinken.*

ANDERE MISCHUNGEN

Kann gut mit kreislaufanregenden Heilpflanzen wie Weißdorn und Rosmarin kombiniert werden.

WARNHINWEIS

Bei Einnahme von Blutverdünnern und in der Schwangerschaft nur unter professioneller Aufsicht anwenden.

ECHTES SÜSSHOLZ

Glycyrrhiza glabra

Süßholz stammt vermutlich aus China, wo es als »Großvater der Heilpflanzen« bezeichnet wird und Kraft und Ausdauer verleihen soll. Römische Ärzte setzten Süßholz ausgiebig ein. Wegen seines süßlichen Lakritzgeschmacks wird es oft in Mischungen verwendet, um den unangenehmen Geschmack bitterer Heilpflanzen zu überdecken.

WIRKUNG

Die süße, wärmende, schleimbildende Pflanze wird vorzugsweise als stärkendes Tonikum für die Nebennieren und zum Schutz von Darm und Lunge eingesetzt.

Süßholz stärkt die Nebennieren, die Stresshormone im Körper regulieren, wenn diese durch chronischen Stress beeinträchtigt sind. Es wirkt wie ein

IM FOKUS

Roselle (Hibiskus)

PORTRÄT

Diese blühende Pflanze ist in warmen, gemäßigten und tropischen Regionen beheimatet.

EIGENSCHAFTEN

Der hohe Gehalt an antioxidativem Vitamin C im Roselle schützt den Körper nicht nur vor oxidativen Schäden, sondern unterstützt auch das Immunsystem und fördert so das körperliche und geistige Wohlbefinden.

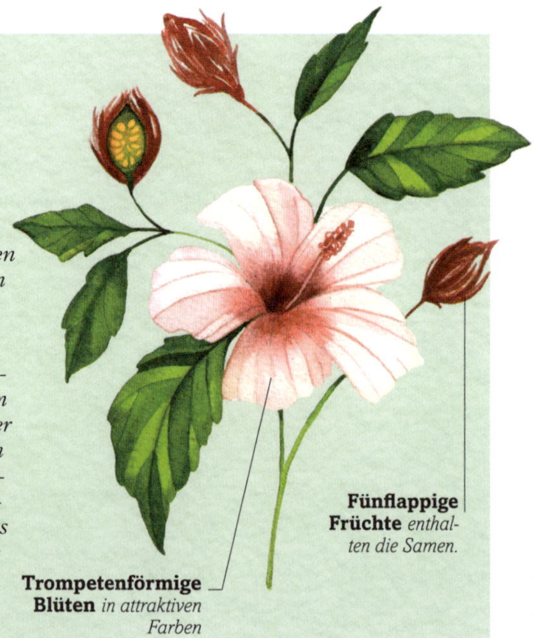
Fünflappige Früchte *enthalten die Samen.*
Trompetenförmige Blüten *in attraktiven Farben*

Tonikum, das die Nebennieren in die Lage versetzt, mit den alltäglichen Belastungen leichter fertig zu werden. Süßholz zeigt vor allem bei Erschöpfungszuständen gute Erfolge.

Süßholz hat sich bei der Behandlung von chronischen Erschöpfungszuständen bewährt. Es verlängert die Wirkung von Cortisol, unserem natürlichen Regenerations- und Heilungshormon, und kompensiert gleichzeitig einige seiner unerwünschten Nebenwirkungen wie Stimmungsschwankungen und Reizbarkeit.

Studien belegen die stärkende, schleimhautschützende Wirkung. Süßholz ist hilfreich bei Schäden der Magenschleimhaut, vor allem wenn diese durch übermäßigen Alkoholkonsum – als Mittel zur Stressbewältigung eingesetzt – verursacht werden.

In Detoxkuren wird Süßholz gern verwendet, weil es helfen kann, die Darmfunktion zu verbessern. Dadurch wird die Darm-Hirn-Achse unterstützt. Wenn diese Verbindung gut funktioniert, unterstützt ein gesunder Darm die kognitive Leistungsfähigkeit.

VERWENDUNG

Die Süßholzwurzel kann für Absude, Pulver, Kapseln und Tinkturen verwendet werden.

Gleiche Teile Süßholz und Ashwagandha mit einer Prise Ingwer mischen, um die gesunde Funktion der Nebennieren sowie den Kreislauf zu unterstützen und die allgemeine Stressresistenz zu verbessern.

› *1 Kapsel (300 mg), 1–3× täglich*

ANDERE MISCHUNGEN

Süßholz eignet sich gut, um den Geschmack von herberen Kräutermischungen zu harmonisieren. Sein mildes Lakritzaroma wird auch von den meisten Kindern gern angenommen.

WARNHINWEIS

Bei Bluthochdruck vermeiden. Der Inhaltsstoff Glycyrrhizin kann Nebenwirkungen haben. Wurzelextrakt, dem dieser Stoff entzogen wurde, gilt als unbedenklich, sollte aber bei Bluthochdruck nur unter professioneller Überwachung eingenommen werden. Süßholz nicht in der Schwangerschaft und nicht in höherer Dosierung über einen längeren Zeitraum anwenden.

ROSELLE

Hibiscus sabdariffa

Dieser schöne Strauch mit den exotischen Blüten ist weltweit sehr beliebt. Er ist reich an schützenden Antioxidanzien und wird großzügig zum Aromatisieren von erfrischenden Getränken und Süßigkeiten und zum Parfümieren von Kosmetika verwendet. Roselle kann bedenkenlos über einen längeren Zeitraum hinweg eingenommen werden.

WIRKUNG

Roselle ist reich an Vitamin C und anderen Antioxidanzien, die helfen, den Körper vor Schäden durch freie Radikale zu schützen. Er fördert die Durchblutung und vitalisiert.

Mehrere Studien zeigen, dass Roselle Bluthochdruck regulieren kann. So schützt er den Körper vor den Auswirkungen von chronischem Stress.

Die kühlenden Eigenschaften von Roselle lindern in den Wechseljahren Hitzewallungen, die zu Stress führen können. Seine sanfte hormonregulierende Wirkung hat sich auch bei PMS bewährt.

Roselle kann bei der Gewichtskontrolle helfen. Eine Studie, in der eine Kombination aus Roselle und Zitronenverbene verabreicht wurde, führte zu einer Verringerung des Appetits bei übergewichtigen Patienten. Auch Bluthochdruck und Herzfrequenz wurden positiv beeinflusst.

Ein Aufguss wirkt beruhigend, unterstützt einen tiefen, erholsamen Schlaf und reduziert Angstzustände.

SOMMERBLÜTE

Roselle blüht üblicherweise im August. Der Blütenkelch (Calyx) wird zur Herstellung von kühlendem Hibiskustee verwendet.

VERWENDUNG

Getrocknete Blütenkelche für Aufgüsse, Pulver, Kapseln oder Tinkturen verwenden.

Ein kühlender Aufguss aus reiner Roselle hilft gegen Hitzewallungen. Für einen erfrischenden, beruhigenden Tee mit Rosenblüten und Zitronenverbene oder Minze mischen. Gegen nervöse Anspannung Roselle mit Melisse und Helmkraut mischen.

› *½–1 TL getrocknetes Kraut oder Kräutermischung mit 175 ml kochendem Wasser übergießen. 1–3× täglich trinken.*

ANDERE MISCHUNGEN

Roselle hat einen leicht säuerlichen Geschmack und eine schöne rosarote Farbe. Sie kann mit vielen anderen Kräutern gemischt werden.

WARNHINWEIS

In der Schwangerschaft nicht in therapeutischer Dosierung anwenden.

JOHANNISKRAUT

Hypericum perforatum

Johanniskraut wurde im Mittelalter zum »Vertreiben böser Einflüsse« verwendet. Es blüht um die Sommersonnenwende. Früher nahm man an, es könne dunkle Bereiche der Seele erhellen, und noch heute gilt es als wirksamer Stimmungsaufheller. Die Blätter enthalten durchscheinende, mit Öl gefüllte Bläschen. Durch Lichteinwirkung färbt sich das Öl rot.

WIRKUNG

Johanniskraut ist entzündungshemmend, antiviral und nervenstärkend. Es wird vor allem als Stimmungsaufheller verwendet.

Über 30 Studien bestätigen die Wirksamkeit bei leichten bis mittelschweren Depressionen. Die Wirkung tritt nach 4 bis 6 Wochen ein und intensiviert sich bei mehrmonatiger Anwendung.

Johanniskraut hilft bei Zwangsstörungen und sozialen Ängsten, beispielsweise vor möglichen unangenehmen Situationen in der Öffentlichkeit oder mit vielen Menschen.

Johanniskraut wirkt stimmungsaufhellend bei Winterdepression, die sich durch Niedergeschlagenheit, Müdigkeit und verstärkten Appetit äußert.

NATÜRLICHER VERBAND

Traditionell wurde Johanniskraut wegen seiner entzündungshemmenden Wirkung für Wundauflagen verwendet.

Seine antiviralen Eigenschaften sind hilfreich bei postviraler Müdigkeit und Fibromyalgie. Auch bei neurodegenerativen Erkrankungen wie Alzheimer und Parkinson kann es eingesetzt werden.

Seine beruhigenden Inhaltsstoffe haben sich bei Schlaflosigkeit bewährt.

Johanniskraut stärkt das vegetative Nervensystem, das an der Verdauung beteiligt ist. Es lindert stressbedingte Verdauungsstörungen, Darmträgheit und Unwohlsein. Auch bei stressbedingter Reizblase kann Johanniskraut erfolgreich eingesetzt werden.

Das stimmungsaufhellende Kraut kann helfen, wenn anhaltendes Grübeln zu negativer Stimmung führt.

VERWENDUNG

Blüten und Blätter werden für Aufgüsse, Pulver, Kapseln und Tinkturen verwendet.

Stimmungsaufhellendes Tonikum:

› *1–2ml Tinktur in etwas Wasser, 1–3× täglich einnehmen.*

Zu gleichen Teilen mit Passionsblume, Verbene und Helmkraut mischen, um negative Gedanken zu vertreiben. Bei Schlafstörungen mit Baldrian, Kalifornischem Mohn und etwas Safran mischen.

› *1 TL getrocknete Kräutermischung mit 175ml kochendem Wasser übergießen. 1–3× täglich trinken.*

ANDERE MISCHUNGEN

Zur Stimmungsaufhellung mit Weißdorn, Roselle und Rose oder mit Damiana und Ashwagandha mischen.

WARNHINWEIS

In der Schwangerschaft nur unter Aufsicht anwenden. Johanniskraut regt die Lebertätigkeit an und kann die Wirksamkeit von Medikamenten herabsetzen. Es kann außerdem die Lichtempfindlichkeit der Haut erhöhen.

YSOP

Hyssopus officinalis

Ysop gilt in verschiedenen Traditionen als heiliges Kraut und kommt in Reinigungsritualen zum Einsatz. Wegen seiner antiseptischen Eigenschaften und der antibakteriellen Stoffe im ätherischen Öl dient er auch als Lufterfrischer. Die schöne Pflanze mit dem frischen, minzigen Duft, der auch bei Bienen sehr beliebt ist, ist ein bewährter Stimmungsaufheller.

WIRKUNG

Ysop wird meist bei Atemwegsbeschwerden wie Husten und Halsentzündungen eingesetzt, aufgrund seiner krampflösenden, entspannenden Wirkung aber auch als Beruhigungsmittel und Tonikum in der Rekonvaleszenz.

Als Nerventonikum ist Ysop in der Rekonvaleszenz hilfreich, vor allem bei postviraler Erschöpfung.

Seine krampflösenden und beruhigenden Eigenschaften machen Ysop zu einem nützlichen Kraut, um Anspannung und Angst zu lindern und bei der Bewältigung von Stress zu helfen.

Einige neuere Studien weisen darauf hin, dass Ysop die Dauer des Schlafes verlängern kann.

VERWENDUNG

Wegen des Gehalts an flüchtigen ätherischen Ölen sollten Aufgüsse mit einem Deckel zubereitet werden. Weil Ysop neurotoxische Stoffe enthält, sollte die Einnahme als Tinktur unter fachlicher Aufsicht erfolgen.

Traditionell ist Ysop auch ein Badekraut.

› *Siehe rechte Seite. Alternativ einen Aufguss durch ein Sieb ins Badewasser gießen.*

Zur Förderung der Genesung mit Ashwagandha, Grünem Hafer und Lindenblüten mischen.

› *1 TL getrocknete Kräuter mit 175 ml kochendem Wasser übergießen. 1–3× täglich trinken.*

ANDERE MISCHUNGEN

Er kann mit den Heilpflanzen Kamille, Heilziest und Helmkraut gemischt werden.

WARNHINWEIS

Weil Ysop wärmt, nicht bei Hitzewallungen anwenden. In der Schwangerschaft meiden und nicht über einen längeren Zeitraum einnehmen.

WIRKSAM

Beruhigendes Bad

Eine Handvoll getrockneten Ysop in ein Mullsäckchen geben und ins einlaufende Wasser legen. 15–20 Minuten ziehen lassen, dann in die Wanne steigen.

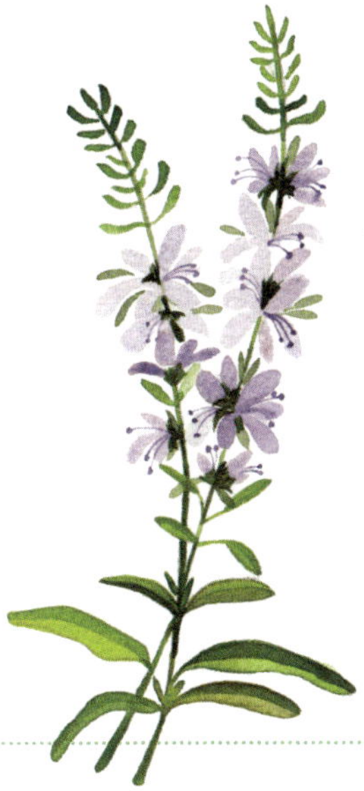

HERZGESPANN

Leonurus cardiaca

Der winterharte Lippenblütler ist in Europa und Asien heimisch. Er wurde schon in der griechischen Antike als Heilkraut verwendet. Der deutsche Name verweist auf seine herzstärkenden Eigenschaften, die Pflanze spielt aber auch in der Frauenheilkunde eine Rolle.

WIRKUNG

Herzgespann wird zur Beruhigung bei Herzrasen eingesetzt, aber auch zur Regulierung des weiblichen Hormonhaushalts, vor allem nach einer Entbindung und in den Wechseljahren.

Herzgespann kann helfen, das Herz zu beruhigen und zu stärken, wenn beispielsweise eine leichte Funktionsstörung Herzrasen verursacht. Auch bei Bluthochdruck durch akuten oder chronischen Stress ist es wirksam. Es wird außerdem oft in Kräutermischungen gegen Schilddrüsenüberfunktion verwendet, die sich durch Herzrasen äußern kann. Es lindert typische Beschwerden der Wechseljahre wie Herzrasen, Angstzustände und Schlaflosigkeit.

Seine ausgleichende Wirkung auf den weiblichen Hormonhaushalt hat sich beim postnatalem »Baby-Blues« bewährt.

VERWENDUNG

Die oberirdischen Teile werden getrocknet und meist für Kapseln oder Tinkturen verwendet. Eine Tinktur in therapeutischer Dosierung bringt schnelle Hilfe.

Gegen allgemeine Ängste mit Weißdorn und Lindenblüten mischen, bei akuten Angstzuständen mit Passionsblume und Helmkraut. Verwenden Sie 20 Prozent Herzgespann mit je 40 Prozent Weißdorn und Lindenblüten oder Passionsblume und Helmkraut. Eine Mischung mit Ashwagandha hilft bei Wechseljahresbeschwerden, insbesondere Herzrasen, Stimmungsschwankungen, Angstzuständen und Schlaflosigkeit.

› *Als Mischung in Kapseln oder ungemischt als Tinktur. 1 Kapsel (500 mg) oder 1–2 ml Tinktur mit etwas Wasser 1–3× täglich trinken*

ANDERE MISCHUNGEN

Eine Mischung von Herzgespann mit Baldrian und Kalifornischem Mohn hat sich bei Schlafstörungen bewährt. Gemischt mit Verbene und Johanniskraut, hilft Herzgespann gegen zyklusbedingte Niedergeschlagenheit. Herzgespann ist sehr bitter, darum kann es für Absude und Aufgüsse mit angenehm schmeckenden Lindenblüten und Minze kombiniert werden.

WARNHINWEIS

Nicht in der Schwangerschaft einnehmen.

ECHTE KAMILLE

Matricaria recutita

Kamille ist für ihre beruhigende Wirkung bekannt. Sie reguliert auch die Interaktion zwischen dem zentralen und dem enterischen Nervensystem, das sich im Darm befindet und an der Darm-Hirn-Achse beteiligt ist. Der Name der Pflanze kommt aus dem Griechischen und bedeutet »Erdapfel«, wahrscheinlich wegen des apfelähnlichen Dufts.

WIRKUNG

Kamille empfiehlt sich bei anhaltenden Sorgen, emotionaler Überempfindlichkeit, Naschen als eingeübtes Trostverhalten und bei stressbedingten Magenbeschwerden.

➤ BITTE UMBLÄTTERN

Studien zufolge können die beruhigenden Eigenschaften von Kamille helfen, nervöse Anspannung und Angstzustände zu lindern.

Als sanftes Beruhigungsmittel fördert Kamille den Schlaf, wenn sie 1–2 Stunden vor dem Schlafengehen eingenommen wird.

Die krampflösende Wirkung der Kamille hat sich bei stressbedingten Unterleibsschmerzen bewährt.

Kamillenaufguss reguliert nachweislich den Blutzuckerspiegel und beugt darum Heißhunger auf Süßigkeiten vor.

Bei Allergikern kann Kamille Reizbarkeit und Unruhe lindern, die aufgrund der Wirkung von Histamin, das während einer allergischen Reaktion freigesetzt wird, entsteht.

Bei Kindern äußert sich Stress häufig in Form von Bauchbeschwerden. Kamille kann helfen, Kinder zu beruhigen und solche stressbedingten Symptome zu lindern.

VERWENDUNG

Die Blütenköpfe der Kamille können für viele verschiedene Heilzubereitungen verwendet werden. Bekannt ist vor allem der milde Aufguss oder Kamillentee, der abgedeckt ziehen sollte, damit die ätherischen Öle nicht verfliegen. Bei eher chronischen Beschwerden empfiehlt es sich, mehrere Wochen lang dreimal täglich einen Kamillenaufguss zu trinken, um ein nachhaltiges Ergebnis zu erzielen. Zur therapeutischen Dosierung eignet sich auch Kamillentinktur.

Bei Reizbarkeit und Heißhunger auf Süßigkeiten infolge eines Abfalls des Blutzuckerspiegels hilft ein Kamillenaufguss mit einer Prise gemahlenem Zimt.

› ***1 TL getrocknete Kamillenblüten mit 175 ml kochendem Wasser übergießen und 1–3× täglich trinken. Für eine stärkere Dosierung 1–2 ml Tinktur in etwas Wasser, 3× täglich einnehmen.***

IM FOKUS

Echte Kamille

PORTRÄT

Diese mehrjährige Pflanze mit gänseblümchenähnlichen Blüten ist auch als Gartenblume beliebt.

EIGENSCHAFTEN

Traditionell wurde Kamille wegen ihrer schmerzlindernden und antiseptischen Eigenschaften für Wundauflagen direkt auf der Haut verwendet.

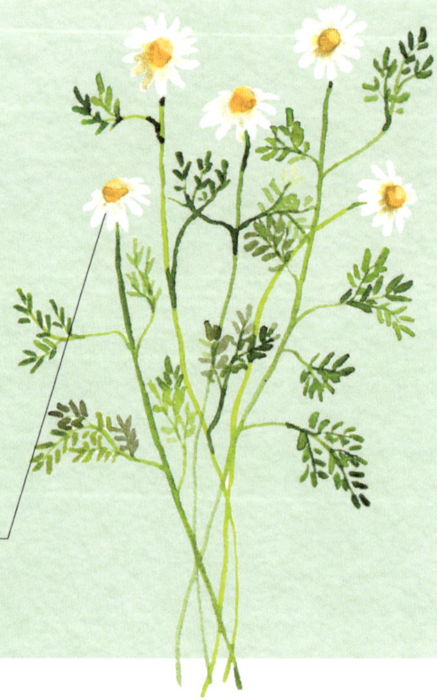

Bei Magenbeschwerden, vor allem aufgrund von nervöser Anspannung, hilft ein Absud aus Kamille und Süßholz.

› ***Einen Absud aus 1 TL getrockneter Kräutermischung (3 g Kamille und 2 g Süßholzwurzel) mit 250 ml Wasser zubereiten. 3× täglich trinken.***

ANDERE MISCHUNGEN

Kamille kann mit vielen Heilpflanzen gemischt werden und verbessert den Geschmack von Kräutertees, was vor allem für Kinder von Vorteil ist. Empfehlenswert sind Mischungen mit Lindenblüten und Rose, Minze, Zitronenmelisse, Grünem Hafer oder Passionsblume.

WARNHINWEIS

Vorsicht bei Allergien gegen Korbblütler *(Asteraceae)*. Mischungen mit Süßholz bei Bluthochdruck meiden.

ZITRONENMELISSE

Melissa officinalis

Melisse wächst in vielen Kräutergärten und wird traditionell zur Stimmungsaufhellung verwendet. Ihr Name leitet sich von dem griechischen Wort für Honigbiene ab, denn der Lippenblütler steht auch bei Bienen hoch im Kurs. In Europa wird die Melisse wegen ihrer beruhigenden Eigenschaften geschätzt.

WIRKUNG

Die Zitronenmelisse ist ein Nerventonikum. Sie entspannt die Muskeln, wirkt krampflösend, lindert nervöse Anspannung, hebt die Stimmung und hilft bei stressbedingten Verdauungsstörungen.

Zitronenmelisse unterstützt die Tätigkeit des limbischen Systems (im Gehirn), das an unseren Emotionen und der

Kampf-oder-Flucht-Reaktion beteiligt ist. Ist es im Ungleichgewicht, kann es zu Unruhe, Anspannung und Schlafstörungen kommen. Melisse reduziert Stressgefühle, beruhigt, fördert die Konzentration und das Gedächtnis.

Die beruhigende Wirkung hat sich bei Herzrasen, Anspannung, Nervosität und ständigem Grübeln bewährt.

Zitronenmelisse wirkt krampflösend und ist daher hilfreich bei Kopfschmerzen und Migräne, die stressbedingt sein können oder zu Stress führen.

Studien belegen, dass Zitronenmelisse die Schlafqualität und -dauer erhöht.

Zitronenmelisse hebt die Stimmung und kann leichte Depressionen lindern.

VERWENDUNG

Zitronenmelisse eignet sich auch für Kinder. Sie sollte möglichst frisch in Aufgüssen und Tinkturen verwendet werden. Aufgüsse abgedeckt ziehen lassen, damit die ätherischen Öle nicht verfliegen.

Ein »Schlafkissen« mit getrockneten Blättern ans Bett legen. Lavendel und Kamille verstärken die Wirkung noch.
❯ *2–3 EL Melisse oder Kräutermischung in ein Mullsäckchen geben.*

Gegen nervöse Anspannung zwei Teile Zitronenmelisse, Grünen Hafer und Helmkraut mit einem Teil Herzgespann mischen.
❯ *1 TL getrocknete Kräutermischung mit 175 ml kochendem Wasser übergießen. 3× täglich trinken. Bei stärkeren Beschwerden eine Tinktur aus reiner Zitronenmelisse zubereiten. 1–2 ml in etwas Wasser 3× täglich einnehmen.*

ANDERE MISCHUNGEN

Mischen Sie Zitronenmelisse mit Kamille bei PMS, mit Verbene und Salbei bei Hitzewallungen, mit Lindenblüten, Herzgespann und Weißdorn bei Herzrasen oder mit Kamille, Süßholz und Minze bei einen nervösem Magen. Melisse eignet sich gut für Kinder, weil sie den Geschmack gemischter Aufgüsse verbessert.

WARNHINWEIS

Bei Schilddrüsenunterfunktion höhere Dosen und Langzeitanwendung vermeiden.

»Zitronenmelisse lindert Stress, beruhigt und hilft, die Konzentration zu verbessern.«

PFEFFERMINZE

Mentha piperita

Pfefferminze ist ein uraltes pflanzliches Heilmittel. In der griechischen Mythologie regierte die Nymphe Minthe die Flüsse und erfrischte mit ihrer Anwesenheit die Luft. Pfefferminze ist als Küchenkraut beliebt und wird traditionell als Verdauungshilfe eingesetzt. Frühe Philosophen verwendeten sie, um klare Gedanken zu fassen.

WIRKUNG

Pfefferminze wirkt antimikrobiell und kann Übelkeit lindern. Der Wirkstoff Menthol und andere Inhaltsstoffe wirken außerdem als natürliche Schmerzmittel und helfen, nervöse Anspannung abzubauen, die Stimmung zu heben sowie das Gedächtnis und die Aufmerksamkeit zu verbessern.

Minzextrakt schützt die Nerven und hilft, degenerativen Hirnerkrankungen wie Demenz vorzubeugen.

Die antioxidativen Inhaltsstoffe können helfen, Zellschäden rückgängig zu machen und Neuronen schützen. Dies wiederum unterstützt das Gedächtnis, das Lernen, die geistige Leistungsfähigkeit bei anspruchsvollen Aufgaben und reduziert die geistige Ermüdung.

Minze hebt die Stimmung und lindert Stress und nervöse Anspannung, weil sie Stresshormone hemmt und den Serotoninstoffwechsel verbessert.

Minze lindert Muskelkrämpfe, hemmt Entzündungen und wirkt auf Schmerzrezeptoren lokal und im Gehirn. So kann sie Stresssymptome wie Anspannung, Kopfschmerzen, Magenkrämpfe und Kurzatmigkeit lindern.

Weil Pfefferminze entspannend wirkt, kann sie bei Traumata und psychischen Schocks unterstützend wirken.

Menstruationsschmerzen können durch Stress und ungünstige Lebensgewohnheiten verstärkt werden. Die krampflösende Wirkung von Minze reduziert bei Einnahme über mehrere Zyklen allmählich die Schmerzen.

VERWENDUNG

Blüten und Blätter für Aufgüsse, Pulver, Kapseln und Tinkturen verwenden. Am besten Pfefferminze frisch an Speisen und Getränke geben.

Als Anti-Stress-Mischung mit gleichen Teilen Zitronenmelisse und Verbene sowie etwas Süßholz mischen. Bei Hitzewallungen mit Roselle und Salbei mischen.
❯ *1 TL Kräutermischung mit 175 ml kochendem Wasser übergießen. 3× täglich trinken.*

ANDERE MISCHUNGEN

Pfefferminze kann in fast allen Mischungen den Geschmack verbessern.

INDISCHES BASILIKUM

Ocimum sanctum/tenuiflorum L.

Auch: Heiliges Basilikum oder Tulsi. Im Ayurveda ist dies eine heilige Pflanze: Rama Tulsi hat grüne, Krishna Tulsi rote Blätter. In alten Schriften wird der Pflanze verjüngende Wirkung zugeschrieben. Heute wird Indisches Basilikum vor allem als Adaptogen geschätzt.

WIRKUNG

Indisches Basilikum ist ein Adaptogen und starkes Antioxidans. Es gleicht die Stimmung aus, unterstützt eine positive emotionale Einstellung, fördert die kognitive Leistung und ist ein Nerventonikum. Es wird häufig als Antidiabetikum, Immuntonikum und zur Unterstützung in der Krebstherapie, insbesondere nach Bestrahlungen, eingesetzt, um den Körper bei der Bewältigung der seelischen Belastungen zu unterstützen.

Umfangreiche Studien zeigen, dass Indisches Basilikum eine tonisierende Wirkung hat und beim Stressabbau hilft. Es soll die geistigen Fähigkeiten verbessern und chronische Müdigkeit lindern. Die tonisierende Wirkung beruht nicht auf Stimulanzien, sondern auf den antioxidativen Inhaltsstoffen. Es reguliert die Ausschüttung von Stresshormonen und Insulin und unterstützt die Wirkung von Enzymen.

Antioxidative Inhaltsstoffe stärken das Gehirn und verlangsamen dessen altersbedingten Abbau. Zudem verbessern sie den Zellstoffwechsel und den Mineralstoffwechsel und schützen vor oxidativen Schäden an der DNA und einigen Lipiden. Das ist besonders wichtig für das Gehirn, das einen hohen Anteil an Lipiden – den Bausteinen der Zellen – enthält und darum besonders anfällig für oxidative Schäden ist.

»Beruhigendes, antioxidatives Indisches Basilikum hilft dem Körper, Stress besser zu verkraften.«

IM FOKUS

Passionsblume

PORTRÄT

Diese immergrüne Kletterpflanze, die in Mittel- und Südamerika beheimatet ist, hat sich weltweit in gemäßigten Regionen akklimatisiert.

EIGENSCHAFTEN

Die beruhigende, sedierende Wirkung ist gut dokumentiert. Die Passionsblume lindert außerdem Wechseljahresbeschwerden wie Niedergeschlagenheit und Reizbarkeit.

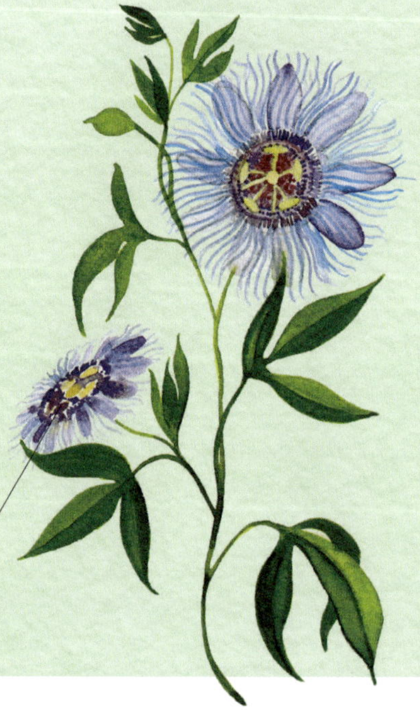

Zarte, *komplex aufgebaute Blüten erscheinen im Sommer.*

VERWENDUNG

Blüten und Blätter für Aufgüsse, Pulver, Kapseln und Tinkturen. Das frische Kraut am besten an Speisen und Getränke geben oder mit Gewürzen für einen »Tulsi Chai« verwenden.

Bei Hitzewallungen und Stimmungsschwankungen in der Menopause mit Passionsblume und Salbei mischen. Bei stressbedingten Kopfschmerzen mit Zitronenmelisse und Kalifornischem Mohn mischen.

› ***1 TL Kräutermischung (gleiche Teile) mit 175 ml kochendem Wasser übergießen. 3× täglich trinken. Für höhere Dosierung 1–2 ml Tinktur in Wasser oder 1–2 Kapseln (500 mg), 1–3× täglich.***

ANDERE MISCHUNGEN

Indisches Basilikum ergibt mit Ginkgo und Bacopa ein gutes Gehirntonikum.

WARNHINWEIS

In therapeutischen Mengen kann Indisches Basilikum die männliche Fruchtbarkeit einschränken. Konsultieren Sie bei Bedarf einen Mediziner oder Heilkundigen. In der Schwangerschaft nur als Gewürz, nicht in therapeutischer Dosierung.

KOREANISCHER GINSENG

Panax ginseng

Dieser Ginseng aus den Bergen Ostasiens gilt als potentes Stärkungsmittel. Sein lateinischer Name leitet sich von *panacea* (»Allheilmittel«) ab.

WIRKUNG

Als Tonikum soll Ginseng die Lebensenergie Chi stärken, Gesundheit und ein langes Leben schenken.

Als Adaptogen unterstützt Ginseng die Nebennieren dabei, mit chronischem Stress umzugehen. Er erhöht die Widerstandskraft und stellt so das Wohlbefinden wieder her.

Ginseng vitalisiert bei Erschöpfung, beispielsweise wenn Krankheiten zu Unruhe, Schlaflosigkeit und Reizbarkeit führen. Traditionell wird er als Tonikum für ältere Menschen eingesetzt.

Ginseng hilft bei der Bekämpfung von Angstsymptomen, insbesondere bei Herzrasen, stressbedingten Magenverstimmungen und Suchtverhalten.

Traditionell ist er ein männliches Tonikum, das die Durchblutung der Genitalien fördert und so die Libido steigert.

Studien zeigen, dass die Saponine im Ginseng Lernen und Gedächtnis unterstützen. Verbesserungen treten nach einer Woche ein, nachhaltige Ergebnisse ab zwei Monaten.

Ginseng erhöht Muskelkraft und Ausdauer und verkürzt die Erholungszeit. Dadurch hat er messbaren Einfluss auf die geistige Gesundheit.

VERWENDUNG

Die wertvolle Wurzel wird am besten als Kapsel oder Tinktur eingenommen, kann aber auch für Absud-Mischungen verwendet werden. Das Mischen von Tinkturen sollte ein Fachkundiger vornehmen.

Zur Steigerung der Hirnleistung mit Ginkgo mischen, für Senioren mit Weißdorn.

› *1–2 Kapseln (500 mg) (Ginseng:Ginkgo 1:2 oder Ginseng:Weißdorn 1:3), 1–2× täglich*

ANDERE MISCHUNGEN

Mit nährenden Heilpflanzen wie Grünem Hafer, Reishi oder Süßholz. Mischung mit anderen Adaptogenen nur unter Überwachung.

WARNHINWEIS

Höchstens 3 Monate lang morgens und mittags einnehmen. In der Schwangerschaft, bei Hitzewallungen, heißem Wetter oder bei Überreizung (z. B. durch Koffein) meiden.

PASSIONSBLUME

Passiflora incarnata

Diese Art (nicht die Gartenblume *Passiflora edulis*) ist eine Kletterpflanze mit exotischen Blüten. Traditionell wird sie von den amerikanischen Ureinwohnern als Nahrungs- und Heilmittel verwendet. Beim Kauf auf den botanischen Namen achten, denn die Gartenblume hat keine Heilwirkung.

WIRKUNG

Die Passionsblume wirkt krampflösend und schmerzlindernd, reduziert Schlafstörungen und nervöse Anspannung.

Der positive Einfluss der Passionsblume auf die Schlafdauer und -qualität ist nachgewiesen. Wahrscheinlich wirkt sie auf die Produktion des Botenstoffs Gamma-Aminobuttersäure (GABA), der Schlaf und Entspannung fördert.

Die beruhigenden Inhaltsstoffe können Ängste lindern, sodass man Sorgen und Grübeleien leichter loslassen kann. Physiologisch hemmen sie Stresshormone, was wiederum die Herzfrequenz herabsetzt und den Blutdruck senkt.

Die sedierende, angstlösende und krampflösende Wirkung hat sich beim Entzug von Alkohol oder Drogen bewährt und hilft, Entzugssymptome zu reduzieren.

Wegen ihrer entspannenden Wirkung kann die Passionsblume in niedriger Dosierung als Aphrodisiakum wirken.

VERWENDUNG

Blüten und Blätter für Aufgüsse, Pulver, Kapseln und Tinkturen. Die aktiven Inhaltsstoffe müssen von der Darmflora verstoffwechselt werden. Dafür ist ein gesundes Mikrobiom notwendig.

Vor aufregenden, angsteinflößenden Situationen, z. B. Sprechen vor Publikum oder einer Reise.

› *1–2 Kapseln (500 mg) 1–3× täglich*

ANDERE MISCHUNGEN

Mit Bacopa und Ginkgo zur Verbesserung der Konzentration; mit Johanniskraut zur Stimmungsaufhellung in der Menopause; mit Baldrian als Schlafmittel.

WARNHINWEIS

In der Schwangerschaft nur unter qualifizierter Überwachung anwenden.

NAMENSHERKUNFT

Christliche Einwanderer erkannten in den Blütenteilen ein Symbol der Passion Christi, die Dornenkrone, und gaben der Pflanze ihren Namen.

ROSENWURZ

Rhodiola rosea

Rosenwurz (oder Rhodiola) wächst in Nadelwäldern und Hochlagen des Nordens. In der traditionellen chinesischen, tibetischen und russischen Heilkunde spielt sie eine wichtige Rolle.

WIRKUNG

Rosenwurz wirkt adaptogen und anregend. Sie stärkt das Immunsystem, die körperliche Ausdauer und die Stressresistenz. In der Krebstherapie kann sie unterstützend wirken. Sie erhöht die kognitive Leistung, hilft bei Depression, Angstzuständen, Erschöpfung, Störungen des Nervensystems und Kopfschmerz. Studien zufolge kann sie die anaerobe Belastbarkeit verbessern, was wiederum das psychische Wohlbefinden fördert.

Rosenwurzextrakt wirkt beruhigend und tonisierend. Bei einer Einnahme über 8–12 Wochen hilft er nachweislich, Stresssymptome wie Erschöpfung, Müdigkeit, Reizbarkeit, Angst, schlechte Laune und Überforderung deutlich zu lindern.

In der chinesischen Heilkunde wird Rosenwurz verwendet, um Entzündungen zu lindern und Nerven und Herz zu schützen.

Rosenwurz wirkt stark antidepressiv, besonders wenn geistige oder körperliche Anstrengung die Ursache sind.

Forschungen haben bewiesen, dass Rosenwurz den Östrogenspiegel regulieren und so Wechseljahresbeschwerden wie Müdigkeit und Stimmungsschwankungen lindern kann.

Rosenwurz kann Studien zufolge die Konzentration und die Leistung bei schwierigen kognitiven Aufgaben verbessern. Sie kann außerdem die Erholung von Folgen der Schichtarbeit unterstützen.

VERWENDUNG

Wurzel für Pulver, Kapseln und Tinkturen. Kann über längere Zeit eingenommen werden. Wenn die anregende Wirkung zu stark ist, nur morgens einnehmen.

Bei Burn-out zu gleichen Teilen mit Ashwagandha und Reishi mischen, bei Stimmungstiefs und Anspannung mit Johanniskraut, Passionsblume und Helmkraut.

› *1–2 Kapseln (500 mg) oder 1–2 ml Tinktur mit Wasser, 1–2× täglich*

ANDERE MISCHUNGEN

Zur Vitalisierung mit Damiana, Schisandra und Kakao; in der Menopause mit Ashwagandha und Salbei; für die kognitive Leistungsfähigkeit mit Ginkgo, Bacopa und Rosmarin.

WARNHINWEIS

In der Schwangerschaft nur unter fachkundiger Überwachung

ROSMARIN

Rosmarinus officinalis

Rosmarin ist ein duftender Strauch aus der Familie der Lippenblütler mit Blüten, die gern von Bienen besucht werden. Er wächst im Mittelmeerraum und den »blauen Zonen«, wo die Menschen auffallend lange leben und bis ins hohe Alter fit bleiben.

WIRKUNG

Neben antibakteriellen und entzündungshemmenden Stoffen enthält Rosmarin wertvolle Antioxidanzien. Er ist ein Nerventonikum, fördert die Durchblutung des Gehirns und schützt vor oxidativen Schäden an Gehirn und Herz. Immer mehr Studien belegen, dass er auch die kognitive Leistung, also das Lernen und die Konzentration unterstützt.

»Rosenwurz lindert nervöse Anspannung und hebt die Stimmung.«

Rosmarin kann nachweislich die Geschwindigkeit des Informationsabrufs aus dem Gehirn verkürzen. Er wirkt also dem altersbedingten kognitiven Abbau vor.

Seine antioxidative Wirkung stimuliert Gene, die wichtige Neurotransmitter regulieren, vor schädlichen Stresshormonen schützen und Depressionen und Angstzuständen lindern.

Rosmarin fördert eine gute, gesunde Blutversorgung des Gehirns und schützt es dadurch vor schädlichen Entzündungen.

VERWENDUNG

Zur Vorbeugung am besten frisch als Würzkraut in der Küche verwenden. Blätter, Blüten und junge Triebe für Aufgüsse, Absude, Pulver und Tinkturen.

Zu gleichen Teilen mit Ginkgo und Reishi mischen, um den Geist zu stärken.

› *1–2 Kapseln (500 mg) 1–2× täglich*

ANDERE MISCHUNGEN

Zur Stärkung des Herzens bei emotionaler Belastung mit Passionsblume, Rosenwurz und Weißdorn mischen.

WARNHINWEIS

Kann die Eisenaufnahme herabsetzen. Eisenpräparate mit 2 Stunden Zeitversatz einnehmen. In der Schwangerschaft sparsam als Gewürz verwenden.

SALBEI

Salvia officinalis

Im 11. Jahrhundert schrieb Hildegard von Bingen, dass Salbei die Wahrnehmung und Intuition steigere. Der botanische Name leitet sich von dem lateinischen Wort für »retten« ab. Im Mittelalter wurde Salbei gegen viele Beschwerden eingesetzt.

WIRKUNG

Salbei schützt Nerven und Gehirn, besitzt entzündungshemmende und antimikrobielle Inhaltsstoffe und enthält Antioxidanzien, die dem psychischen Wohlergehen zuträglich sind.

Phenole und Flavonoide lindern Wechseljahresbeschwerden wie Hitzewallungen, Schlafstörungen, Herzrasen, Depressionen und andere. Einer Studie aus dem Jahr 2020 zufolge kann Salbei solche Probleme binnen 3 Wochen um bis zu 40 Prozent reduzieren.

Salbei stärkt die kognitive Leistung und das Gedächtnis.

Die angstlösende Wirkung von Salbei ist gut dokumentiert, zudem setzt die stimmungsaufhellende Wirkung der Pflanze schnell ein.

VERWENDUNG

Als Würzkraut, für Aufgüsse oder Tinkturen

In der Menopause zu gleichen Teilen mit Roselle und etwas Safran mischen.
› *1 TL mit 175 ml kochendem Wasser übergießen, 3× täglich trinken (bei Hitzewallungen zuerst abkühlen lassen).*

Tinktur zur Stimmungsaufhellung.
› *1–2 ml in Wasser, 3× täglich*

ANDERE MISCHUNGEN

Bei emotionaler Erschöpfung und Sorgen mit Helmkraut und Grünem Hafer mischen, bei Niedergeschlagenheit in der Menopause mit Johanniskraut.

WARNHINWEIS

In Schwangerschaft und Stillzeit nur als Gewürz, nicht in therapeutischen Dosen.

SCHISANDRA

Schisandra chinensis

Die Schisandra-Frucht wird in der asiatischen Heilkunde seit Jahrtausenden eingesetzt. Sie soll die Fünf Elemente ausgleichen, die für die Kräfte stehen, die die Natur und unser Leben bestimmen. Sie soll den Geist gesund halten und Harmonie spenden.

WIRKUNG

Schisandra enthält Antioxidanzien, die Nervenschäden durch Stress vorbeugen, die Zellerneuerung fördern und die kognitive Leistung stärken. Sie wirkt antiviral und entzündungshemmend.

Schisandra hilft beim Lernen, lindert Müdigkeit und Geistesabwesenheit.

Als Antidepressivum beruhigt sie und lindert akute Angstzustände.

In der Menopause hilft sie gegen Hitzewallungen, starkes Schwitzen und Herzrasen sowie Stimmungsschwankungen und Erschöpfung.

Als Aphrodisiakum stärkt sie die Libido und hält Schleimhäute feucht.

Schisandra fördert Kraft und Volumen der Muskeln und verkürzt die Muskelerschöpfung nach körperlicher Anstrengung. Dadurch fördert sie das psychische Wohlbefinden.

VERWENDUNG

Früchte für Absude, Pulver für Kapseln und Tinkturen

Gegen Erschöpfung zu gleichen Teilen mit Sibirischem Ginseng, Reishi und Rosenwurz mischen.
› *Absud aus 1 TL getrockneter Kräutermischung und 250 ml Wasser herstellen. 3× täglich trinken.*

ANDERE MISCHUNGEN

Zur Stärkung des Geists mit Indischem Basilikum, Rosmarin und Ginkgo mischen, als Aphrodisiakum mit Kakao und Damiana.

WARNHINWEIS

In der Schwangerschaft meiden.

WIRKSAM

Rosenwurztonikum

Beginnen Sie den Tag mit diesem beruhigenden Getränk, um sich gegen Stress zu wappnen und die Stimmung zu heben.
¼–½ TL Rosenwurzpulver mit 250 ml warmem Haferdrink und Rooibostee mischen.
Etwas Agavendicksaft und eine Prise Zimt zugeben.

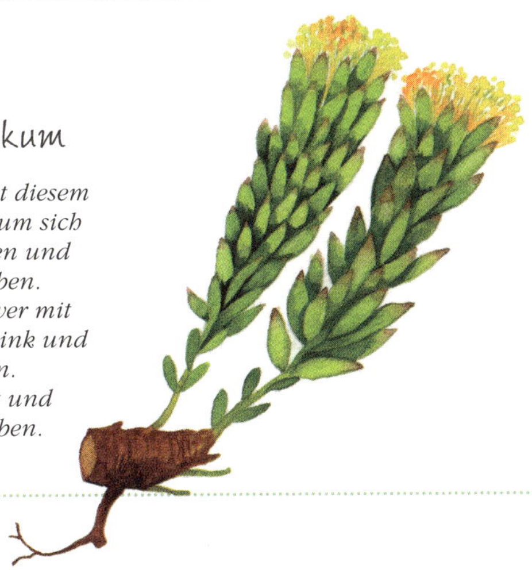

HELMKRAUT

Scuttelaria lateriflora

Der Name dieser Heilpflanze, die auch von den Cherokee verwendet wird, spielt auf die Form der blauen Blüten an.

WIRKUNG

Helmkraut wird bei Übererregung, Angstzuständen und belastendem Grübeln eingesetzt. Als aufbauendes Nerventonikum wirkt es belebend bei Erschöpfung.

Helmkraut reguliert Neurotransmitter wie Serotonin und GABA und wirkt dadurch angstlindernd. Seine starke antioxidative Wirkung schützt Gehirn und Nervensystem.
In Kräuterteemischungen kann es den tiefen, erholsamen Schlaf unterstützen.
Es lindert Spannungskopfschmerzen und Nervenschmerzen.
Helmkraut stärkt das Gedächtnis und die Konzentration – sehr hilfreich bei Prüfungsangst.
Es beruhigt bei stressbedingtem Herzrasen, inner Unruhe und Angstzuständen.
Als Nerventonikum und Muskelrelaxans hilft es bei gesteigertem Harndrang, sofern keine Infektion die Ursache ist.

VERWENDUNG

Frisch und getrocknet für Aufgüsse, Kapseln und Tinkturen

Bei geistiger Erschöpfung zu gleichen Teilen mit Grünem Hafer und Sibirischem Ginseng mischen.
› *1 TL getrocknete Mischung mit 175 ml kochendem Wasser übergießen. 3× täglich. Bei akuten Beschwerden 1–2 Kapseln (300 mg) oder 1–2 ml Tinktur (nur Helmkraut) mit Wasser, 1–3× täglich.*

ANDERE MISCHUNGEN

Mit Baldrian und Kalifornischem Mohn zum Schlafen oder mit Verbene, Safran und Schisandra in der Perimenopause.

WARNHINWEIS
In der Schwangerschaft meiden.

IM FOKUS

Kakao

PORTRÄT
Die Pflanze aus dem Amazonasbecken liefert die Hauptzutat für Schokolade.

EIGENSCHAFTEN
Starke antioxidative Inhaltsstoffe erhöhen die Bioverfügbarkeit von Eisen im Körper und helfen, Müdigkeit zu bekämpfen, insbesondere während der Menstruation.

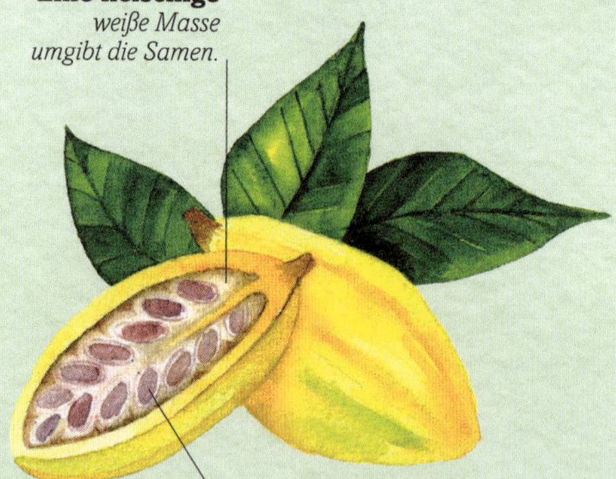

Eine fleischige *weiße Masse umgibt die Samen.*

Die Samen *werden aus den Früchten gelöst.*

HEILZIEST

Stachys betonica, Betonica officinalis

Auch: Echte Betonie. Die Heilwirkung wurde schon im 9. Jahrhundert dokumentiert. Heilziest wird bei verschiedenen psychischen Beschwerden eingesetzt.

WIRKUNG

Das milde Nerventonikum ist reich an Antioxidanzien, wirkt entzündungshemmend, antibakteriell, beruhigend und stimmungsaufhellend.

Heilziest reguliert die Darm-Hirn-Achse.
Heilziest wirkt unterstützend bei emotionalem Schock, Trauer und Neigung zur Introversion.
Seine tonisierende Wirkung unterstützt den Magen, besonders bei Stress.
Als anxiolytisches Kraut beruhigt er und lindert nervöse Anspannung.
Fördert Konzentration und Gedächtnis.
Regt bei Rekonvaleszenten und älteren Menschen den Appetit an und kann bei Neigung zum Überessen das Sättigungssignal verstärken.

VERWENDUNG

Getrocknete Blätter und Blüten für Aufgüsse, Pulver, Kapseln oder Tinkturen.

Bei nervöser Anspannung zu gleichen Teilen mit Helmkraut und Baldrian mischen.
› *1 TL mit 175 ml kochendem Wasser übergießen. 3× täglich trinken.*

ANDERE MISCHUNGEN

Zur Stärkung mit Grünem Hafer, Süßholz und Weißdorn, für die Verdauung mit Kamille und Lindenblüten.

WARNHINWEIS
In der Schwangerschaft meiden.

KAKAO

Theobroma cacao

Spuren von Kakao wurden in über 4000 Jahre alten Trinkgefäßen der Maya gefunden. Die Wörter »yollotl« (Herz) und »eztli« (Blut) waren gleichbedeutend mit dem aztekischen Wort für Schokolade. Studien belegen, dass Kakao die Ausdauer stärkt und Erschöpfung lindert.

WIRKUNG

Akuter und chronischer Stress können Herz und Gefäße schädigen. Kakao besitzt nachweislich herzschützende Inhaltsstoffe. Er wirkt entzündungshemmend, reguliert den Blutdruck und stärkt die Blutgefäße.

Kakao ist reich an antioxidativen Flavonoiden. Dunkle Schokolade schützt nachweislich vor oxidativen Schäden, indem sie die Sauerstoffversorgung der Zellen und den Zellstoffwechsel fördern. Wahrscheinlich verbessern Flavonoide die Durchblutung des Gehirns und helfen so, Stress oder verletzungsbedingte Degeneration und Entzündungen reduzieren.

Kakao unterstützt die Bioverfügbarkeit von Eisen. Er beugt Anämie und Müdigkeit vor, insbesondere bei starker Monatsblutung.

Es ist belegt, dass Menschen, die dunkle Schokolade essen, sich glücklicher und weniger einsam und deprimiert fühlen.

Historisch gilt Schokolade als Aphrodisiakum. Tatsächlich stimuliert Kakao das Phenylethylamin, das bei Verliebtheit vom Körper ausgeschüttet wird und seinerseits die Ausschüttung von Endorphinen auslöst.

VERWENDUNG

Getrocknete, fermentierte, zerkleinerte Samen für Nibs, Pulver und Tinkturen

Tonikum zur Stärkung:

› *1 TL Biorohkakao in 250 ml warme Milch rühren. Morgens statt Kaffee trinken.*

Tinktur bei akuten und chronischen Beschwerden:

› *1–2 ml Tinktur in etwas Wasser, 3× täglich trinken.*

ANDERE MISCHUNGEN

Kakaopulver kann mit vielen Heilpflanzen gemischt werden, z. B. Grünem Hafer, Ashwagandha oder Kurkuma. Herzschützend wirkt ein Absud aus Weißdornbeeren und Schisandra mit etwas Kakao.

WARNHINWEIS

Vorsicht bei Neigung zu Migräne. In der Schwangerschaft nicht in therapeutischer Dosierung anwenden.

LINDENBLÜTEN

Tilia cordata

Zu den in Europa und Asien heimischen Arten gehören *Tilia europaea, T. platyphyllos* und *T. americana*. Dass der Baum traditionell als Symbol für Glück und Liebe steht, hat vermutlich mit seiner stimmungsaufhellenden Wirkung zu tun.

WIRKUNG

Lindenblüten lindern Anspannung, Kopfschmerzen, Muskelverspannungen, Nervosität und Reizbarkeit.

Lindenblüten stärken das Herz und lindern Herzrasen. Sie wirken beruhigend bei Unruhe und Angstzuständen.

Als entspannendes Kraut fördern sie den erholsamen Schlaf und helfen, erfrischt und ausgeruht aufzuwachen.

Die entspannende Wirkung und der hohe Flavonoidgehalt sind hilfreich bei Spannungskopfschmerzen.

BIENENWEIDE

Bienen lieben Lindenblüten. Lindenhonig wird seit Jahrhunderten als Mittel gegen Erkältungen verwendet.

Als sanftes Beruhigungsmittel mit angenehmem Geschmack eignen sich Lindenblüten gut für unruhige, überaktive Kinder.

VERWENDUNG

Der Aufguss ist hellgelbgrün, der Absud rotbraun. Tinktur und Aufguss sind recht stark und werden bei nervöser Erschöpfung und Rekonvaleszenz verwendet. Lindenblütentee eignet sich auch für Kinder und – als Badezusatz – sogar für Babys.

Aufmunternde Mischung mit gleichen Teilen Verbene, Kamille und Pfefferminze:

› *1 TL getrocknete Kräutermischung mit 175 ml kochendem Wasser übergießen. 3× täglich trinken.*

Als Schlaftrunk mit Baldrian und Kalifornischem Mohn mischen, als Herztonikum bei Anspannung und Unruhe mit Weißdorn und Herzgespann kombinieren.

› *Absud aus 1 TL Kräutermischung und 250 ml Wasser zubereiten. 3× täglich.*

ANDERE MISCHUNGEN

Mit Kamille und Rose bei PMS-bedingter Anspannung; mit Herzgespann bei Wechseljahresbeschwerden; als abgekühlter Aufguss mit Roselle zusammen bei Hitzewallungen.

DAMIANA

Turnera diffusa

Der kleine Strauch stammt aus Mittel- und Südamerika. Die Maya verwendeten Damiana zur Behandlung von nervöser Erschöpfung, in Mexiko setzte man ihn zusätzlich gegen Muskelschwäche und Übermüdung sowie als belebendes Tonikum auf langen Märschen ein.

WIRKUNG

Diese stärkende Pflanze besitzt aphrodisierende und anregende Wirkung, und sie kann euphorisierend und entspannend zugleich wirken.

Als nervenstärkendes Mittel kann Damiana leichte Depressionen lindern.

Damiana regt die Testosteronausschüttung an und unterstützt die Blutzirkulation im Beckenbereich. Darum wird sie bei Libidoschwäche eingesetzt. Bei Frauen stimuliert sie die Gebärmutter, was die Orgasmusfähigkeit erhöhen kann.

Die hormonregulierende Wirkung ist vorteilhaft für Frauen in der Perimenopause oder Frauen, die die Pille nehmen.

Damiana schützt die Magenschleimhaut und lindert stressbedingte Verdauungsbeschwerden.

»Damiana stärkt die Nerven und kann leichte Depressionen lindern.«

VERWENDUNG

Oberirdische Teile getrocknet für Aufgüsse, Pulver, Kapseln oder Tinkturen

Bei sexueller Dysfunktion mit Ginseng und Ginkgo mischen.

› *1–2 Kapseln (500 mg) 3× täglich*

Als aufbauende Mischung für die Nerven 1:1 mit Grünem Hafer mischen. Bei Erschöpfung in der Menopause zu gleichen Teilen mit Schisandra und Ashwagandha mischen.

› *1 TL getrocknete Kräutermischung mit 175 ml kochendem Wasser übergießen. 3× täglich trinken.*

ANDERE MISCHUNGEN

Mit Verbene, Helmkraut oder Minze

WARNHINWEIS

In der Schwangerschaft meiden.

BALDRIAN

Valeriana officinalis

Der Name Baldrian leitet sich vom lateinischen Begriff *valere* ab, was »stark« oder »gesund« bedeutet. Im Ersten Weltkrieg wurde er Soldaten verabreicht, um nach Bombenangriffen ihre Nerven zu beruhigen. Baldrian hat einen unverwechselbaren strengen Geruch und Geschmack.

WIRKUNG

Baldrian enthält über 150 Inhaltsstoffe, darunter viele Antioxidanzien. Als Schlaf- und Beruhigungsmittel bekannt, wirkt er aber auch krampflösend und schmerzlindern.

Baldrian hilft beim Ein- und Durchschlafen. Er beeinflusst verschiedene sedierende Neurotransmitter und unterstützt auch die Ausschüttung von GABA, Dopamin und Serotonin.

Baldrian hilft bei Unruhe und bei geistiger Fixierung. Er kann bei Reizüberflutung die Gelassenheit fördern.

Mit seinem hohen Gehalt an Antioxidanzien unterstützt er die Gesundheit des Gehirns, reduziert den Einfluss von Stresshormonen und verbessert die Lernfähigkeit. Einige Inhaltsstoffe des Baldrians finden sich auch in Zitronenmelisse, Kamille und Lavendel.

Weil Baldrian schmerzlindernd wirkt, wird er zur Beruhigung von Patienten vor Zahn- und Krankenhausbehandlungen eingesetzt.

Baldrian lindert Menstruationsschmerzen und Spannungskopfschmerzen und hat sich auch bei »nervöser Blase« bewährt.

VERWENDUNG

Wurzel für Absude, fein geschnitten auch für Aufgüsse, Kapseln und Tinkturen. Die Tinktur nur tropfenweise dosieren, weil sie bei hoher Dosierung im Einzelfall einen unerwünschten, stark anregenden Effekt haben kann.

Als Schlaftrunk zu gleichen Teilen mit Kalifornischem Mohn und Passionsblume mischen.

› *1 TL getrocknete Mischung mit 175 ml kochendem Wasser übergießen. 30–60 Minuten vor dem Schlafengehen trinken.*

ANDERE MISCHUNGEN

Baldrian eignet sich gut für Mischungen, sollte wegen des strengen Geschmacks aber sparsam dosiert und unbedingt mit angenehm schmeckenden Kräutern kombiniert werden, z. B. mit Zitronenmelisse und Helmkraut gegen nervöse Anspannung oder mit Verbene und Damiana bei nervöser Blase.

WARNHINWEIS

In der Schwangerschaft meiden.

VERBENE

Verbena officinalis

Das milde Tonikum stärkt Leber, Milz und Herz.

WIRKUNG

Die Verbene wirkt angstlösend und sedierend, hebt die Stimmung und beruhigt. Ihre entzündungshemmenden Inhaltsstoffe haben sich bei Asthma und Menstruationsschmerzen, Spannungskopfschmerzen und nervöser Blase bewährt.

Verbene wirkt erdend und hilft, überzogene Erwartungen loszulassen, die zu Frustration führen können.

Als antioxidatives Nerventonikum schützt sie die Gesundheit des Gehirns.

Verbene lindert Reizbarkeit und Aggressionen, die bei Kindern und Jugendlichen Ausdruck einer Depression sein können. Sie kann eine medizinische Behandlung unterstützen.

VERWENDUNG

Oberirdische Teile für Aufgüsse, Kapseln und Tinkturen

Mischung mit gleichen Teilen Johanniskraut und Grünem Hafer bei Niedergeschlagenheit, mit Passionsblume bei nervöser Anspannung

› *1 TL getrocknete Kräutermischung mit 175 ml kochendem Wasser übergießen. 3× täglich trinken.*

ANDERE MISCHUNGEN

Bei nervösen Verdauungsbeschwerden mit Kamille, Heilziest und Süßholz

WARNHINWEIS

Nicht zusammen mit Blutverdünnern einnehmen. 2 Stunden Zeitabstand zu Eisenpräparaten einhalten. In Schwangerschaft und Stillzeit meiden.

WIRKSAM

Für ruhige Nerven

Dieser Aufguss beruhigt die Nerven und lindert nervöse Anspannung. Baldrian, Zitronenmelisse und Helmkraut (getrocknet) zu gleichen Teilen mischen. 1 TL der Mischung (gleiche Teile) mit 175 ml kochendem Wasser übergießen und nach Bedarf trinken.

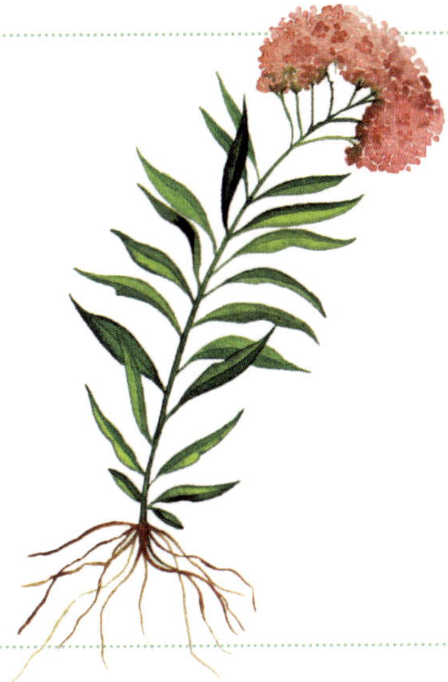

ASHWAGANDHA

Withania somnifera

Auch: Schlafbeere oder Winterkirsche. Dieses Adaptogen wirkt insgesamt verjüngend.

WIRKUNG

Ashwagandha besitzt zwei Haupteigenschaften: Es tonisiert und sediert, spendet sowohl Energie als auch innere Ruhe.

Ashwagandha kann helfen, wenn jemand gleichzeitig überdreht und müde ist, also vor Sorgen und Grübelei nicht einschlafen kann. Im Gegensatz zu den meisten Adaptogenen kann es vor dem Schlafengehen eingenommen werden, um den Schlaf zu fördern.

Im Ayurveda wird die Pflanze als Nerventonikum, zur Verbesserung der Ausdauer und zur Stärkung des Gedächtnisses verwendet. Sie hilft, die Aufnahme von Eisen zu verbessern.

Ashwagandha hat sich bei ständiger Erschöpfung und bei Gewichtsverlust unter Stress bewährt.

Sie fördert den gesunden Aufbau von Muskelmasse.

Als Aphrodisiakum kann die Pflanze zur Verbesserung der Libido bei Frauen und Männern eingesetzt werden.

Ashwagandha enthält viel Jod und unterstützt so die gesunde Schilddrüsenfunktion, die für den Energiehaushalt wichtig ist.

VERWENDUNG

Wurzel für Pulver, Kapseln und Tinkturen

Stärkendes Tonikum:

› *1 TL in warme Milch rühren. Bei stärkeren Beschwerden 1–2 Kapseln (500 mg) oder 1–2 ml Tinktur mit Wasser 1–2× täglich einnehmen.*

ANDERE MISCHUNGEN

Zur besseren Stressbewältigung mit Süßholz und Ingwer, bei Stimmungsschwankungen mit Shatavari oder Salbei

WARNHINWEIS

In der Schwangerschaft sowie bei bekannter Überempfindlichkeit gegen Nachtschattengewächse (*Solanaceae*) meiden. Kombination mit anderen Adaptogenen nur unter professioneller Überwachung.

AROMA-
THERAPIE

DIE WIRKWEISE VON ÄTHERISCHEN ÖLEN

In der Aromatherapie werden konzentrierte, duftende Öle aus Pflanzenteilen, meist Blätter und Blüten, eingesetzt. Ihre Hauptaufgabe ist es, die Pflanzen selbst vor Krankheiten und Fressfeinden zu schützen. Ätherische Öle sind komplex: Ein einzelnes Öl kann Hunderte von Inhaltsstoffen enthalten. Ebenso komplex sind die Heilanwendungen, die sich positiv auf Körper, Geist und Emotionen auswirken können.

WIE WIRKEN ÄTHERISCHE ÖLE?

Die meisten ätherischen Öle werden durch Dampfdestillation aus dem Pflanzenmaterial gewonnen. Ätherische Öle aus Zitrusschalen werden meist kalt gepresst. Die Öle aus empfindlichen Blüten, die mithilfe von Lösemitteln extrahiert werden, nennt man Absolue. Zur sicheren Anwendung müssen die konzentrierten Öle fast immer verdünnt werden. Ätherische Öle können auf die Haut aufgetragen oder inhaliert werden. Wird ihr Duft von den Geruchsrezeptoren in der Nase aufgenommen, erreicht er das Gehirn.

ÖLE FÜR DIE PSYCHE

Stressreaktionen werden durch das vegetative Nervensystem als Reaktion auf eine reale oder vermeintliche Gefahr gesteuert. Sie sind sehr individuell und werden von Charakter, Lebenserfahrung und individueller Verfasstheit einer Person beeinflusst. Auch genetische Faktoren und die Umwelt spielen eine Rolle.

Unsere Emotionen wirken auf den Körper, und körperliche Symptome beeinflussen wiederum unsere Emotionen. Individuelle Empfindlichkeiten kommen vor allem unter Stress zum Tragen. Die Öle werden nach ihrem Wirkungsspektrum ausgewählt. So kann ein beruhigendes Öl, das zur Linderung von Angstzuständen gewählt wird, auch eine aufbauende Wirkung oder andere spezifische Eigenschaften haben, die für die Auswirkungen von Stress auf die Haut, die Lunge oder andere Teile des Körpers heilsam sind.

Die vielfältigen Wirkungen ätherischer Öle werden auf Seite 66 bis 85 ausführlich vorgestellt.

Beruhigend, sedierend und ausgleichend wirken Öle aus Lavendel, Römischer Kamille, Neroli, Petitgrain, Bergamotte, Mandarine, Koriander, Palmarosa, Melisse, Muskatellersalbei, Rosengeranie und Majoran. Sie mildern

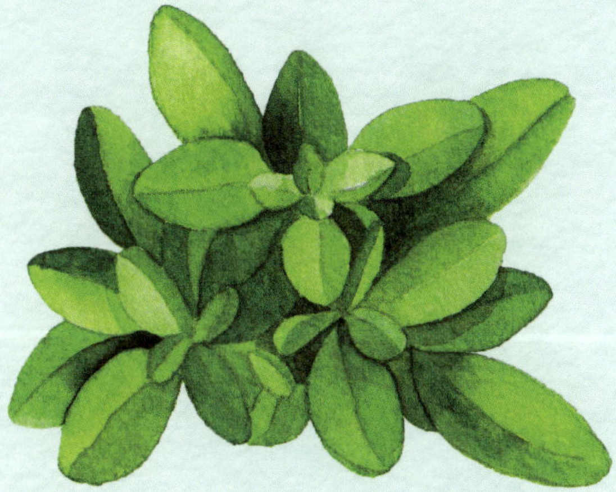

Majoran *wirkt sehr entspannend und schenkt bei Überforderung neue Kraft.*

unsere Reaktion auf äußere Bedrohungen. Die Kampf-oder-Flucht-Reaktion ist ein Erregungszustand. Er kann sich in Form von Ärger, Gereiztheit, Wut oder Angst äußern. Die Überreaktion auf äußere Reize oder das Gefühl der Bedrohung beeinträchtigt unsere innere Stabilität. Beruhigende ätherische Öle helfen, die Stressreaktionen wieder ins Gleichgewicht zu bringen und Stressbeschwerden zu lindern. Die entspannenden Eigenschaften dieser Öle helfen auch bei Schlafproblemen, insbesondere dann, wenn der Geist nicht abschalten kann.

Stimmungsaufhellende, antidepressive Öle wirken zum Teil anregend und können emotionale Blockaden lösen. So wie manche Tiere bei Gefahr durch ein Raubtier erstarren, um nicht bemerkt zu werden, können wir bei starkem Stress in eine emotionale Erstarrung verfallen. Wir halten alle Emotionen im Inneren, statt sie auszudrücken. Stimmungsaufhellende Öle sind auch bei Depressionen hilfreich, die oft mit sozialem Rückzug und Vereinsamung einhergehen. Vor allem Zitrusöle wie Limette, Grapefruit, Orange, Petitgrain, Zitrone und Bergamotte können die Kraft spenden, aus diesem Rückzug auszubrechen. Viele Blütenöle wie Ylang-Ylang, Jasmin, Neroli und Rose sind ebenso hilfreich wie Litsea, Melisse, Thymian, Zimt und Kardamom.

Erdende und meditative Öle, vor allem aus Hölzern, werden bei Entfremdungsgefühlen empfohlen. Extremer, traumatischer Stress kann Betroffenen das Gefühl vermitteln, sich im »falschen Film« zu befinden. Öle wie Weihrauch, Sandelholz und Zeder helfen, wieder in die Realität zurückzufinden. Jasmin und Patchouli können emotionale Verunsicherung lindern, weil sie dazu beitragen, den eigenen Körper besser wahrzunehmen.

Nervenstärkende Öle wie Melisse, Thymian und Patchouli unterstützen die Nerven und wirken ausgleichend und stärkend auf das vegetative Nervensystem.

»Öle werden nach ihrem Wirkungsspektrum ausgewählt. Ein Öl, das Stress lindert, kann gleichzeitig bei Hautproblemen helfen.«

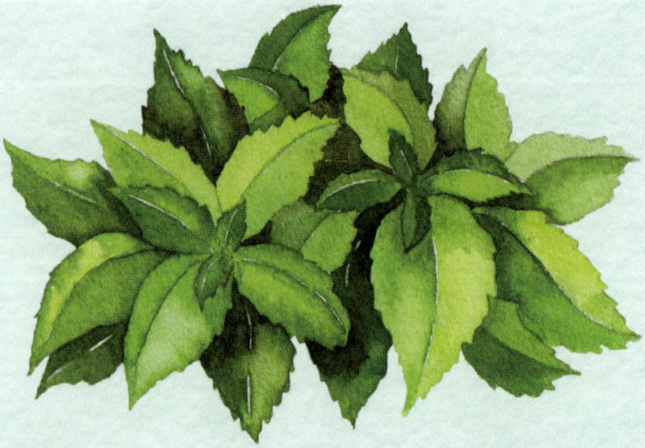

Patchouli *wird zur Stärkung des Nervensystems eingesetzt.*

Konzentrationssteigernde und anregende Öle wie Rosmarin, Wacholder, Kardamom, Zitrone und Grapefruit erhöhen die Wachheit und Konzentration. Sie können hilfreich sein, wenn eine Tendenz zur Introversion besteht.

Antimikrobielle Öle wie Zitrone, Limette, Zimt, Lavendel, Thymian und Wacholder unterstützen das Immunsystem, das durch Depressionen in Mitleidenschaft gezogen und durch chronischen Stress ausgelaugt werden kann.

Entzündungshemmende Öle wie Römische Kamille und Palmarosa sind bei stressbedingten entzündlichen Hauterkrankungen wie Ekzemen hilfreich.

Krampflösende Öle wie Neroli, Patchouli, Römische Kamille, Koriander, Orange und Mandarine helfen bei stressbedingten Verdauungsbeschwerden. Wenn der Appetit durch Stress verloren geht, können Rosmarin, Grapefruit und Kardamom ihn wieder anregen.

ÄTHERISCHE ÖLE AUSWÄHLEN

Ein einzelnes, gezielt ausgewähltes Öl kann zur Behandlung einfacher körperlicher Beschwerden genügen. Bei komplexen Stressreaktionen sind Ölmischungen effektiver und ermöglichen einen breiteren Ansatz. Nur wenige Öle sind in ihrer Wirkung so komplex, dass sie in solchen Situationen allein verwendet werden können.

Um die Wirkung einer Mischung zu verstehen, beobachten Sie, wie sich Symptome emotional und körperlich äußern. Wählen Sie Öle, die den betroffenen Körperbereich unterstützen, beispielsweise die Kehle, das Herz, die Lunge, den Solarplexus (Zwerchfell) oder den Darm.

Wenn Sie oft übereilt reagieren oder Ihre Reaktionen träge und festgefahren sind, kann eine Mischung mehrerer beruhigender oder anregender Öle sinnvoll sein. Wenn jedoch Ängste und Depressionen nebeneinander bestehen, kann ein ausgleichendes Öl mit beruhigenden, aufbauenden Ölen gemischt werden.

»Bei komplexen Stressreaktionen sind Ölmischungen meist effektiver und ermöglichen einen breiteren Ansatz.«

Bei der Wahl von Ölen für das Wohlbefinden ist ihre Heilwirkung nicht das einzige Kriterium. Auch die emotionale Reaktion auf den Duft spielt eine wichtige Rolle. Wenn ein Duft gar nicht gefällt oder sogar unangenehme Erinnerungen weckt, kann er nicht helfen. In solchen Fällen ist es sinnvoll, das Öl mit anderen zu mischen.

ÄTHERISCHE ÖLE SICHER ANWENDEN

Grundsätzlich sollten ätherische Öle nie unverdünnt auf der Haut angewandt oder eingenommen werden. Die Angaben in diesem Kapitel gelten für Erwachsene. Für Gesichtsöle liegt die empfohlene Verdünnung bei 1 Prozent, für Massageöle und andere Mischungen bei 2,5 Prozent. Weitere Warnhinweise finden Sie bei einzelnen Ölen. Vor der Verwendung in der Schwangerschaft oder bei Säuglingen und Kleinkindern bitte immer ärztlichen Rat einholen. Weitere allgemeine Sicherheitshinweise zur Verwendung von Ölen finden Sie auf Seite 183.

ANWENDUNG VON ÖLEN

Meist kommen ätherische Öle auf der Haut zum Einsatz, etwa in Lotionen, Massageölen, Badezusätzen und Duschgels.

Zerstäuber für Gesichtssprays und Roller zur Applikation auf Pulspunkten kann man leer kaufen. Zum Beduften von Räumen eignet sich ein Diffusor, zum Inhalieren genügt ein Taschentuch.

***Mischungen ätherischer Öle** können für alle oben genannten Zwecke verwendet werden.*

***Gesichtssprays** kann man gut vorbereiten und in der Handtasche bei sich tragen.*

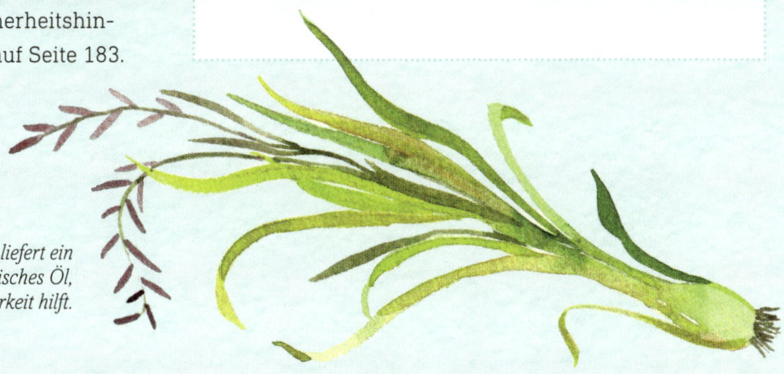

Palmarosa *liefert ein kühlendes ätherisches Öl, das gegen Reizbarkeit hilft.*

ÄTHERISCHE ÖLE

Bei diesen Ölen handelt es sich um komplexe Verbindungen aus Pflanzen, die zwischen 80 und über 400 chemische Inhaltsstoffe enthalten können. Sie werden für verschiedene Behandlungsformen eingesetzt und wirken sich positiv auf Körper, Geist und Seele aus. Einige ätherische Öle sind für sich allein wirksam, andere entfalten ihre Wirkung besser in Mischungen.

RÖMISCHE KAMILLE

Anthemis nobilis/Chamaemelum nobile

Das ätherische Öl dieses Korbblütlers wird durch Dampfdestillation gewonnen. Sein milder, süßlicher Duft erinnert an Äpfel oder Birnen. Eingesetzt wird das beruhigende Öl bei Gereiztheit und Hautentzündungen, die durch Stress verursacht oder verstärkt werden.

WIRKUNG

Wegen der beruhigenden, sedierenden Wirkung wird Römisches Kamillenöl bei Angstzuständen, Panikattacken, Anspannung und Übererregung eingesetzt, vor allem, wenn diese mit Schlafstörungen einhergehen.

Es wirkt krampflösend auf die glatte Muskulatur und ist darum besonders nützlich bei Verdauungsbeschwerden infolge von Anspannung, bei Reizdarmsyndrom sowie bei Atembeschwerden wie flacher Atmung und Asthma.

Die entzündungshemmenden Eigenschaften haben sich bei entzündlichen Hautbeschwerden wie Schuppenflechte und Ekzemen bewährt, vor allem wenn diese durch Stress hervorgerufen oder verschlimmert werden.

VERWENDUNG

Zur Beruhigung das Öl inhalieren, z. B. von den Handgelenken, in einem Badezusatz, Duschgel oder Massageöl.

Applikationsroller zum Mitnehmen:

› *1 Tropfen Römische Kamille, 3 Tropfen Zeder, 1 Tropfen Lavendel und 10 ml Basisöl nach Wahl in einen Roller geben. Zur Beruhigung und bei Panikgefühlen auf die inneren Handgelenke oder zwischen Oberlippe und Nase auftragen.*

Beruhigendes Bad am Abend:

› *6 Tropfen in 10 ml neutrales Schaumbad, Cremebad oder Basisöl*

ANDERE MISCHUNGEN

Gegen Anspannung mit anderen beruhigenden Blüten- oder Kräuterölen wie Muskatellersalbei und Majoran mischen.

WEIHRAUCH

Boswellia carterii/sacra/serrata/thurifera

Dieses Öl wird durch Dampfdestillation aus dem Harz des Baums gewonnen. Es wird seit der Antike zu Heilzwecken eingesetzt. Sein Duft ist süßlich und würzig.

WIRKUNG

Weihrauch hebt die Stimmung und beruhigt Geist und Atmung.

Das harzige Öl wirkt beruhigend bei Ängsten, Sorgen und Panikattacken, vor allem in Verbindung mit flacher, schneller Atmung.

Tonisiert und stärkt, wenn anhaltender Stress zu Erschöpfung und Hoffnungslosigkeit führt.

In der Hautpflege wird es vor allem in Mischungen zur Behandlung von stressbedingten Ekzemen und Schuppenflechte empfohlen.

VERWENDUNG

Das Öl kann gezielt als Meditationshilfe eingesetzt werden. In Kombinationen mit beruhigenden Ölen ist es hilfreich, um bei akuten Angstzuständen die Atmung zu verlangsamen und zu vertiefen.

Bei Achtsamkeitsübungen, Yoga und anderen entspannenden Praktiken als Raumduft nutzen.

› *6–8 Tropfen in einen Diffusor geben.*

Bei Panikgefühlen mit einem Roller auftragen. Die Wirkung beruht auch darauf, dass der Duft unbewusst mit Meditation und Achtsamkeitspraktiken assoziiert wird.

> »Weihrauch kann als Meditationshilfe eingesetzt werden und beruhigt bei Angstzuständen.«

› *3 Tropfen Weihrauch, 1 Tropfen Ylang-Ylang, 1 Tropfen Lavendel und 10 ml Basisöl nach Wahl in einen Roller geben. Zur Beruhigung bei Panikgefühlen auf die inneren Handgelenke oder zwischen Oberlippe und Nase auftragen. Ylang-Ylang und Lavendel beruhigen und verlangsamen den Puls.*

ANDERE MISCHUNGEN

Weihrauch harmoniert mit vielen ätherischen Ölen. Bei Niedergeschlagenheit mit stimmungsaufhellenden Ölen wie Litsea und Kardamom mischen, bei nervöser Anspannung mit Palmarosa und Römischer Kamille.

YLANG-YLANG

Cananga odorata

Das Öl wird durch Dampfdestillation aus den Blüten gewonnen. Wegen seines schweren, blumigen Dufts sollte es sparsam verwendet werden.

WIRKUNG

Das Öl wirkt vor allem stimmungsaufhellend und ausgleichend.

Ylang-Ylang vermittelt ein Sicherheitsgefühl, das bei Angstzuständen und »innerer Verkrampfung« nach einem Trauma hilfreich sein kann.

Die stimmungsaufhellende Wirkung von Ylang-Ylang hat sich bei Depressionen und nervöser Anspannung bewährt.

VERWENDUNG

Bei Niedergeschlagenheit und Apathie am besten ein Fläschchen griffbereit haben. In Mischungen mit anderen aufmunternden Ölen zur Anwendung am Morgen.

Im Roller mit anderen entspannenden Ölen zur allgemeinen Beruhigung.

› *2 Tropfen Ylang-Ylang, 2 Tropfen Muskatellersalbei, 4 Tropfen Lavendel und 10 ml Basisöl in einen kleinen Roller geben. Bei Anspannung, Unruhe und Herzrasen etwas Öl auf die inneren Handgelenke oder zwischen Oberlippe und Nase auftragen.*

Morgens ein Duschgel oder eine erfrischende Bodylotion mit Ylang-Ylang, Grapefruit und Bergamotte verwenden.

› *2 Tropfen Ylang-Ylang, 6 Tropfen Grapefruit und 4 Tropfen Bergamotte mit einem unparfümierten Duschgel oder 50 ml unparfümierter Bodylotion mischen.*

Aufheiterndes Gesichtsspray:

› *5 Tropfen Ylang-Ylang mit 10 ml medizinischem Alkohol, Wodka oder Glyzerin mischen. In einem 50-ml-Sprühfläschchen mit Wasser auffüllen. Augen schließen und vor dem Gesicht einen Nebel versprühen.*

ANDERE MISCHUNGEN

Zur Beruhigung des Geists kann Ylang-Ylang auch mit Majoran gemischt werden.

WARNHINWEIS

Sparsam verwenden. Der intensive Duft kann bei empfindlichen Menschen Kopfschmerzen verursachen.

IM FOKUS

Ylang-Ylang

PORTRÄT

Der Ylang-Ylang-Baum stammt aus dem Süden Asiens und trägt auffällige, gelbe Blüten.

EIGENSCHAFTEN

Das blumig duftende Öl der Blüten wirkt stimmungsaufhellend, beruhigend und erotisierend.

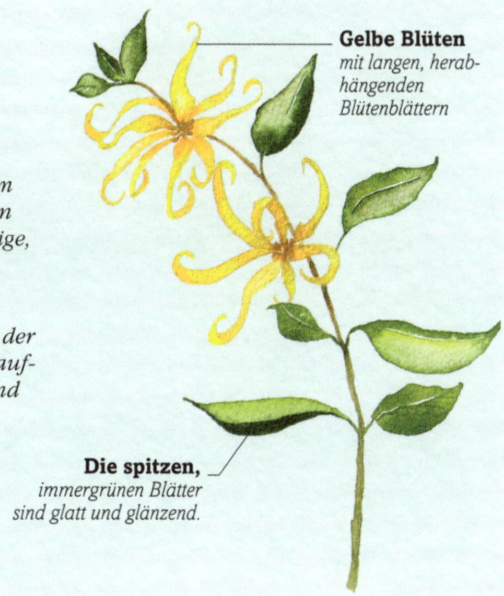
Gelbe Blüten mit langen, herabhängenden Blütenblättern
Die spitzen, immergrünen Blätter sind glatt und glänzend.

ZEDER

Cedrus atlantica

Das ätherische Öl wird durch Dampfdestillation aus dem Holz der Atlas-Zeder gewonnen. Es hat einen komplexen Duft mit süßlicher, holziger Note und wirkt stabilisierend und erdend.

WIRKUNG

Das stärkende, erdende Zedernöl ist besonders hilfreich bei übersteigerten Emotionen, dem Gefühl überrollt zu werden und beginnender Erschöpfung.

Zeder unterstützt die konzentrierte Meditation, weil es den Geist beruhigt und die Atmung vertieft.

Mit seiner tonisierenden Wirkung hilft es, ganz im Hier und Jetzt präsent zu sein und sich so von ablenkenden Gedanken zu lösen. Es stabilisiert die Emotionen und ist besonders hilfreich, wenn die Erinnerung an vergangene Traumata in eine emotionale Erstarrung mündet.

VERWENDUNG

Um die positive Wirkung der Zeder voll auszuschöpfen, sollte man das Öl gezielt bei Yogaübungen oder Meditation einsetzen, statt es nur als »Hintergrundduft« zu verwenden.

Im Diffusor zur Meditation:

› *6–8 Tropfen in einen Diffusor geben, z. B. bei Achtsamkeitsübungen oder konzentrierten Entspannungsübungen.*

Im Roller zur Erdung und Beruhigung:

› *3 Tropfen Zeder, 1 Tropfen Rose (ätherisches Öl oder Absolue), 1 Tropfen Jasmin und 10 ml Basisöl nach Wahl in einen Roller geben. Bei Gefühl von Überforderung, bei Schwäche, Zittrigkeit oder Entfremdungsgefühl auf das innere Handgelenk oder zwischen Oberlippe und Nase auftragen und inhalieren.*

ANDERE MISCHUNGEN

In Kombination mit anderen holzigen Ölen wie Weihrauch und Sandelholz hilft Zeder, sich ausgeglichen und geerdet zu fühlen und sich seiner inneren Stärke und Widerstandskraft bewusst zu werden.

»Zeder vermittelt ein Gefühl der Stabilität, das bei angespannter Gefühlslage die Seele beruhigt.«

IM FOKUS

Atlas-Zeder

PORTRÄT

Die uralte Pflanzenart aus dem Atlasgebirge gehört zu den bedrohten Arten, kaufen Sie das Öl darum nur bei einem renommierten Anbieter.

EIGENSCHAFTEN

Der angenehm holzige Duft der Zeder wirkt intensiv stärkend und erdend.

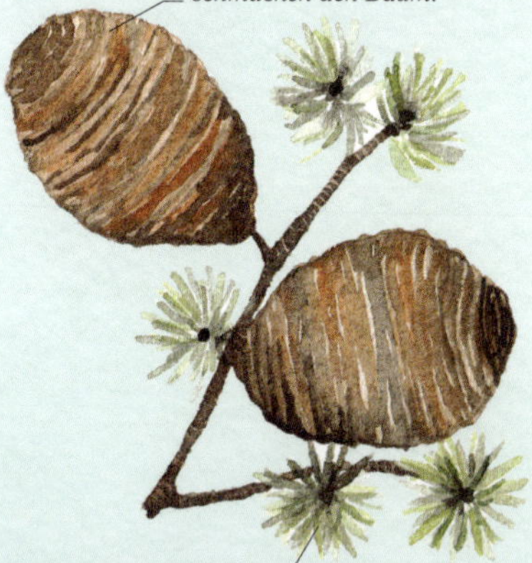

Tonnenförmige Zapfen *schmücken den Baum.*

Bläulich grüne Nadeln *stehen in kleinen Büscheln.*

ZIMT (BLATT)

Cinnamomum zeylanicum/C. verum

Das wärmende ätherische Öl wird durch Dampfdestillation aus den Blättern des Zimtbaums hergestellt. Es war schon bei den alten Ägyptern als Massageöl beliebt und wird bis heute hoch geschätzt. Zu seiner Wirkung tragen auch die Assoziationen an die Verwendung in der Küche, vor allem zu Weihnachten, bei.

WIRKUNG

Der komplexe, süßlich würzige Duft des Zimtöls wirkt tröstlich, beruhigend und stimmungsaufhellend.

Zimtöl hebt wirkungsvoll die Stimmung und hat sich bei Trauer, Angst und Verzweiflung bewährt. Aus diesem Grund wird es mit gutem Erfolg bei Winterdepressionen eingesetzt.

Die stärkende, stark antimikrobielle Wirkung ist hilfreich für Menschen, die unter anhaltender Stressbelastung der Nebennieren leiden, die zu extremer Erschöpfung und erhöhter Anfälligkeit für Infektionen führen kann.

VERWENDUNG

Vorsicht ist geboten bei der Verwendung direkt auf der Haut. Menschen mit empfindlicher Haut sollten auf Zimtöl zur äußerlichen Anwendung, selbst in Badezusätzen, lieber verzichten. Am besten in einen Diffusor geben oder in sehr starker Verdünnung (1 Tropfen pro Rollerfüllung) ausschließlich auf die inneren Handgelenke auftragen.

Im Diffusor zur Stimmungsaufhellung:
› *2 Tropfen Zimtöl, 2 Tropfen Litsea und 4 Tropfen Orange in einen Diffusor geben.*

Im Roller zur Beruhigung und Stimmungsaufhellung:
› *1 Tropfen Zimtöl, 2 Tropfen Rose (ätherisches Öl oder Absolue), 4 Tropfen Muskatellersalbei und 10 ml Basisöl nach Wahl in einen Roller geben, bei Bedarf auf die inneren Handgelenke tupfen und inhalieren. Die Mischung hat sich vor allem bei Pulsrasen und Panikgefühlen während der Menopause bewährt. Rose und Muskatellersalbei kommen in vielen aromatherapeutischen Mischungen für Wechseljahresbeschwerden zum Einsatz.*

ANDERE MISCHUNGEN

Wie andere Gewürze und Küchenkräuter, beispielsweise Kardamom, Koriander, oder Mandarine, kann Zimtöl als Raumduft in einem Diffusor verwendet werden, wenn anhaltende Ängste, Trauer oder Verzweiflung zum Nachlassen des Appetits führen.

WARNHINWEIS

Kaufen Sie Zimtöl nur bei einem renommierten Anbieter. Achten Sie unbedingt darauf, dass es sich um das Öl aus den Blättern handelt. Auch aus der Zimtrinde wird ein ätherisches Öl gewonnen, das aber die Haut noch stärker reizt und darum für die Aromatherapie nicht gut geeignet ist.

WIRKSAM

Erdende Inhalation

3 Tropfen Limette, 2 Tropfen Jasmin Absolue, 5 Tropfen Muskatellersalbei und 10 ml Basisöl nach Wahl in einen Roller geben. Bei Panikgefühlen aufs innere Handgelenk geben und inhalieren.

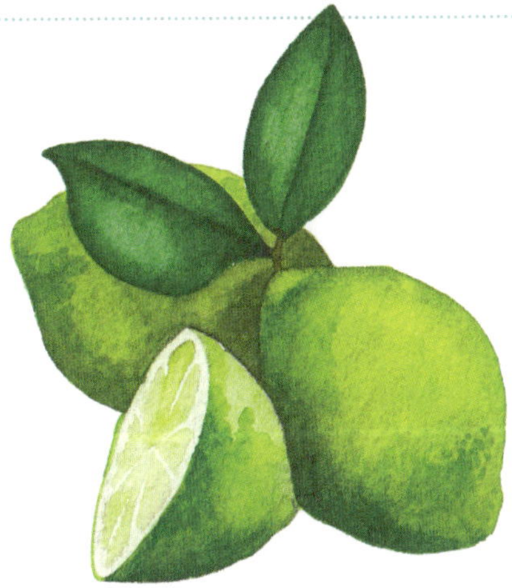

LIMETTE (DESTILLAT)

Citrus aurantifolia

Limettenöl wird durch Destillation oder Pressung aus der Fruchtschale gewonnen. Gepresstes Öl kann fototoxisch wirken und sollte vorsichtshalber nicht verwendet werden. Der Duft ist klar, süßlich frisch und sehr belebend.

WIRKUNG

Limette wirkt belebend und motivierend. Bei gedrückter Stimmung wirkt sie aufheiternd.

Die belebende, vitalisierende Wirkung von Limettenöl hilft, morgendliche Antriebsschwäche zu vertreiben.

Die antimikrobielle Wirkung hat sich bei Menschen mit stressbedingter Akne bewährt. Neuere Studien haben die Wirksamkeit gegen verschiedene Bakterienstämme bestätigt. Bei anhaltendem Stress leidet das Immunsystem und die Infektanfälligkeit nimmt zu. In diesem Fall ist Limettenöl besonders hilfreich.

VERWENDUNG

Zur Erfrischung und Belebung am Morgen Limettenöl mit anderen anregenden Ölen mischen. Bei Aufregung und Anspannung haben sich Mischungen mit hypnotischen, erdenden Ölen bewährt.

Belebendes Duschgel oder Bodylotion.
› *3 Tropfen Limette, 2 Tropfen Rosmarin und 5 Tropfen Grapefruit mit 50 ml unparfümiertem Duschgel oder neutraler Bodylotion mischen.*

In einem Roller bei Panik, dem Gefühl überrollt zu werden und flacher Atmung.
› *Siehe »Wirksam«-Kasten, mit Jasmin und Muskatellersalbei kombinieren.*

ANDERE MISCHUNGEN

Zur Erdung und Stimmungsaufhellung empfehlen sich Mischungen mit exotischen Blüten- oder Holzölen wie Zeder und Sandelholz.

WARNHINWEIS

Kaufen Sie nur destilliertes Öl. Aus den Schalen gepresstes Öl kann fototoxisch wirken und sollte nicht für die Aromatherapie verwendet werden.

IM FOKUS

Bergamotte

PORTRÄT

Diese Zitrusfrucht mit der buckligen, intensiv duftenden Schale wächst hauptsächlich in Kalabrien in Süditalien. Earl-Grey-Tee wird mit einem Extrakt der Schale aromatisiert.

EIGENSCHAFTEN

Die Frucht soll entzündungshemmende Wirkung besitzen. Das ätherische Öl wirkt beruhigend, antiviral und antibakteriell.

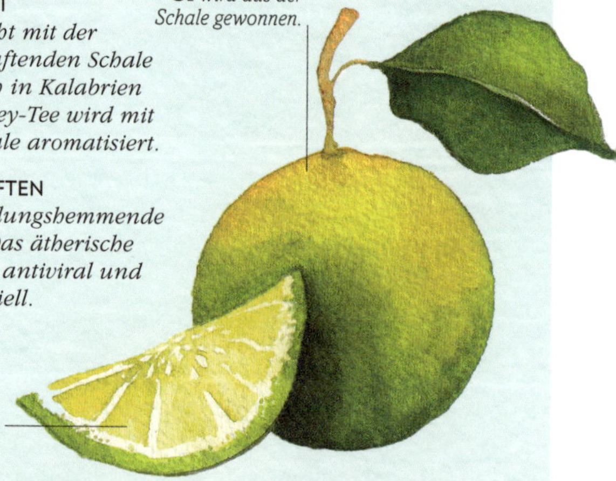
Das ätherische Öl *wird aus der Schale gewonnen.*
Die Früchte *haben einen sauren Geschmack.*

NEROLI

Citrus aurantium ssp. *amara (flos)*

Neroliöl wird durch Dampfdestillation aus den Blüten der Bitterorange (seltene Orangensorte) gewonnen. Es gilt als »Notfallmittel« der Aromatherapie und hat einen vielschichtigen Duft mit floralen, grünen, zitrusartigen und süßlichen Anklängen.

WIRKUNG

Neroli wirkt bei Niedergeschlagenheit stimmungsaufhellend. Es beruhigt bei nervöser Anspannung und kann hilfreich sein, wenn zurückliegende Traumata ein Gefühl der emotionalen Erstarrung auslösen.

Wegen der beruhigenden Wirkung auf das vegetative Nervensystem ist Neroli besonders hilfreich bei emotionaler Belastung, die sich auf das Herz (Pulsrasen) oder das Verdauungssystem auswirkt.

Neroli hilft, wenn anhaltender Stress die Hormonproduktion der Nebennieren beeinträchtigt und zu Erschöpfung und ähnlichen Beschwerden führt.

Einige Studien haben gezeigt, dass die Inhalation von Neroli bei Pulsrasen und Angstgefühlen in der Menopause lindernd wirken kann.

VERWENDUNG

Neroli kann für sich allein verwendet werden, eignet sich aber auch sehr gut für Mischungen mit anderen ätherischen Ölen. Wegen seiner Intensität sollte es bewusst zur Unterstützung von Meditationsübungen eingesetzt werden. Als bloßer »Hintergrundduft« wäre es zu schade.

Beruhigendes Gesichtsspray:

› *5 Tropfen Neroli mit 5 ml medizinischem Alkohol, Wodka oder Glyzerin mischen und in eine 50-ml-Zerstäuberflasche geben. Mit Wasser auffüllen. Bei Schwäche oder Zittrigkeit durch Stress oder Anspannung einen feinen Nebel vor dem Gesicht versprühen, dabei die Augen geschlossen halten.*

Im Roller zur Inhalation:

› *5 Tropfen Neroli und 10 ml Basisöl eigener Wahl in einen kleinen Roller füllen. Bei Niedergeschlagenheit oder dem Gefühl, von Panik überrollt zu werden, auf das innere Handgelenk oder zwischen Oberlippe und Nase auftragen.*

Entspannungsbad für den Abend:

› *2 Tropfen Neroli, 3 Tropfen Lavendel und 1 Tropfen Vetiver mit 10 ml Schaumbad, Dispergator oder Basisöl eigener Wahl geben. Vor dem Schlafengehen ein warmes Bad damit nehmen.*

ANDERE MISCHUNGEN

Neroli beruhigt den Puls. Diese Wirkung wird noch verstärkt, wenn man es mit ätherischen Ölen wie Weihrauch oder Zeder mischt, die zur Vertiefung der Atmung beitragen. Solche Kombinationen sind besonders hilfreich, wenn Angstgefühle und Panik sich hauptsächlich im Herzen und in der Lunge spürbar machen.

»Neroli leistet bei gedrückter Stimmung besonders gute Dienste.«

PETITGRAIN

Citrus aurantium ssp. *amara (fol)*

Dieses ätherische Öl wird durch Dampfdestillation aus den Blättern und Zweigen der Bitterorange gewonnen. Es hat einen leichteren Duft als das Blütenöl Neroli, und auch seine Wirkung ist milder. Petitgrain wirkt ausgleichend und erfrischend und hat einen frischen, leicht blumigen, grünen Duft.

WIRKUNG

Petitgrain wirkt ausgleichend und beruhigend. Es reduziert emotionale Anspannung und brodelnde Reizbarkeit, die im Rahmen einer Stressreaktion auftreten können.

Petitgrain ist weniger intensiv als Neroli (siehe linke Seite) und eignet sich vor allem zur Linderung von alltäglicher Anspannung, Unausgeglichenheit und Reizbarkeit.

Als beruhigendes Öl ist es wirksam, wenn der Puls durch nervöse Anspannung erhöht ist.

Tagsüber kann das ausgleichende Öl mit anderen Ölen gemischt werden, die anregen, beleben und die Konzentration stärken. Abends kann es zum besseren Einschlafen mit beruhigenden Ölen gemischt werden.

VERWENDUNG

Petitgrain kann äußerlich für Massageöle oder Gesichtssprays verwendet werden, eignet sich aber auch gut als Raumduft.

Ausgleichendes Gesichtsspray:

› *2 Tropfen Petitgrain, 2 Tropfen Zitrone und 1 Tropfen Rosmarin mit 5 ml medizinischem Alkohol, Wodka oder Glyzerin mischen. In eine 50-ml-Zerstäuberflasche geben und mit Wasser auffüllen. Bei Niedergeschlagenheit und Motivationsmangel einen Nebel vor dem Gesicht versprühen. Augen schließen.*

Abendbad zum Einschlafen:

› *3 Tropfen Petitgrain, 3 Tropfen Lavendel und 1 Tropfen Vetiver mit 10 ml Schaumbad, Dispergator oder Basisöl mischen und ins Badewasser geben.*

ANDERE MISCHUNGEN

Petitgrain mit sedierenden ätherischen Ölen wie Majoran, Lavendel, oder Palmarosa mischen, um Herzrasen infolge akuter Angstgefühle zu beruhigen.

BERGAMOTTE

Citrus bergamia

Dieses Öl wird aus den Früchten der Bergamotte gewonnen, die eng mit der Bitterorange verwandt ist. Es hat einen fruchtigen, süßen Duft und wirkt stimmungsaufhellend und ausgleichend.

WIRKUNG

Viele Studien haben gezeigt, dass Bergamotteöl Ängste und nervöse Anspannung lindern und die Konzentration und die positive Einstellung verbessern kann.

Bergamotte wirkt euphorisierend und wirkt gegen Niedergeschlagenheit.

Die beruhigende Wirkung lindert Überforderungsgefühle und verhilft zu Wachheit und Klarheit.

Studien zufolge kann Bergamotte bei Krebspatienten Ängste und leichtere Stresssymptome lindern.

Das hautfreundliche rektifizierte Öl (siehe Hinweis rechts) ist hilfreich bei stressbedingten Hautreizungen, Ekzemen und Schuppenflechte.

VERWENDUNG

Das rektifizierte Öl kann in normaler Verdünnung bedenkenlos auf der Haut angewandt werden, eignet sich aber auch als beruhigender Raumduft.

Aufmunterndes Gesichtsspray:

› *5 Tropfen Bergamotte mit 5 ml medizinischem Alkohol, Wodka oder Glyzerin mischen und in eine 50-ml-Sprühflasche geben. Mit Wasser auffüllen. Bei Niedergeschlagenheit und Überforderung einen Nebel vor dem Gesicht versprühen. Augen dabei geschlossen halten.*

Als Roller zur Inhalation bei Panikgefühlen:

› *6 Tropfen Bergamotte, 4 Tropfen Sandelholz und 10 ml Basisöl nach Wahl in einen Roller geben. Auf die inneren Handgelenke oder zwischen Oberlippe und Nase auftragen.*

ANDERE MISCHUNGEN

Für ein belebendes Duschbad am Morgen Bergamotte mit anregenden Ölen wie Rosmarin mischen, für ein entspannendes Bad am Abend mit beruhigenden Ölen wie Lavendel und Vetiver.

WARNHINWEIS

Kaufen Sie ätherisches Bergamotteöl nur bei einem renommierten Anbieter. Das Öl kann stark fototoxisch sein, d. h. es kann bei Sonnenbestrahlung Hautreizungen verursachen. Rektifiziertes Öl ist nicht fototoxisch. Es enthält keine Furocumarine und kann problemlos auf der Haut angewandt werden.

HAUTSCHONEND

Rektifizierte ätherische Öle werden nach der Gewinnung einem weiteren Prozess unterzogen, um Stoffe zu entfernen, die Hautreizungen verursachen können.

ZITRONE

Citrus limonum

Ätherisches Zitronenöl wird aus den Fruchtschalen gewonnen. Es duftet frisch und fruchtig und wirkt stark belebend und aufmunternd.

WIRKUNG

Ätherisches Zitronenöl ist außerordentlich wirksam, um »Nebel im Kopf« zu vertreiben und für einen klaren, frischen Geist zu sorgen.

Zitronenöl verbessert die Konzentration und sorgt für einen klaren Kopf. Darum eignet es sich besonders für den Einsatz tagsüber, um negative oder depressive Stimmungen zu vertreiben.

In einer kleinen klinischen Studie an Patienten mit depressiven Symptomen wurde festgestellt, dass Zitronenöl als Raumduft neben der Stimmung auch die Immunreaktion verbesserte, sodass die Medikamentendosen verringert werden konnten.

VERWENDUNG

Weil fast jeder den Duft mag, eignet sich Zitronenöl besonders für Räume, die von mehreren Personen genutzt werden. Als Bestandteil der Morgenroutine hilft es, das Wohlbefinden zu verbessern.

STRESSABBAU

Studien haben bewiesen, dass das in Zitronenöl enthaltene S-Limonen körperlichen und psychischen Stress lindern kann.

»Kühlendes, erfrischendes Grapefruitöl hilft, Trägheit und Lethargie zu überwinden.«

Als Raumduft schafft Zitronenöl eine belebende Atmosphäre, die den Optimismus stärkt. Am Arbeitsplatz hilft Zitronenöl im Diffusor, das Leistungstief nach dem Mittagessen zu überwinden.

› *6 Tropfen in einen Diffusor geben.*

Inhalation vom Taschentuch:

› *1 Tropfen Zitronenöl auf ein Taschentuch geben und bei Schwäche oder Geistesabwesenheit inhalieren.*

Belebende Dusche am Morgen:

› *5 Tropfen Zitrone, 3 Tropfen Petitgrain und 2 Tropfen Rosmarin mit 50 ml unparfümiertem Duschgel mischen, um voller Energie in den Tag zu starten. (Alternativ neutrale Bodylotion mit den Ölen mischen.)*

ANDERE MISCHUNGEN

Wer den Duft oder die Wirkung exotischer Blütenöle zu schwer findet, kann sie mit Zitronenöl mischen, um ihre Intensität zu verringern.

WARNHINWEIS

Zitronenöl ist leicht fototoxisch, d. h. es kann bei Sonnenbestrahlung Hautreizungen verursachen. Es sollte darum auf der Haut höchstens in Verdünnung von 2 Prozent (2 Tropfen auf 5 ml Basisöl) verwendet werden. Vorsicht ist beim Mischen mit Grapefruitöl (siehe rechts) geboten, da auch dies fototoxische Eigenschaften besitzt. Wenn Zitronen- und Grapefruitöl gemischt werden, sollte die Konzentration insgesamt nicht über 2 Prozent liegen.

GRAPEFRUIT

Citrus paradisi

Ätherisches Grapefruitöl wird aus der Schale der Früchte gepresst und wirkt, wie viele Zitrusöle, erfrischend, belebend und aufmunternd. Das Öl duftet bittersüßlich fruchtig, ähnlich wie die Frucht selbst.

WIRKUNG

Wegen des erfrischenden, vitalisierenden Dufts bietet sich Grapefruitöl an, um düstere Stimmungen und Antriebslosigkeit zu bekämpfen. Weil es belebend wirkt, sollte es vorzugsweise tagsüber eingesetzt werden.

Wegen seiner kühlenden, erfrischenden Wirkung eignet sich Grapefruitöl ausgezeichnet, um Trägheit und Lethargie zu lindern, vor allem im Hochsommer, wenn die Hitze den Geist benebeln kann.

Die stimmungsaufhellende Wirkung von Grapefruitöl hat sich aber auch an den kurzen Tagen in der dunklen Jahreszeit bewährt. Grapefruitöl wirkt lindernd bei Winterdepressionen, die sich durch Antriebslosigkeit, gesteigertes Schlafbedürfnis bzw. Müdigkeit und Reizbarkeit äußern können, aber auch durch Veränderungen des Appetits, was in den meisten Fällen zum Verzehr größerer Mengen und entsprechend zur Gewichtszunahme führt.

VERWENDUNG

Ätherisches Grapefruitöl kann für sich allein oder in Kombination mit anderen belebenden Ölen genutzt werden, um den Morgen mit einem Vitalitätsschub zu beginnen oder tagsüber frisch und bei guter Stimmung zu bleiben.

Ein vitalisierendes Duschgel kann helfen, den Tag frisch und in positiver Stimmung zu beginnen. Sie können die Ölmischung auch zu unparfümierter Bodylotion oder Duschgel geben.
› Siehe »Wirksam«-Kasten rechts

Als Raumduft schafft Grapefruit tagsüber eine Atmosphäre, die belebt und die Konzentration fördert.
› 6 Tropfen Grapefruit und 2 Tropfen Kardamom in einen Diffusor geben, wenn Überlastung oder Termindruck die Konzentration beeinträchtigen.

ANDERE MISCHUNGEN

Bei Stimmungsschwankungen zwischen nervöser Anspannung und Depression frisches Grapefruitöl mit schweren, exotischen Blütenölen mischen und mit einem Roller auf die inneren Handgelenke tupfen.

WARNHINWEIS

Grapefruit ist leicht fototoxisch und sollte auf der Haut höchstens in 4-prozentiger Verdünnung (4 Tropfen auf 5 ml Basisöl) verwendet werden. Wenn Grapefruit- und Zitronenöl (siehe linke Seite) gemischt werden, sollte die Konzentration insgesamt nicht über 2 Prozent liegen.

WIRKSAM

Duschgel mit Grapefruit

Für einen frischen Start in den Tag 6 Tropfen Grapefruit, 3 Tropfen Rosmarin und 3 Tropfen Litsea mit 50 ml unparfümiertem Duschgel mischen.

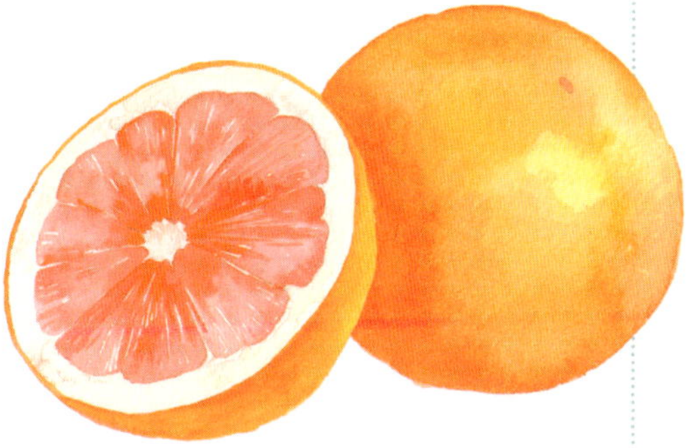

MANDARINE

Citrus reticulata

Wie andere Zitrusöle wird auch Mandarinenöl aus der Fruchtschale gepresst. Der milde, süße Zitrusduft neigt eher dazu, zu beruhigen statt anzuregen. Mandarinenöl wirkt sanfter als andere Zitrusöle und hat eine entspannende Wirkung.

WIRKUNG

Mandarine ist der zahmste Vertreter der Zitrusfamilie. Das Öl wirkt tröstend und beruhigend, und es hilft, unruhige, sorgenvolle Gedanken zu besänftigen.

Mandarinenöl eignet sich gut für Kinder, spricht aber auch das innere Kind im Erwachsenen an. Es lindert Nervosität und Ängste, vermittelt Hoffnung und Optimismus und hilft, düstere Stimmungen zu vertreiben.

Das entspannende Mandarinenöl hat sich vor allem bei stressbedingten Verdauungsproblemen bewährt, z. B. wenn sich bei Patienten mit Reizdarmsyndrom typische Beschwerden wie Blähungen oder Völlegefühl unter Stress verstärken. In diesem Fall wirkt Mandarinenöl wie ein mildes Verdauungstonikum.

Vor dem Schlafengehen kann Mandarinenöl helfen, einen überaktiven oder besorgten Geist zur Ruhe zu bringen. Es erleichtert das Abschalten und hilft beim Einschlafen.

VERWENDUNG

Mischungen mit Mandarinenöl sind vor allem abends hilfreich, um leichter abzuschalten und in den Schlaf zu finden.

Entspannungsbad vor dem Schlafengehen:
› 3 Tropfen Mandarine, 3 Tropfen Lavendel und 1 Tropfen Vetiver mit 10 ml Schaumbad, Dispergator oder Basisöl eigener Wahl mischen und ins warme Badewasser geben.

Raumduft für das Schlafzimmer:
› Vor dem Schlafengehen 2 Tropfen Mandarine und 2 Tropfen Römische Kamille in einen Diffusor geben. Die milde Mischung hilft auch unruhigen, zappeligen Kindern zur Ruhe zu kommen und entspannt zu schlafen.

ANDERE MISCHUNGEN

Eine Mischung aus Mandarine mit Rose und Patchouli, bei Bedarf in Basisöl mit einem kleinen Roller auf die inneren Handgelenke aufgetragen, ist ausgesprochen hilfreich, um sich bei akuter Angst oder Nervosität schnell und verlässlich zu erden.

ORANGE

Citrus sinensis

Das ätherische Öl wird aus Orangenschalen gepresst und duftet so süß und angenehm wie die Früchte selbst. Es wirkt zwar stimmungsaufhellend, dabei aber eher beruhigend als anregend. So kann es beispielsweise aufgewühlte Emotionen zur Ruhe bringen, die mit einer starken Nervosität einhergehen, aber keinen offensichtlichen Auslöser haben.

WIRKUNG

Während Mandarinenöl eher eine ruhige Zufriedenheit schenkt, wirkt Orangenöl euphorisierend. Auch wegen seiner vitalisierenden Wirkung ist es eins der besten Zitrusöle, um düstere Stimmungen und Niedergeschlagenheit zu lindern.

Orangenöl hat eine nachgewiesene physiologische Wirkung auf das Verdauungssystem, vor allem bei stressbedingten Beschwerden wie dem Reizdarmsyndrom. Es ist auch hilfreich, wenn schmerzhafte Emotionen zu Appetitlosigkeit führen, oder wenn – ganz im Gegenteil – eine Tendenz besteht, belastenden Emotionen mit »Trostessen« zu begegnen.

Als Raumduft in einem Diffusor beruhigt es ältere Menschen, die an geistiger Verwirrung durch Demenz leiden. Mehrere klinische Studien haben gezeigt, dass die beruhigende Wirkung von Orangenöl Erleichterung bei durch Verwirrung verursachter Unsicherheit, Depression oder vagen Angstgefühlen bringt. Mit seiner anregenden Wirkung kann es helfen, bereits verfestigte negative Gefühle loszulassen.

Die antimikrobiellen Inhaltsstoffe von Orangenöl sind besonders hilfreich, wenn das Immunsystem durch länger anhaltenden Stress in Mitleidenschaft gezogen ist.

IM FOKUS

Koriander

PORTRÄT

Das einjährige Kraut ist im Mittelmeerraum und im Nahen Osten heimisch. Essbar sind seine Blätter und seine Samen.

PORTRÄT

Koriander enthält verschiedene sekundäre Pflanzenstoffe und wirkt entzündungshemmend.

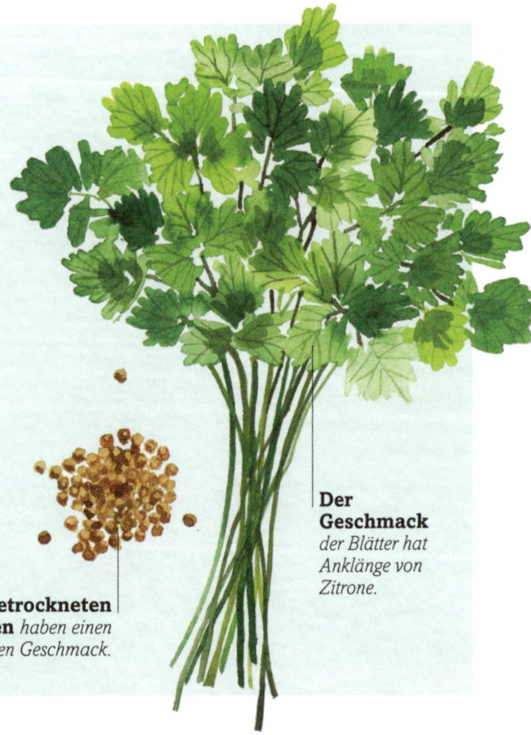
Die getrockneten Samen *haben einen nussigen Geschmack.*
Der Geschmack *der Blätter hat Anklänge von Zitrone.*

VERWENDUNG

Das leicht flüchtige Öl ist gut verträglich, darum eignet es sich für Krankenzimmer, in denen auch seine antimikrobielle Wirkung willkommen ist. Es kann als Massageöl oder Spray auf der Haut angewandt werden.

Als Raumduft gegen trübe Stimmung:

› *6–8 Tropfen in einen Diffusor geben. Hebt die Stimmung und beruhigt zugleich.*

Belebendes Gesichtsspray:

› *3 Tropfen Orange und 2 Tropfen Rosengeranie mit 5 ml medizinischem Alkohol, Wodka oder Glyzerin mischen und in eine 50-ml-Zerstäuberflasche geben. Mit Wasser auffüllen. Bei Überforderung einen Nebel vor dem Gesicht versprühen. Augen dabei schließen.*

Einschlafmassageöl:

› *3 Tropfen Orange, 3 Tropfen Lavendel und 1 Tropfen Vetiver mit 15 ml Basisöl nach Wahl mischen.*

ANDERE MISCHUNGEN

Wie die meisten Zitrusöle harmoniert Orangenöl in Duft und Wirkung mit vielen ätherischen Ölen. Belebend und motivierend wirkt es etwa mit Kardamom oder Rosmarin.

»Orangenöl vitalisiert und hilft, düstere Gedanken zu vertreiben.«

KORIANDER

Coriandrum sativum

Das ätherische Öl wird durch Dampfdestillation aus den zerdrückten Samen der Korianderpflanze gewonnen. Ebenfalls erhältlich ist ein Öl aus den Blättern (Korianderkraut oder Cilantro). Korianderöl hat einen frischen, würzigen, süßen Geruch. Wegen seiner beruhigenden Wirkung wird es manchmal als »Lavendel der Samenöle« bezeichnet.

WIRKUNG

Korianderöl wirkt beruhigend und stimmungsaufhellend. Besonders hilfreich ist seine tonisierende Wirkung bei Reizdarmsyndrom und anderen stressbedingten Verdauungsbeschwerden.

Wie andere Würzkräuter regt Koriander den Appetit an, der bei manchen Menschen in Stressphasen nachlässt oder ganz verschwindet, während andere zum »Trostessen« neigen. Wenn Stress die Ausschüttung von Verdauungssekreten hemmt, kann es zu Magenschmerzen und anderen Verdauungsbeschwerden kommen.

VERWENDUNG

Weil Koriander Gerüche neutralisiert, wird er bei stressbedingtem Schwitzen eingesetzt. Zudem hilft er, Appetitlosigkeit bei Stress entgegenzuwirken.

Erfrischendes Deo bei stressbedingtem Schwitzen:

› *3 Tropfen Koriander und 2 Tropfen Limette mit 5 ml medizinischem Alkohol, Wodka oder Glycerin mischen, in eine 50-ml-Zerstäuberflasche geben und mit Wasser auffüllen. Bei Schweißausbrüchen durch Stress anwenden.*

Raumduft zur Beruhigung und Anregung:

› *Einige Tropfen Koriander und Orange in einen Diffusor geben. Beruhigt, hebt die Stimmung und reguliert den Appetit, indem die Ausschüttung von Verdauungsenzymen gefördert wird.*

ANDERE MISCHUNGEN

Für ein Abendbad zum besseren Einschlafen Koriander mit beruhigenden Kräutern wie mit Römischer Kamille und Lavendel mischen.

PALMAROSA

Cymbopogon martini

Dieses ätherische Öl wird durch Wasserdampfdestillation aus den Blättern und Blütenständen des Palmarosagrases gewonnen. Es hat einen milden, grasartigen Duft mit Anklängen von Zitrone und Rose und wirkt erfrischend und stimmungsaufhellend. Das kühlende Öl kann bedenkenlos für sich allein oder in Mischungen zu allen Tageszeiten angewandt werden.

WIRKUNG

Palmarosaöl lindert Reizbarkeit, Nervosität und Anspannung. Seine ausgleichende Wirkung auf Körper und Geist hat sich vor allem in der Menopause bewährt.

Das kühlende Öl wird in Mischungen zur Beruhigung von stressbedingten Hautreizungen und Juckreiz verwendet, vor allem in Lotionen und Sprays.

Palmarosa wirkt lindernd bei Herzrasen infolge von Anspannung oder Panikgefühlen sowie in der Menopause, wenn Stress Herzrasen und Hitzewallungen verstärkt. Das Öl hilft bei sich gegenseitig bedingenden Beschwerden von Körper und Seele in der Menopause.

Das Öl beruhigt, wenn Anspannung sich staut und explosionsartig zu entladen droht. Weil das Öl gefahrlos eingesetzt werden kann und angespannte emotionale Zustände ausgleicht, eignet es sich sogar hervorragend zur Behandlung von Ängsten und Überforderungsgefühlen in der Schwangerschaft.

VERWENDUNG

Das Öl wird unverdünnt zur Beruhigung verwendet, kann aber auch mit einem Basisöl gemischt werden.

Erfrischendes und beruhigendes Spray:

› *5 Tropfen mit 5 ml medizinischem Alkohol, Wodka oder Glycerin mischen, in eine 50-ml-Zerstäuberflasche geben und mit Wasser auffüllen. Bei Reizbarkeit und Anspannung einen Nebel vor dem Gesicht versprühen; die Augen dabei schließen.*

Gute-Laune-Duschgel oder -Bodylotion:

› *3 Tropfen Palmarosa und 3 Tropfen Zitrone mit 50 ml unparfümiertem Duschgel oder duftneutraler Bodylotion mischen. Morgens anwenden, um den Tag ruhig und gut gelaunt zu beginnen.*

ANDERE MISCHUNGEN

Eine Mischung aus Palmarosa und Lavendel mit etwas Basisöl in einen kleinen Roller geben und auf die Schläfen auftragen, wenn sich Spannungskopfschmerzen ankündigen.

HAUTSCHUTZ

Palmarosaöl pflegt und schützt die Haut. Es enthält sehr viel Geraniol und verschiedene andere Stoffe, die das Zellwachstum anregen.

»Jasmin lindert durch nervöse Anspannung und Depression verursachte körperliche Beschwerden.«

KARDAMOM

Elettaria cardamomum

Ätherisches Kardamomöl wird durch Dampfdestillation der getrockneten Samen der Pflanze gewonnen. Der komplexe Duft ist frisch und würzig mit Anklängen von Zitrusfrüchten und Blüten. Das Öl wirkt stimmungsaufhellend, klärt den Geist und belebt.

WIRKUNG

Kardamom ist als Gewürz bekannt. Das Öl ist besonders hilfreich, wenn körperlicher oder psychischer Stress das Verdauungssystem in Mitleidenschaft zieht. Zudem wirkt es stimmungsaufhellend und kann, wenn es morgens angewandt wird, Körper und Geist Energie für den kommenden Tag spenden.

Kardamom beruhigt die glatte Muskulatur des Darms und lindert so stressbedingte Verdauungsbeschwerden oder Bauchschmerzen. Seine stimmungsaufhellende Wirkung ist auch bei Appetitlosigkeit infolge von Nervosität oder Depression hilfreich. Es kann bei der Bewältigung einer posttraumatischen Belastungsstörung helfen.

Kardamom klärt die Gedanken, motiviert und hebt die Stimmung. Es verhilft zu neuem Optimismus und stärkt die Vitalität.

VERWENDUNG

Kardamomöl allein oder in Mischungen einsetzen, um die Konzentration über den Tag aufrecht zu erhalten. Wegen seiner erfrischenden, desodorierenden Wirkung eignet es sich auch für Duschgels und Bodylotions.

Raumduft für bessere Konzentration:
› *Einige Tropfen Kardamom, Litsea und Rosmarin in einen Diffusor geben, wenn die Konzentration aufgrund von Termindruck beeinträchtigt ist.*

Als Duschgel oder Bodylotion für einen beschwingten Start in den Tag:
› *Für ein belebendes, vitalisierendes Morgenritual 3 Tropfen Kardamom, 4 Tropfen Bergamotte FCF (furocumarin-frei) und 6 Tropfen Grapefruit mit 50 ml unparfümiertem Duschgel oder neutraler Bodylotion mischen.*

Belebendes, erfrischendes Massageöl:
› *2 Tropfen Kardamom, 2 Tropfen Wacholder und 3 Tropfen Zitrone mit 15 ml Basisöl nach Wahl mischen.*

ANDERE MISCHUNGEN

Stimmungsaufhellendes Kardamomöl verträgt sich sehr gut mit schweren, blumigen Düften wie Jasmin oder Rose (ätherisches Öl oder Absolue). In einem kleinen Roller kann man es immer bei sich tragen, um es bei Bedarf anzuwenden, wenn die Stimmung abfällt oder nervöse Anspannung aufkommt.

JASMIN

Jasminum officinale/J. grandiflorum

Jasmin Absolue wird den Blüten mithilfe von Lösemitteln entzogen, denn für die Destillation sind sie zu zart. Das starke Öl hat einen sinnlichen, blumig-süßen bis moschusartigen Duft, der gleichzeitig stimmungsaufhellend und hypnotisch wirkt. Wegen des sehr intensiven Dufts sollte das Öl sparsam dosiert werden.

WIRKUNG

Jasminöl hilft, den Bezug zum eigenen Körper zu verbessern. Seine beruhigende und stimmungsaufhellende Wirkung ist bei nervöser Anspannung und Depression wertvoll. Es kann unterstützend eingesetzt werden, wenn zurückliegende traumatische Ereignisse zu einem Gefühl der Entfremdung führen.

Die Reaktionen auf Jasminöl sind individuell sehr verschieden. Manche Menschen empfinden es als sedierend und hilfreich bei Schlafstörungen, andere erleben seine Wirkung als anregend und fühlen sich durch den Duft wacher und aufmerksamer.

In Massageöl oder Bodylotion kann Jasminöl bei Menschen eingesetzt werden, die zu selbstschädigendem Verhalten

ALTE HEILKUNST

Im Ayurveda und in der traditionellen chinesischen Medizin wird Kardamom seit jeher gegen Verdauungsbeschwerden eingesetzt.

neigen oder zu Alkohol/Drogen greifen, um starke schmerzhafte Gefühle zu betäuben.

Der sinnliche Duft wirkt entspannend, wenn Stress die Intimität beeinträchtigt.

VERWENDUNG

Jasminöl sparsam verwenden, weil der Duft sehr intensiv ist.

Als Raumduft zur Beruhigung:

› *Wenige Tropfen in einen Diffusor geben.*

Entspannende Partnermassage zum gemeinsamen Abbau von Anspannung:

› *4 Tropfen Jasmin, 7 Tropfen Sandelholz und 4 Tropfen Kardamom sowie 30 ml Basisöl nach Wahl.*

ANDERE MISCHUNGEN

Mit Weihrauch und Muskatellersalbei gegen nervöse Anspannung, Panik und Niedergeschlagenheit.

WARNHINWEIS

Vorsicht bei empfindlicher Haut. In der Schwangerschaft meiden.

WIRKSAM

Entspannungsbad

2 Tropfen Jasmin, 2 Tropfen Vetiver und 4 Tropfen Lavendel mit 10 ml Schaumbad, Dispergator oder einem Basisöl eigener Wahl mischen. Für ein Wannenbad vor dem Schlafengehen verwenden.

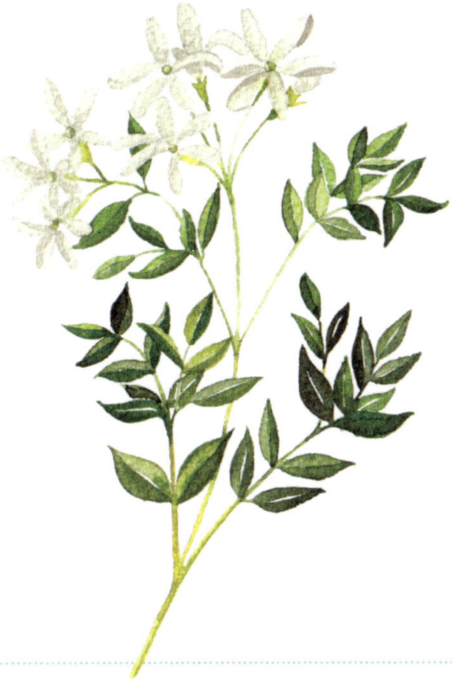

WACHOLDER (BEEREN)

Juniperus communis

Ätherisches Öl kann aus seinen Zweigen, Blättern oder Beeren gewonnen werden, zu bevorzugen ist aber Öl aus den Beeren. Der würzige Duft ist frisch, warm und harzig. Beim Einkauf ist wichtig, auf den botanischen Namen zu achten, denn es gibt auch Öle aus anderen Arten, die weniger sicher sind.

WIRKUNG

Wacholder ist ein reinigendes, klärendes Öl, das sich wegen seiner belebenden Eigenschaften gut zur Unterstützung bei Depression und zur Bekämpfung von Erschöpfung und Ziellosigkeit eignet.

Wacholder wirkt antimikrobiell. Studien belegen, dass Depressionen das Immunsystem schwächen. Daher ist dieses stark antimikrobielle und stimulierende Öl für Menschen, die unter Depressionen und schlechter Stimmung leiden, hilfreich, um das Immunsystem zu stärken, zumal eine erhöhte Infektanfälligkeit sich zusätzlich drückend auf die Stimmung auswirkt.

VERWENDUNG

Wacholder ist in der Erkältungssaison ein angenehmer Raumduft. Das anregende Öl am besten tagsüber einsetzen, um die Stimmung zu heben und zu motivieren.

Als Raumduft für positive Stimmung:

› *4–8 Tropfen in einen Diffusor geben, entweder allein oder gemischt mit belebender, antimikrobieller Zitrone.*

Belebendes Duschgel:

› *4 Tropfen Wacholder, 4 Tropfen Zitrone und 6 Tropfen Bergamotte FCF (furocumarin-frei) mit 50 ml unparfümiertem Duschgel (oder Bodylotion) mischen, um erfrischt in den Tag zu starten.*

Als Roller zum schnellen Einsatz:

› *3 Tropfen Wacholder, 3 Tropfen Zeder und 2 Tropfen Rose Absolue (bei empfindlicher Haut ätherisches Rosenöl) in einen Roller geben. Anwenden bei Überforderung oder dem Gefühl, allein und verloren zu sein. Die Mischung ist auch hilfreich bei stressbedingten Wechseljahresbeschwerden.*

ANDERE MISCHUNGEN

Wacholderöl eignet sich gut zum Mischen mit beruhigendem Weihrauch oder konzentrationsförderndem Rosmarin.

WARNHINWEIS

Wacholderöl nicht in der Schwangerschaft anwenden.

LAVENDEL

Lavandula angustifolia/officinalis/vera

Wer Lavendelöl kaufen will, sollte genau auf den botanischen Namen achten. Öle aus anderen Lavendelarten sind für die Aromatherapie nicht geeignet. Das ätherische Öl wird durch Dampfdestillation aus den Blütenständen gewonnen. Es hat einen herb-blumigen Duft und wirkt entspannend.

IM FOKUS

Melisse

PORTRÄT

Die Melisse ist in Mittel- und Südeuropa heimisch und wird dort seit Jahrtausenden als Heilpflanze verwendet. Die behaarten Blätter duften nach Zitrus, wenn man sie reibt oder zerdrückt.

EIGENSCHAFTEN

Melisse wirkt beruhigend und kühlend.

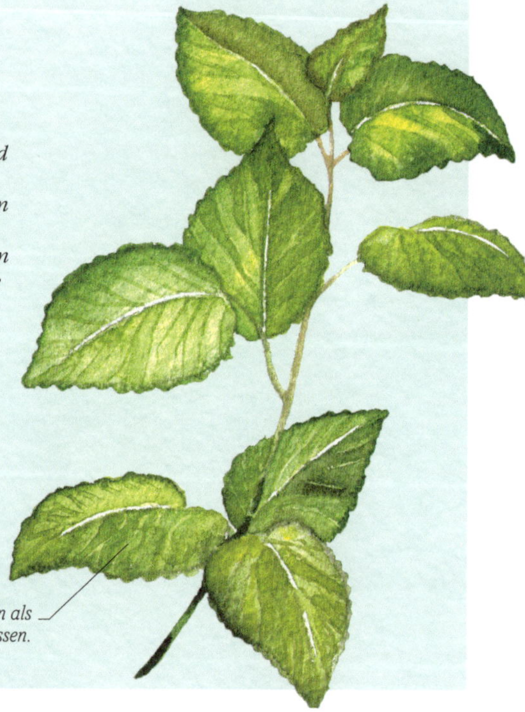

WIRKUNG

Wegen seiner beruhigenden, ausgleichenden Wirkung auf Körper und Geist ist Lavendel hilfreich bei sprunghaften, überreizten Emotionen, aber auch wenn bei Angstzuständen die Harmonie von Körper und Seele gestört ist.

Die beruhigende, leicht sedierende Wirkung von Lavendel, ob als Kraut oder als ätherisches Öl, ist gut dokumentiert. Lavendel ist eins der wirksamsten Mittel bei Schlafstörungen und Angstzuständen.

Besonders unterstützend wirkt das Öl dort, wo Stress sich durch körperliche Symptome bemerkbar macht, beispielsweise durch Herzrasen und erhöhten Blutdruck, durch Asthma oder Verdauungsbeschwerden sowie durch Hauterkrankungen wie Ekzeme und Schuppenflechte.

Lavendelöl lindert Schmerzen, Anspannung und Kopfschmerzen, die ihrerseits Stress verursachen oder verschlimmern. Es ist zudem antimikrobiell.

Klinische Studien haben gezeigt, dass Lavendel sich für zahlreiche Heilanwendungen empfiehlt. Da sich emotionaler Stress immer über den Körper äußert und Lavendel äußerst effektiv jedes System und jede Funktion im Körper unterstützt, ist dies ein besonders nützliches Öl.

»Lavendelöl ist eins der wirksamsten Mittel bei Schlafstörungen und Angstzuständen.«

VERWENDUNG

Wegen der beruhigenden Wirkung sollte Lavendel vorzugsweise abends angewandt werden. Das Öl eignet sich auch für Massageöle oder Bodylotions.

Inhalation zum Einschlafen:

› *2–3 Tropfen Lavendelöl auf das Kopfkissen träufeln, um vor dem Einschlafen den Geist zur Ruhe zu bringen.*

Entspannendes Bad am Abend:

› *3 Tropfen Lavendel, 3 Tropfen Mandarine und 2 Tropfen Vetiver mit 10 ml Schaumbad, Dispergator oder Basisöl mischen und ins warme Badewasser geben. Es lohnt sich, ein Entspannungsbad in die tägliche Abendroutine einzubauen.*

ANDERE MISCHUNGEN

Wegen seines komplexen Dufts eignet sich Lavendelöl für vielfältige Mischungen. Zu therapeutischen Zwecken empfehlen sich Mischungen mit anderen beruhigenden oder ausgleichenden Ölen wie Römische Kamille oder Rosengeranie. Mischungen mit anregenden Ölen wären kontraproduktiv.

LITSEA

Litsea cubeba

Dieses belebende Öl wird durch Dampfdestillation aus den pfefferkornähnlichen Früchten eines kleinen Tropenbaums gewonnen. Der Duft ist zitrusartig mit süßen und spritzigen Noten. Bei empfindlicher oder geschädigter Haut die Anwendung auf der Haut vermeiden (siehe Warnhinweis unten).

WIRKUNG

Das Öl wirkt stimmungsaufhellend, kann aber auch bei Herzrasen und Asthma infolge von Stress oder Angst beruhigen.

Das Öl vermittelt ein Gefühl von Optimismus und Vitalität. Es ist hilfreich, wenn sich durch schlechte Laune und Depression alles festgefahren und schwer anfühlt.

Die stimmungsaufhellende Wirkung hat sich besonders zur Behandlung von Winterdepressionen bewährt.

VERWENDUNG

Das Öl muss korrekt verdünnt werden und eignet sich besonders gut zur Anwendung am Morgen. Vorsicht bei stressbedingten Hautbeschwerden wie Ekzemen.

Bodylotion für einen optimistischen Start in den Tag:

› *4 Tropfen Litsea, 6 Tropfen Bergamotte (FCF) und 3 Tropfen Rosmarin mit 50 ml unparfümierter Bodylotion mischen. Nach dem morgendlichen Duschen auftragen.*

Als Raumduft ist das Öl besonders wirkungsvoll während der Arbeit, vor allem nachmittags, wenn Motivation und Konzentration nachlassen.

› *2 Tropfen Litsea, 4 Tropfen Bergamotte und 2 Tropfen Rosmarin im Diffusor.*

ANDERE MISCHUNGEN

Mischen Sie Litsea mit Lavendel und Weihrauch, wenn Sie zwischen Angst und Depression schwanken und wieder Ruhe und Ausgeglichenheit finden möchten. Bei Mischung mit Melisse (siehe unten) darf die Konzentration nicht über 2 Prozent liegen, sonst drohen Hautreizungen.

WARNHINWEIS

Litsea kann die Haut reizen. Maximal in 2-prozentiger Verdünnung (2 Tropfen auf 5 ml Basisöl) verwenden.

MELISSE

Melissa officinalis

Melisse (auch: Zitronenmelisse) wird seit dem Altertum verwendet. Das Öl wird durch Dampfdestillation aus Blättern und Blütenständen gewonnen. Der Duft erinnert an Zitrone und Heu. Wegen der geringen Ölausbeute ist das Öl recht teuer. Darum ist es wichtig, das Kleingedruckte genau zu lesen. Meiden Sie »naturidentische« Öle, denn sie besitzen keinerlei therapeutischen Wert. Vermeiden Sie auch die Anwendung auf verletzter oder geschädigter Haut (siehe Warnhinweis unten).

WIRKUNG

Melisse wird traditionell wegen ihrer beruhigenden Wirkung geschätzt. Sie fördert aber auch die Konzentration und unterstützt die kognitive Funktion. Das Öl wird bei zahlreichen kognitiven und psychischen Problemen eingesetzt, weil es einerseits sehr wirkungsvoll, andererseits aber sanft ist (abgesehen von möglichen Hautunverträglichkeiten).

Melisse schärft den Geist und beruhigt das vegetative Nervensystem, insbesondere die Kampf-Flucht-Reaktion, die Angst auslösen und dadurch Herz und Lunge beeinflussen kann.

Melissenöl wird erfolgreich bei Alzheimer-Patienten eingesetzt, weil sich emotionaler Stress und Gedächtnisverlust gegenseitig negativ verstärken.

Das Öl wirkt zugleich stimmungsaufhellend und beruhigend, wenn emotionaler Stress geistige Verwirrung verursacht und mit Angst, Depression, Stimmungsschwankungen und Schlafproblemen einhergeht.

VERWENDUNG

Wegen der beruhigenden Wirkung sollte Melissenöl abends eingesetzt werden, um den Schlaf zu fördern. Es kann auch nervöse Anspannung lindern.

Als Raumduft zum Herunterschalten:

› *2 Tropfen Melisse und 4 Tropfen Lavendel in einen Diffusor geben. Eine Stunde vor dem Schlafengehen einschalten.*

Inhalation bei akuter nervöser Anspannung:

› *Je 1 Tropfen Weihrauch und Melisse auf ein Taschentuch geben. Das Tuch mit der gewölbten Hand locker über die Nase halten und einatmen, um eine Panikattacke mit flacher Atmung schneller abklingen zu lassen.*

ANDERE MISCHUNGEN

Bei Neigung zu nervöser Anspannung Melisse mit stresslindernden Ölen wie Neroli und Muskatellersalbei mischen und auf die inneren Handgelenke geben. Bei Niedergeschlagenheit und Hoffnungslosigkeit mit anregenden Ölen wie Rosmarin und Grapefruit mischen. Mit Litsea (siehe oben) höchstens in 2-prozentiger Verdünnung anwenden.

WARNHINWEIS

Konzentration maximal 2 Prozent (2 Tropfen auf 5 ml Basisöl). Nicht auf verletzter oder erkrankter Haut anwenden.

MAJORAN

Origanum majorana

Majoranöl wirkt beruhigend. Es wird durch Dampfdestillation aus den frischen oder getrockneten Blütenständen gewonnen und hat einen warmen, würzigen, bittersüßen Duft. Es ist wirksam bei Angstzuständen, sediert aber zu stark, um es langfristig bei Depressionen anzuwenden. Beim Kauf unbedingt auf den botanischen Namen achten, da auch andere Öle manchmal fälschlicherweise als Majoran bezeichnet werden, aber für den Einsatz in der Aromatherapie ungeeignet sind.

WIRKUNG

Das Öl dämpft Übererregung. Es kann erfolgreich bei Angst und Panikattacken eingesetzt werden, vor allem wenn Herzrasen und flache Atmung Herz und Lunge in Mitleidenschaft ziehen.

Majoran wirkt entspannend und stärkend bei Erschöpfung durch emotionale Überlastung.

In Kombination mit anderen beruhigenden Ölen hilft Majoran, einen Teufelskreis aus Unruhe, Schlafstörungen und einem überaktiven Geist zu durchbrechen. Diese anhaltende nervöse Anspannung belastet die Nebennieren und verfestigt diese negativen Zusammenhänge weiter.

TEE GEGEN BAUCH-BESCHWERDEN

Ein Aufguss aus frischen oder getrockneten Majoranblättern wirkt lindernd bei stressbedingten Verdauungsbeschwerden.

VERWENDUNG

Majoranöl sollte wegen seiner beruhigenden Wirkung am besten abends angewendet werden, zum Beispiel als Raumduft, in Kombination mit anderen Ölen, deren Duft mit ihm harmonieren. Es eignet sich auch als schnelle Hilfe bei Panikattacken.

Entspannungsbad oder Massage zum Abschalten am Abend:

› *2 Tropfen Majoran, 3 Tropfen Lavendel und 1 Tropfen Neroli mit 10 ml Schaumbad, Dispergator oder Basisöl nach Wahl mischen und für ein abendliches Bad verwenden. Alternativ die Ölmischung mit Basisöl zur Massage verwenden.*

Im Roller zur schnellen Anwendung:

› *3 Tropfen Majoran, 2 Tropfen Ylang-Ylang, 5 Tropfen Zeder und 10 ml Basisöl nach Wahl in einen Roller geben. Wenn Angstgefühle aufkommen, etwas Ölmischung auf die inneren Handgelenke oder zwischen Oberlippe und Nase auftragen und inhalieren.*

ANDERE MISCHUNGEN

Der würzige Duft von Majoranöl harmoniert gut mit schweren blumigen Ölen wie Ylang-Ylang oder Rose.

> »Wegen seiner körperlich und psychisch ausgleichenden Wirkung hat sich Rosengeranie bei der Behandlung von PMS-Beschwerden bewährt.«

ROSENGERANIE

Pelargonium graveolens

Das ätherische Öl wird durch Dampfdestillation aus den Blätter einer Pflanze gewonnen, die mit der beliebten Balkongeranie verwandt ist. Sie hat einen intensiven, süßen Duft, der an Rosen erinnert. Darum wird das Öl in manchen Kosmetika als Ersatz für das viel teurere Rosenöl eingesetzt.

WIRKUNG

Rosengeranieöl wirkt auf Körper und Psyche außerordentlich ausgleichend, darum wird es erfolgreich zur Linderung von emotionalen PMS-Beschwerden eingesetzt. Auch in der Hautpflege spielt es eine Rolle.

Rosengeranieöl reguliert den Hormonhaushalt. Das ist hilfreich bei zyklusbedingten Stimmungsschwankungen, Angst, Verzweiflung, Reizbarkeit, Wut oder Weinerlichkeit.

Mit seinen antidepressiven und beruhigenden Eigenschaften hilft das Öl, Angstzustände und Depressionen zu lindern.

Rosengeranie wirkt antimikrobiell, reguliert die Talgproduktion und verbessert die Hautgesundheit, ist also hilfreich, wenn Stress die Haut belastet – egal ob die Haut trocken oder fettig ist – und zu Akneausbrüchen führt.

Der intensive, extrovertierte Duft hilft Menschen, die Probleme in sich hineinfressen und sich schwertun, ihre emotionalen Bedürfnisse auszudrücken.

VERWENDUNG

Rosengeranie kann vielfältig angewandt werden, etwa als Gesichtsspray oder Raumduft am Tag oder Abend, als Zutat für Duschgels, Badezusätze oder Massageöle oder in einem Roller.

Stimmungsaufhellender Raumduft bei Niedergeschlagenheit oder Verzweiflung:

› *3 Tropfen Rosengeranie und 4–5 Tropfen Orange in einen Diffusor geben.*

Erfrischendes Gesichtsspray:

› *5 Tropfen Rosengeranie mit 5 ml medizinischem Alkohol, Wodka oder Glyzerin mischen. In eine 50-ml-Zerstäuberflasche geben und mit Wasser auffüllen. Zur Abkühlung, Erfrischung oder bei hormonell bedingtem Unbehagen einen Nebel vor dem Gesicht versprühen; die Augen dabei schließen.*

ANDERE MISCHUNGEN

Zur Erdung und Beruhigung mit anderen ausgleichenden ätherischen Ölen wie Bergamotte oder Weihrauch mischen. Bei nervöser Anspannung mit Lavendel und Muskatellersalbei mischen, zur Stimmungsaufhellung mit Rosmarin und Grapefruit.

IM FOKUS

Rosengeranie

PORTRÄT

Der in Südafrika heimische Strauch trägt kleine Blüten. Das Öl wird aus seinen kräftig geäderten Blättern gewonnen.

EIGENSCHAFTEN

Neben den ausgleichenden und antimikrobiellen Eigenschaften besitzt die Pflanze adstringierende und entzündungshemmende Inhaltsstoffe. Sie helfen, die Auswirkungen von Stress auf die Haut zu bekämpfen und Körper und Geist zu unterstützen.

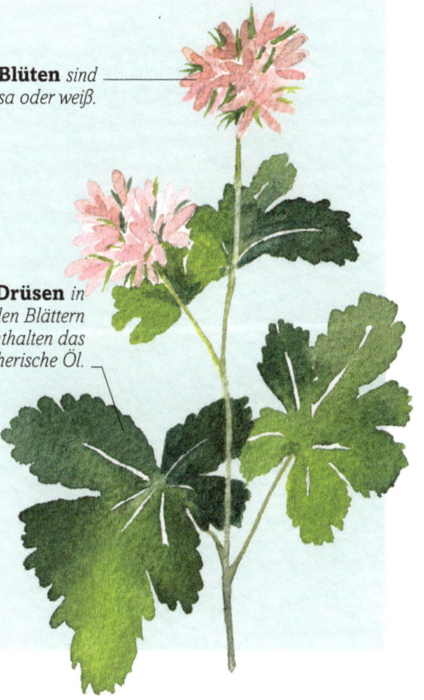
Die Blüten sind rosa oder weiß.
Drüsen in den Blättern enthalten das ätherische Öl.

PATCHOULI

Pogostemon cablin

Das ätherische Öl wird durch Dampfdestillation aus den leicht angewelkten, fermentierten Blättern der Pflanze gewonnen. Es hat einen intensiven, süßlich würzigen, erdigen Duft. Das erdende, belebende Öl, hilft vor allem »Kopfmenschen«, die dazu neigen, den Bezug zu sich und anderen zu verlieren.

WIRKUNG

Patchouli wirkt antidepressiv und tonisierend. Es stärkt vor allem das Nervensystem.

Wegen seiner erdenden Wirkung lindert Patchouli Angststörungen und Depressionen.

Patchouli kann helfen, die positive Beziehung zum eigenen Körper wieder zu stärken. Das Öl ist hilfreich, wenn emotionale Überforderung zu einem allgemeinen Verlust der Freude an der Körperlichkeit führt, was sich beispielsweise durch sexuelle Unlust, Appetitlosigkeit, Desinteresse an der Körperpflege oder Schlafstörungen äußern kann.

Patchouli ist hilfreich für Menschen, die sich in ihrem Körper nicht wohl fühlen, beispielsweise weil sie an chronischen Schmerzen leiden oder eine sehr schwierige und traumatische Geburt hinter sich haben.

VERWENDUNG

Dieser moschusartige, sinnliche Duft eignet sich gut für intime Momente, etwa eine Massage oder ein abendliches Bad zur Entspannung vor dem Schlafengehen.

Als Raumduft zur Entspannung und Förderung der Intimität:

› *Einige Tropfen Patchouli, Jasmin und Orange in einen Diffusor geben.*

Entspannungsbad:

› *2 Tropfen Patchouli, 3 Tropfen Lavendel und 1 Tropfen Rosengeranie mit 10 ml Schaumbad, Dispergator oder Basisöl eigener Wahl mischen. Vor dem Schlafengehen baden. Für ein sinnliches Bade- oder Massageöl Sandelholz statt Lavendel verwenden.*

ANDERE MISCHUNGEN

Patchouli, Neroli und Sandelholz sind eine gute Massagemischung für Menschen, die wegen Stress oder Erschöpfung gar nicht mehr entspannen können.

ROSE ABSOLUE UND ÄTHERISCHES ÖL

Rosa centifolia/damascena

Aus den handgepflückten Blüten der beliebten Gartenpflanze werden zwei Essenzen hergestellt: Rose Absolue wird durch Lösemittelextraktion gewonnen, normalerweise aus der Art *Rosa centifolia*, und hat einen intensiven Duft. Ätherisches Rosenöl dagegen wird mittels Dampf aus der *Rosa damascena* hergestellt und hat einen leichteren Duft mit Honignoten. Beide können für die Aromatherapie verwendet werden, bei empfindlicher Haut ist das ätherische Öl vorzuziehen.

WIRKUNG

Rosenöl wird seit dem Altertum als Herzmittel verwendet, im physischen wie im emotionalen Sinn. Es wirkt tröstend, beruhigend und stimmungsaufhellend. Auch in religiösen und meditativen Ritualen kam es zum Einsatz. Tatsächlich sollte das intensive, kostbare Öl achtsam und bewusst verwendet werden.

Man könnte Rosenöl als wirksames »Trostpflaster« für die verwundete Seele betrachten. Der Duft bewirkt bei vielen Menschen die Erleichterung von Gefühlen, die zuvor schwer auf dem Herzen lasteten.

Seit Jahrhunderten wird Rosenöl bei körperlichen und psychischen Frauenbeschwerden eingesetzt, etwa bei der Menstruation, aber auch nach der Geburt und in den Wechseljahren.

Bei Demenzpatienten weckt die Rose starke positive Assoziationen und hilft, die Stimmung zu heben und Ängste zu lindern.

Bei Gesprächstherapien, in denen schmerzhafte Erinnerungen bearbeitet werden, kann Rosenöl unterstützend eingesetzt werden.

Eine Aromatherapiemassage mit Rosenöl, durchgeführt von einem feinfühligen Therapeuten, kann helfen, schwierige Erinnerungen loszulassen, die sich durch körperliche und psychische Beschwerden manifestieren.

Beim Gefühl, von Ängsten oder schwierigen Gedanken überwältigt zu werden, hilft ein Gesichtsspray mit tröstendem Rosenöl. Das Spray wirkt beruhigend und lindert auch das Angstgefühl, das durch Hitzewallungen oder Herzrasen infolge eines Adrenalinschubs aufkommen kann.

› *Siehe »Wirksam«-Kasten unten*

Im Roller zur Stimmungsaufhellung:

› *5 Tropfen Rose und 10 ml Basisöl nach Wahl in einen kleinen Roller geben. Auf die inneren Handgelenke oder zwischen Oberlippe und Nase auftragen und tief einatmen, um die eigene Mitte wieder zu finden oder niedergeschlagene Stimmung zu vertreiben.*

VERWENDUNG

In Mischungen werden nur wenige Tropfen dieses intensiven (und teuren) Öls benötigt. Für sich allein zeigt Rosenöl vor allem bei Überforderungsgefühlen gute Wirkung.

ANDERE MISCHUNGEN

Rose verträgt sich mit vielen ätherischen Ölen. Zur gezielten Behandlung anhaltender emotionaler Probleme eignet sich vor allem die Kombination mit Weihrauch und Sandelholz.

»Rosenöl kann helfen, belastende Gefühle loszulassen.«

WIRKSAM

Gesichtsspray mit Rose

5 Tropfen ätherisches Rosenöl oder Rose Absolue mit 5 ml medizinischem Alkohol, Wodka oder Glycerin mischen. In eine 50-ml-Zerstäuberflasche geben und mit Wasser auffüllen. Bei Bedarf einen Nebel vor dem Gesicht versprühen, dabei die Augen geschlossen halten.

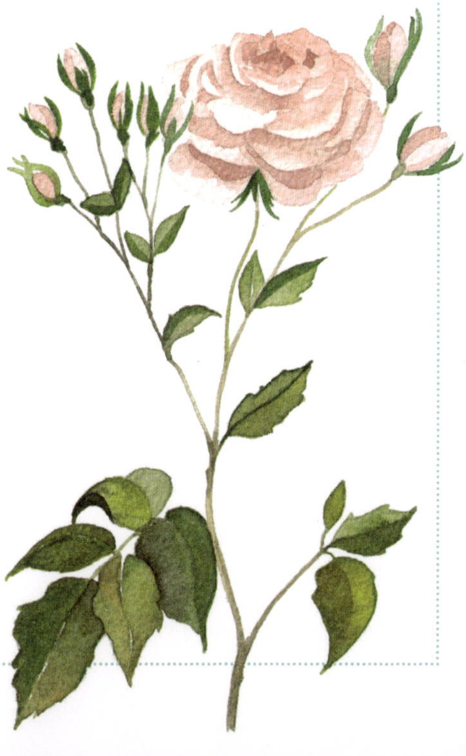

ROSMARIN

Rosmarinus officinalis

Rosmarinöl wird durch Dampfdestillation aus den blühenden Triebspitzen gewonnen. Es hat einen frisch-harzigen, leicht medizinischen Geruch. Weil Rosmarinöl verschiedene bedenkliche Stoffe enthalten kann, sollte man immer auf den botanischen Namen achten und es nur bei einem renommierten Händler kaufen, der auch professionelle Therapeuten beliefert.

WIRKUNG

Rosmarin sollte tagsüber angewandt werden, weil es belebend und stimulierend wirkt. Es stärkt die Motivation, lindert Niedergeschlagenheit und ist hilfreich für Menschen, die morgens etwas Anschub brauchen. Auch gegen das Nachmittagstief ist es wirksam.

Rosmarinöl macht den Geist wach und erhöht die Reaktionsfähigkeit. Es ist nützlich für Menschen, die zu Depressionen und übermäßiger Selbstkontrolle neigen, kann aber für Personen, die zu Übererregung und Angstzuständen neigen, zu stark stimulierend wirken.

Rosmarin klärt den Kopf und kann helfen, die Konzentration zu verbessern und »Nebel im Gehirn« zu vertreiben.

VERWENDUNG

Rosmarin allein oder mit anderen belebenden Ölen morgens oder bis zum frühen Nachmittag anwenden, um das Energielevel zu erhöhen und wach zu werden oder zu bleiben.

Als Raumduft für die Konzentration:

› *Je 3 Tropfen Rosmarin und Wacholder in einen Diffusor geben, um verbrauchte Raumluft zu reinigen und das klare Denken zu fördern.*

Belebendes Duschgel oder Bodylotion:

› *4 Tropfen Rosmarin, 2 Tropfen Kardamom und 6 Tropfen Limette (Destillat) mit 50 ml unparfümiertem Duschgel oder neutraler Bodylotion mischen.*

ANDERE MISCHUNGEN

Besonders empfehlenswert sind Mischungen mit anderen belebenden Ölen, beispielsweise stimmungsaufhellenden Zitrusölen, aber auch Litsea, Weihrauch und Thymian Linalool.

WARNHINWEIS

In der Schwangerschaft meiden. Bei Epilepsie nur nach Rücksprache mit dem Arzt anwenden.

BESSERES GEDÄCHTNIS

Eine Studie aus 2016 zeigte bei Studenten in einem Raum, der mit Rosmarinöl beduftet war, eine deutlich bessere Gedächtnisleistung.

MUSKATELLER-SALBEI

Salvia sclarea

Das durch Dampfdestillation gewonnene Öl hat einen bittersüßen Duft mit Anklängen von Moschus und Heu. Es wirkt beruhigend und stimmungsaufhellend und wird auch in traditionellen spirituellen Ritualen eingesetzt. Wegen seiner intensiv sedierenden Wirkung muss es mit Vorsicht angewandt werden. Nur bei einem renommierten Anbieter kaufen und auf den botanischen Namen achten, denn nicht alle Salbeiarten sind für die Aromatherapie geeignet.

WIRKUNG

Das Öl wirkt intensiv stimmungsaufhellend und sedierend. Gemischt mit anderen beruhigenden Ölen kann es starke Angstzustände lindern. In Mischungen mit anregenden und stimmungsaufhellenden Ölen hilft es bei Depressionen.

Muskatellersalbei lindert körperliche und seelische Beschwerden in der Menopause.

Es kann Schlafprobleme lindern, allerdings berichten manche Betroffenen von lebhaften Träumen nach einer abendlichen Massage mit diesem Öl.

Die beruhigende Wirkung ist besonders hilfreich, wenn Angst das Herz (Herzrasen, Bluthochdruck) oder die Lunge (flache Atmung, Asthma) belastet.

VERWENDUNG

Muskatellersalbei hilft bei Angstzuständen, Herzrasen und Hitzewallungen.

Beruhigendes Gesichtsspray:

› *2 Tropfen Muskatellersalbei, 3 Tropfen Rosengeranie und 5 ml medizinischen Alkohol, Wodka oder Glycerin in eine 50-ml-Zerstäuberflasche geben und mit Wasser auffüllen. Bei Angstgefühlen in der Menopause einen Nebel vor dem Gesicht versprühen; die Augen dabei schließen.*

Inhalation von einem Taschentuch:

› *Einen Tropfen des Öls auf ein Taschentuch träufeln und bei akuter Panik mit der gewölbten Hand vor Mund und Nase halten.*

ANDERE MISCHUNGEN

Mit Ylang-Ylang und Zeder oder Weihrauch zur Aufmunterung und Beruhigung.

WARNHINWEIS

In der Schwangerschaft meiden.

SANDELHOLZ

Santalum album

Sandelholz wird seit Jahrtausenden in der asiatischen Heilkunde eingesetzt. Es hat einen weichen, süßlich holzigen Duft und wirkt aufbauend und erdend bei emotionalem Trauma. Weil es durch Dampfdestillation aus gefällten Bäumen einer bedrohten Art gewonnen wird, nur bei einem Anbieter kaufen, der sich aktiv für Nachhaltigkeit einsetzt.

WIRKUNG

Wie andere rituell verwendete Baumöle ist auch Sandelholzöl am hilfreichsten, wenn es bewusst und achtsam zur Begleitung von Praktiken wie Yoga und Meditation eingesetzt wird. Als »schnelle Lösung« für akute Beschwerden ist es weniger gut geeignet.

IM FOKUS

Thymian Linalool

PORTRÄT

Thymian stammt aus dem Mittelmeerraum, ist aber heute weltweit verbreitet. Der duftende Zwergstrauch bevorzugt ein trockenes, sonniges Klima.

EIGENSCHAFTEN

Neben unterstützenden und stärkenden Eigenschaften wird der Pflanze eine starke antioxidative Wirkung zugeschrieben, die Körper und Geist vor den schädlichen Auswirkungen von anhaltendem Stress schützen soll.

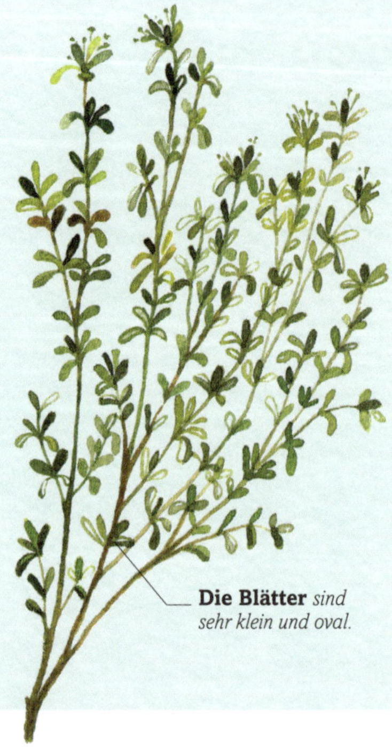

Die Blätter *sind sehr klein und oval.*

Sandelholz wirkt tröstlich in schwierigen Zeiten, beispielsweise bei Menschen, die die Diagnose einer fortschreitenden oder unheilbaren Krankheit emotional verarbeiten müssen.

Energetisch und spirituell ist Sandelholz ein äußerst ausgleichendes Öl und eignet sich vor allem für Menschen, die traumatischen Stress erlitten haben. Eine Aromatherapiemassage, ausgeführt von einem einfühlsamen Therapeuten, kann Gesprächstherapien oder kognitive Verhaltenstherapie wirkungsvoll unterstützen.

»Sandelholz unterstützt wegen seiner ausgleichenden Wirkung Meditationsübungen.«

VERWENDUNG

Dies ist eines der wenigen Öle, die stark genug wirken, um allein das geistige, emotionale und körperliche Wohlbefinden zu verbessern. Es kann aber auch mit anderen Ölen kombiniert werden, die eine ähnlich tiefe Wirkung besitzen.

Als Raumduft zur bewussten Unterstützung von Achtsamkeitsübungen oder konzentrierten Entspannungsübungen:

› *Einige Tropfen in einen Diffusor geben. Um voll in den Genuss der positiven Wirkung dieses Öls zu kommen, sollte es nicht einfach als »Hintergrundduft« verwendet werden.*

Ölmischung zur Massage der Hände eines nahe stehenden Menschen, der an einer schweren oder tödlichen Krankheit leidet:

› *2 Tropfen Sandelholzöl mit 5 ml Basisöl nach Wahl mischen und für eine sanfte Handmassage verwenden. Sowohl die körperliche Berührung als auch die Wirkung des ätherischen Öls wirken sich positiv auf den emotionalen Zustand beider beteiligten Personen – Geber und Empfänger – aus.*

ANDERE MISCHUNGEN

Für ein Massageöl oder einen Roller empfiehlt sich vor allem die Kombination mit Weihrauch und Rose. Diese hilfreiche Mischung kann beispielsweise eingesetzt werden, wenn in einer Gesprächstherapie tief liegende Emotionen aufgearbeitet werden. Wichtig ist, dass der Masseur feinfühlig vorgeht und darauf achtet, dass die Emotionen nicht zu früh freigesetzt werden.

THYMIAN LINALOOL

Thymus vulgaris

Thymianöl wird durch Dampfdestillation aus den Blättern und blühenden Triebspitzen der Pflanzen gewonnen. Es duftet würzig-blumig, manchmal auch etwas medizinisch. Das stärkende Öl empfiehlt sich für Menschen, die durch Dauerstress geschwächt sind. Für die Aromatherapie eignet sich am besten Thymian Linalool. Andere Thymianöle sind ebenfalls erhältlich, können aber bei empfindlichen Menschen Hautreizungen verursachen.

WIRKUNG

Wirkt stimmungsaufhellend, belebend und stärk das Nervensystem.

Thymian Linalool ist hilfreich zur Stimmungsaufhellung bei Depressionen.

Das Öl hat sich bewährt, wenn anhaltende nervöse Anspannung oder Angst zu einer Überlastung der Nebennieren und zu Erschöpfung geführt haben.

In Kombination mit entspannenden Ölen lindert es Schlafprobleme, vor allem wenn Körper und Geist zu erschöpft oder überdreht sind, um loszulassen.

Das antimikrobielle Öl stärkt das Immunsystem. Es ist auch hilfreich bei Depressionen, die – wenn sie über längere Zeit anhalten – oft das Immunsystem in Mitleidenschaft ziehen.

VERWENDUNG

Tagsüber mit anderen anregenden oder stimmungsaufhellenden Ölen mischen, abends zum Herunterschalten mit beruhigenden Ölen kombinieren.

Raumduftmischung für heitere Stimmung am Tag:

› *Einige Tropfen Thymian Linalool, Litsea und Limette in einen Diffusor geben.*

Duschgel oder Bodylotion:

› *3 Tropfen Thymian Linalool, 5 Tropfen Bergamotte (FCF) und 5 Tropfen Petitgrain mit 50 ml unparfümiertem Duschgel oder neutraler Bodylotion mischen. Die Zubereitung wirkt stimmungsaufhellend und ausgleichend.*

Entspannendes Bad am Abend:

› *4 Tropfen Thymian Linalool, 3 Tropfen Neroli und 1 Tropfen Römische Kamille mit 10 ml Schaumbad, Dispergator oder Basisöl eigener Wahl mischen und ins warme Wasser geben.*

ANDERE MISCHUNGEN

Zur Beruhigung mit Ylang-Ylang und Lavendel mischen.

VETIVER

Vetiveria zizanoides

Vetiveröl wird durch Dampfdestillation aus den getrockneten Wurzeln dieses Grases gewonnen. Es hat einen anhaltenden süß-rauchigen Duft mit erdigen Noten. Vetiveröl ist hilfreich bei nervöser Anspannung, sollte aber bei Depressionen nicht über längere Zeit angewandt werden, weil es die Innenschau fördert. Die dichtwüchsige Pflanze hat ökologischen Wert: Sie wird zur Bekämpfung von Bodenerosion und -kontamination eingesetzt.

WIRKUNG

Die beruhigende, aufbauende Wirkung entspricht dem Wesen der Pflanze: Sie hilft uns, an unserem Identitätsgefühl festzuhalten.

Die aufbauende Wirkung ist hilfreich, wenn starker Stress zu Schlafstörungen und Entfremdung führt, oder wenn permanente Angst die Vitalität und Lebensfreude schwächt.

Vetiver hilft, Panikgefühle und übersteigerte Emotionen zu regulieren. So können wir etwas Ruhe finden und wieder besser aus unserer inneren Kraft schöpfen.

VERWENDUNG

Bei Panikattacken kann Vetiveröl tagsüber im Roller eingesetzt werden, ansonsten besser abends verwenden. Es eignet sich gut für Badezusätze oder Raumdüfte mit anderen geruchsintensiven, beruhigenden ätherischen Ölen.

Entspannungsbad für den Abend:

› *2 Tropfen Vetiver, 2 Tropfen Ylang-Ylang und 3 Tropfen Lavendel mit 10 ml Schaumbad, Dispergator oder Basisöl eigener Wahl mischen. Vor dem Schlafengehen baden.*

Roller für akute Angstzustände:

› *2 Tropfen Vetiver, 4 Tropfen Neroli, 4 Tropfen Zeder und 10 ml Basisöl in einen Roller geben. Beim Gefühl, von Angst übermannt zu werden, auf die Handgelenke tupfen und inhalieren.*

ANDERE MISCHUNGEN

Ein Massageöl mit Vetiver, Patchouli und Jasmin kann helfen, nach einem stressigen Tag abzuschalten.

BELIEBTER DUFT

Vetiveröl besteht aus über 100 chemischen Inhaltsstoffen. Der komplexe Duft ist auch als Zutat für Parfüms sehr beliebt.

ERNÄHRUNG UND ERGÄNZUNGS-PRÄPARATE

DIE WIRKWEISE VON NÄHRSTOFFEN

Die Ernährung hat direkten und langfristigen Einfluss auf das Gehirn. Optimale geistige Gesundheit und allgemeines Wohlbefinden erfordern eine große Vielfalt an nährstoffreichen Lebensmitteln. Hier erfahren Sie, welche Lebensmittel die Gehirnfunktion unterstützen, den Energiehaushalt regulieren, Zuckertiefs vermeiden, für ausgeglichene Stimmung sorgen oder Konzentration und Gedächtnis stärken.

ESSEN FÜR DIE PSYCHE

Jeder Mensch braucht je nach Alter, Geschlecht, Lebensstil, Genen, Kultur und ethnischer Zugehörigkeit verschiedene Nährstoffe in unterschiedlichen Konzentrationen. Auch der Nährstoffgehalt eines einzelnen Lebensmittels variiert. Anbauweise, Erntetermin und Lagerung spielen eine Rolle. Trotz individueller Unterschiede gibt es einige Nährstoffe, die für unseren Körper und unser Gehirn besonders wichtig sind.

Energiereiche Lebensmittel benötigt das Gehirn, um gut zu arbeiten. Unser Gehirn macht nur etwa 2 Prozent unseres gesamten Körpergewichts aus, verbraucht aber mindestens 20 Prozent unserer täglichen Energiezufuhr aus der Nahrung. Komplexe Kohlenhydrate wie Vollkorngetreide und Hülsenfrüchte setzen Energie in Form von Glukose langsam frei. Sie sorgen für dauerhaft hohe Konzentration und ausgeglichene Stimmung. Komplexe Kohlenhydrate liefern auch Ballaststoffe zur Unterstützung des Darms. Proteine versorgen das Gehirn mit Nährstoffen, die für die kognitive Leistung unerlässlich sind. Es empfiehlt sich, zu jeder Mahlzeit eine kleine Menge Eiweiß zu essen. Gute Quellen sind Fleisch, Fisch, Geflügel, Eier, Hülsenfrüchte, Nüsse und Saaten, Körner und Pseudogetreide wie Quinoa und Wildreis.

Antioxidanzien verhindern Schäden an den Körperzellen durch hochreaktive, instabile freie Radikale. Obst und Gemüse sind reich an Antioxidanzien wie Betakarotin, Vitamin C und E, Kupfer, Zink und Selen. Außerdem enthalten sie weitere Pflanzenstoffe mit antioxidativer Wirkung. Lycopin in Tomaten, Quercetin in Zwiebeln, Ergothionein in Shiitake und Glutathion in Spargel sind potente Phytonährstoffe.

Hydratisierende Lebensmittel sind neben Flüssigkeit wichtig, um dem Abbau der Hirnfunktion vorzubeugen. Unser Gehirn braucht Wasser, um Proteine zu bilden, Nährstoffe aufzunehmen und Abfallstoffe auszuscheiden. Schon

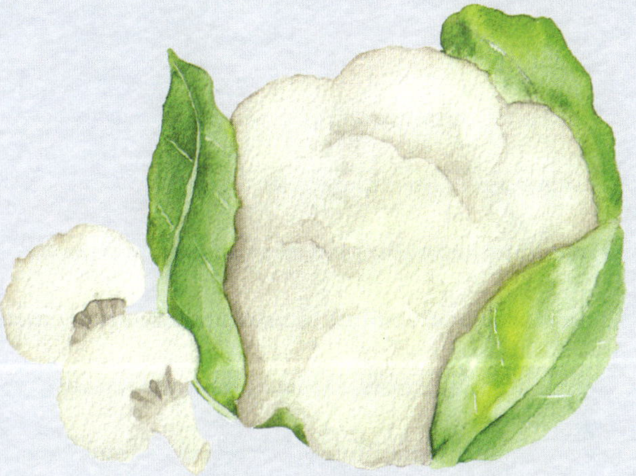

Blumenkohl *ist ein hervorragender Ballaststofflieferant. Er unterstützt den Darm und folglich über die Darm-Hirn-Achse auch das Gehirn.*

ein Rückgang der Flüssigkeitszufuhr um 2 Prozent kann Konzentration, Gedächtnis, Stimmung und Emotionen beeinträchtigen. Bevorzugen Sie Obst und Gemüse mit hohem Wassergehalt.

Was der Verdauung hilft, hilft auch der Psyche. Die Vielfalt der Darmflora hängt maßgeblich von der Ernährung ab, und da Darm und Gehirn über die Darm-Hirn-Achse miteinander verbunden sind (siehe auch S. 18), kann ein gesundes Darmmikrobiom die psychische Gesundheit sowohl positiv als auch negativ beeinflussen. Probiotika fördern die Vermehrung der gesunden Bakterien im Darm. Präbiotika sind unverdauliche komplexe Kohlenhydrate, die den Darmbakterien als Nahrung dienen. Joghurt und Kefir sind probiotisch. Präbiotika finden sich in Lebensmitteln wie Zwiebeln und Knoblauch, Topinambur und Äpfeln. Weitere Prä- und Probiotika werden in diesem Kapitel vorgestellt. Auch wasserlösliche und wasserunlösliche Ballaststoffe, wie etwa in Vollkorngetreide, Obst und Gemüse enthalten, unterstützen die Darmgesundheit.

Manche Nährstoffe fördern Gelassenheit und Entspannung. Magnesium soll sich dämpfend auf das Stressniveau auswirken, Omega-3-Fettsäuren beruhigen das Nervensystem. Die Aminosäure Tryptophan wird im Körper in den beruhigenden Botenstoff Serotonin umgewandelt. Cholin wird für die Produktion von Neurotransmittern (Botenstoffen) benötigt, die die Stimmung beeinflussen. Blattgemüse, Mandeln und Kürbiskerne beispielsweise enthalten viel Magnesium, Lachs liefert Omega-3-Fettsäuren, Haferflocken enthalten Tryptophan und Eier enthalten neben anderen wertvollen Nährstoffen auch Cholin. Eine abwechslungsreiche, frische Kost liefert alles Nötige.

Unser Immunsystem ist hochkomplex und braucht für die optimale Infektabwehr verschiedene Nährstoffe. Betakarotin, Vitamin C und Vitamin E kommen in vielen Obst- und Gemüsesorten vor und stärken das Immunsystem. Auch die Darmgesundheit, die durch Präbiotika und Probiotika gestärkt wird, ist wichtig für eine gut funktionierende Abwehr.

»Entzündungshemmende Inhaltsstoffe bestimmter Lebensmittel tragen zum Erhalt der gesunden Hirnfunktion bei.«

Lebensmittel mit entzündungshemmenden Eigenschaften wie Tomaten, Blattgemüse, Olivenöl, Nüsse, Beeren und anderes Obst hemmen chronische Entzündungsprozesse. Gesunde Fettsäuren wie DHA (Docosahexaensäure) verbessern die Gehirnfunktion. DHA ist in fettem Fisch enthalten oder wird aus der in manchen Pflanzen enthaltenen Alpha-Linolensäure (ALA) synthetisiert.

Stimmungsaufhellende Lebensmittel sind Vitamin-C-reiches Gemüse und Obst, ballaststoffreiches Vollkorngetreide und hochwertiges Eiweiß, vor allem aus Geflügel, Eiern, Nüssen und Saaten. Die Aminosäure Tryptophan ist wichtig für die Serotoninausschüttung. B-Vitamine, z. B. aus Hülsenfrüchten, produzieren stimmungsregulierende Botenstoffe. Präbiotika und Probiotika schaffen ein gesundes Darmmikrobiom, das stabilisierend auf die Stimmung wirkt. Phytonährstoffe in dunkler Schokolade sind für ihre stimmungsaufhellende Wirkung hinlänglich bekannt. Dass Essen mit Gemeinschaft und Zuhause assoziiert wird, stärkt ebenfalls das Wohlbefinden.

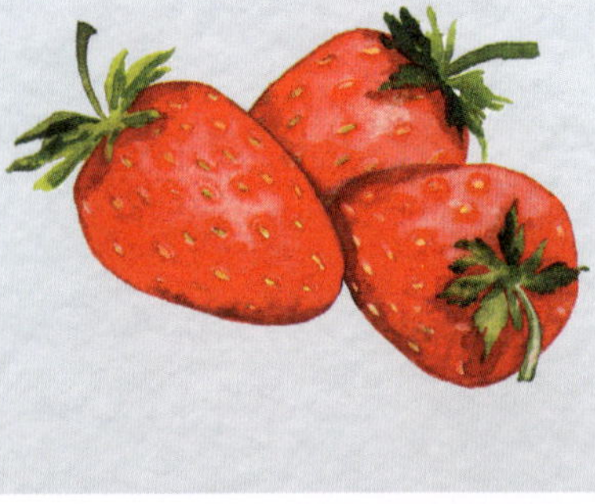

Erdbeeren *liefern Folsäure, die der Körper benötigt, um Neurotransmitter wie Dopamin zu produzieren.*

ERGÄNZUNGSPRÄPARATE

Normalerweise deckt eine abwechslungsreiche Ernährung den Nährstoffbedarf. Es kann aber aus verschiedenen Gründen dazu kommen, dass wir nicht genügend Nährstoffe über die Nahrung zu uns nehmen. Dann können Ergänzungspräparate sinnvoll sein. Auf den Seiten 152/153 werden Mineralstoff- und Vitaminpräparate vorgestellt, die bei Bedarf die Ernährung unterstützen können. Achten Sie beim Kauf auf höchste Qualität und meiden Sie Produkte mit fremden Zusatzstoffen.

BESSER MEIDEN

Es ist nicht nur wichtig, ausreichend gesunde Nährstoffe zu sich zu nehmen. Sie sollten auch wissen, welche Produkte schädlich sein können und welche Zubereitungsmethoden Nährstoffe abbauen.

Raffinierte Kohlenhydrate schaden der Hirngesundheit. Zucker und raffinierte Kohlenhydrate bewirken einen

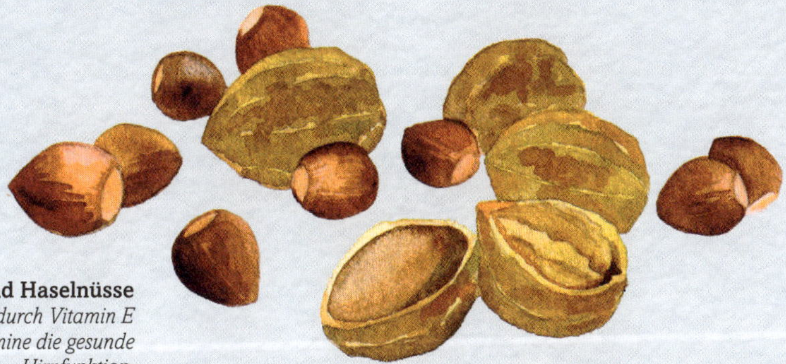

Wal- und Haselnüsse
unterstützen durch Vitamin E und B-Vitamine die gesunde Hirnfunktion.

schnellen Anstieg des Blutzuckerspiegels. Um ihn zu stoppen, schüttet die Bauchspeicheldrüse Insulin aus und sendet ein Signal an die Muskelzellen, den überschüssigen Zucker aufzunehmen. Mit der Zeit werden die Muskeln insulinresistent, was sich negativ auf die kognitiven Leistungen auswirkt und das Risiko für Typ-2-Diabetes und neurologische Folgeerkrankungen erhöht.

Transfette, die in verarbeiteten Lebensmitteln enthalten sind, wirken sich negativ auf Stimmung und Gedächtnis aus. Beim Erhitzen mehrfach ungesättigter Fette können freie Radikale entstehen, die die Gehirnzellen schädigen.

Hochtemperatur-Garmethoden vermeiden. Kochwasser von Gemüse nicht wegschütten, sondern weiter verwerten, denn es enthält viele wertvolle Nährstoffe. Dünsten, Dämpfen und Backen sind schonende Garmethoden.

Aluminiumtöpfe stehen im Verdacht, die Alzheimer-Krankheit zu begünstigen. Beschichtete Pfannen enthalten ebenfalls oft bedenkliche Stoffe. Empfehlenswert sind Edelstahl, Glas und Keramik.

NÄHRSTOFFE OPTIMAL NUTZEN

Durch Einweichen, Keimen oder Fermentieren kann die Bioverfügbarkeit von Nährstoffen noch verbessert werden.

***Beim Einweichen** werden Hülsenfrüchten Phytate (Phytinsäure) entzogen, die Mineralien wie Eisen, Magnesium, Zink und Kalzium binden und so deren Aufnahme beeinträchtigen.*

***Durch Keimen** werden Nährstoffe besser verfügbar. Viele Samen sind dafür geeignet. Kidneybohnen nach dem Keimen garen, um toxisches Phytohämagglutinin abzubauen.*

***Durch milchsaure Fermentierung** von Gemüse werden Nährstoffe besser verfügbar, und die Darmflora wird gestärkt. Fermentierte Lebensmittel sind außerdem leichter verdaulich.*

BLATTGEMÜSE

Blattgemüse liefert wertvolle Nährstoffen und Antioxidanzien, die unsere geistige Gesundheit und unser Wohlbefinden unterstützen. Sie helfen beim natürlichen Stressabbau und beruhigen den Geist. Zudem gibt es Hinweise darauf, dass der regelmäßige Verzehr von Blattgemüse helfen kann, den altersbedingten kognitiven Leistungsabbau zu verlangsamen.

MANGOLD

Das leicht bittere Gemüse mit den großen grünen Blättern hat je nach Sorte fleischige Stiele in Weiß, Gelb, Orange, Rosa oder Rot. Beim Kochen verliert sich der bittere Geschmack und erdige Aromen treten in den Vordergrund. Mangold ist reich an Phytonährstoffen mit antioxidativen und entzündungshemmenden Eigenschaften.

WIRKUNG

Mangold unterstützt mit zahlreichen Nährstoffen die geistige Gesundheit und das Wohlbefinden. Er ist reich an Magnesium, Vitamin E und B-Vitaminen, liefert aber auch Eisen, Kalium, Betakarotin und Vitamin C. Seine Ballaststoffe sind wichtig für die Darmgesundheit und eine gut funktionierende Darm-Hirn-Achse.

Magnesium ist für die Gesundheit von grundlegender Bedeutung, weil es viele chemische Reaktionen im Körper unterstützt. Es fördert die elektrische Aktivität im Gehirn und stärkt so das Gedächtnis. Zudem hebt es die Stimmung und ist wichtig für guten Schlaf. Magnesium wird für die Produktion des »Glückshormons« Serotonin benötigt. Magnesiummangel kann Depressionen und andere Stimmungsstörungen begünstigen.

Vitamin E schützt als starkes Antioxidans die Fette, die die Zellen im ganzen Körper auskleiden. Im Gehirn schützt dieses Vitamin die Neuronen, die hauptsächlich aus Cholesterin und mehrfach ungesättigten Fetten bestehen und sehr anfällig für oxidative Schäden sind. Studien zufolge kann der Verzehr von Lebensmitteln mit einem hohen Vitamin-E-Gehalt Entzündungen reduzieren und das Risiko von Alzheimer und kognitiven Abbau verringern.

Die B-Vitamine in Mangold wirken synergetisch und spielen eine wichtige Rolle im Gehirn, indem sie die Produktion von Neurotransmittern unterstützen und so helfen, eine positive Stimmung aufrechtzuerhalten.

EMPFOHLENE MENGE

Ideal sind sieben bis zehn Portionen Mangold oder anderes Blattgemüse pro Woche. Eine Portion entspricht 100–150 g.

ZUBEREITUNG

Frische, junge Blätter an Salate geben oder nur kurz garen. Vor allem Vitamin C kann durch die Hitze beim Kochen zerstört werden.

REZEPT

Mangold-Smoothie

Eine Handvoll Mangoldstiele und -blätter in einen Mixer geben. 2 entkernte, gehackte Birnen und 1 EL geschälte Hanfsamen zugeben und alles fein pürieren.

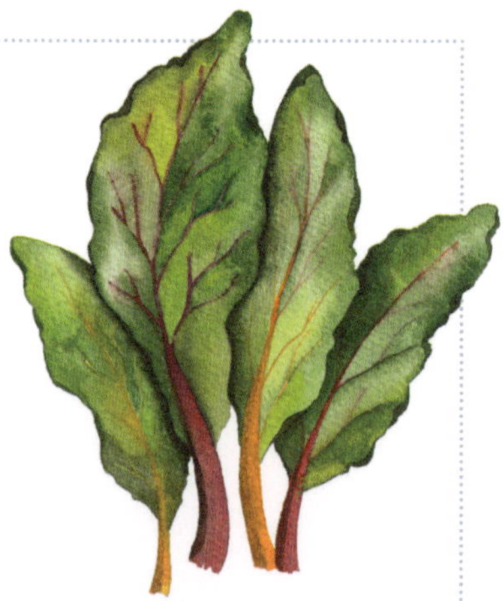

»Portulak enthält Antioxidanzien, B-Vitamine und andere Inhaltsstoffe, die das Gehirn stärken.«

Dem Gehirn nützt ein Smoothie mit Mangold, Birne und Hanfsamen. Die Birne gleicht die Bitterstoffe aus, und die Hanfsamen verbessern durch ihre essenziellen Fettsäuren die Aufnahme fettlöslicher Vitamine.

› *Siehe Rezept links unten*

Eingelegter Mangold:

› *Mangoldstiele mit Knoblauch, Chili, Senf- und Fenchelsamen sowie Pfefferkörnern in ein Glas schichten. Mit Lake bedecken (2 EL Salz auf 1 l Wasser). Bei Zimmertemperatur 1 Woche fermentieren lassen. Verschlossen 1 Monat im Kühlschrank haltbar.*

WARNHINWEIS

Die Oxalsäure im Mangold kann die Bildung von Nierensteinen begünstigen.

CHICORÉE

Chicorée hat einen leicht bitteren Geschmack. Zur gleichen Familie gehört auch der rote Radicchio. Beide enthalten Nährstoffe, die unser Gehirn schützen. Weil Chicorée in dunklen Räumen kultiviert wird, ist er fast ganzjährig erhältlich. Im Kühlschrank hält er sich länger als andere Blattgemüse oder Salat.

WIRKUNG

Neben Folsäure, Kalium und Mangan enthält Chicorée Vitamin K, Betakarotin und Vitamin C, allesamt starke Antioxidanzien, die helfen, freie Radikale im Körper unschädlich zu machen. Wertvoll ist er auch wegen des hohen Wassergehalts.

Folsäure (auch bekannt als Vitamin B_9) wird zur Bildung roter Blutkörperchen benötigt, die Sauerstoff zum Gehirn transportieren. Sie ist auch an der Nachrichtenübermittlung der Nervenzellen beteiligt. Folsäuremangel kann die Gehirnfunktion beeinträchtigen und das Demenzrisiko erhöhen. Zurzeit wird der Einsatz von Folsäure zur Vorbeugung und Behandlung von psychischen Erkrankungen erforscht.

Kalium stellt sicher, dass das Gehirn ausreichend mit Sauerstoff versorgt wird. Er hilft zudem, Neuronen zu aktivieren, die an positiven Gedanken und Gefühlen beteiligt sind.

Mangan beeinflusst die Kommunikation der Neuronen und die Produktion verschiedener Enzyme, die durch ihre antioxidative Wirkung Zellschäden durch oxidativen Stress im Körper verringern. Manganmangel steht vermutlich mit einer verminderten geistigen Gesundheit in Verbindung.

EMPFOHLENE MENGE

Chicorée sollte in den sieben bis zehn Portionen (à 100–150 g) Blattgemüse pro Woche enthalten sein.

ZUBEREITUNG

Chicorée schmeckt milder, wenn man ihn überbackt oder schmort. Roh ist der Nährstoffgehalt jedoch höher.

Ein Salat mit süßen und nussigen Zutaten stärkt das Gehirn.

› *Blätter in Streifen schneiden und mit Äpfeln (oder Birnen, Orangen, Granatapfelkernen) und Vitamin-B-reichen Esskastanien mischen. Ein Dressing mit selbst gemachtem oder gekauftem Brombeeressig steuert eine gute Portion Vitamin C bei. Statt Esskastanien Walnüsse (für die Antioxidanzien) oder andere Nüsse oder Saaten beimischen und mit einem Blauschimmelkäsedressing servieren.*

Die gewölbtem Blätter eignen sich hervorragend zum Füllen oder Dippen:

› *Den Kopf in ganze Blätter zerlegen und diese als »Löffel« für weiche Dips eigener Wahl verwenden.*

PORTULAK

Portulak ist eine kriechende Pflanze, die schon im Mittelalter verzehrt wurde. Blätter und Stiele sind essbar. Die leicht fleischigen Blätter mit dem säuerlich salzigen Geschmack sind eine interessante Salatzutat.

WIRKUNG

Portulak enthält beachtliche Mengen an Antioxidanzien, B-Vitaminen, Magnesium, Eisen, Kalzium und Kalium, die alle das geistige Wohlbefinden unterstützen. Der wasserlösliche Ballaststoff Pektin ist wichtig für die Darmgesundheit. Außerdem enthält Portulak mehr Alpha-Linolensäure – eine Omega-3-Fettsäure – als jedes andere Blattgemüse.

Alpha-Linolensäure (ALA), eine essenzielle mehrfach ungesättigte Fettsäure, wird für Wachstum und Entwicklung benötigt. Unser Körper kann sie nicht selbst herstellen, darum müssen wir sie über die Nahrung aufnehmen. ALA reduziert das Risiko von nervöser Anspannung, die zu Stress und Depression führen kann. ALA kann außerdem in längerkettige Fettsäuren umgewandelt werden, die entzündliche Prozesse, verursacht durch chronischen Stress, hemmen.

➤ BITTE UMBLÄTTERN

Pektin ist ein wasserlöslicher Ballaststoff, der in pflanzlichen Zellwänden vorkommt und die Darmgesundheit fördert. Wahrscheinlich hat er eine präbiotische Wirkung. Das heißt, dass Pektin nützliche Bakterien im Darm ernährt und so die Darmflora stärkt. Ein gesunder Darm wiederum unterstützt über die Darm-Hirn-Achse die geistige Gesundheit. Pektin hilft, Blutzuckerspitzen zu vermeiden, die Reizbarkeit und schlechte Laune verursachen können.

EMPFOHLENE MENGE

Ein- oder zweimal pro Woche eine Handvoll (100–150 g) an Salate geben.

ZUBEREITUNG

Die Blätter enthalten Schleimstoffe und eignen sich auch, um Suppen und Saucen anzudicken.

Sämige Suppe:

› *Eine Handvoll gehackte Blätter macht eine Tomatensuppe sämig und reichert sie mit Antioxidanzien an.*

Darmfreundlich eingelegt ist er köstlich zu Reis- und Kartoffelgerichten:

› *Die Stiele in 4 cm lange Stücke schneiden. Mit Lake bedecken (2 EL Salz auf 1 l Wasser) und 7–10 Tage bei Zimmertemperatur fermentieren lassen. Verschlossen im Kühlschrank 4 Wochen haltbar.*

Junge Blätter im Salat:

› *Portulak und geraspelte, nitratreiche Rote Bete mit einem Senfdressing anrichten.*

»Spinat erfrischt und enthält verjüngendes Chlorophyll.«

IM FOKUS

Portulak

PORTRÄT

Die robuste Pflanze ist in Europa und Asien verbreitet. Sie hat fleischige Blätter und kann gut Wasser speichern.

EIGENSCHAFTEN

Portulak ist reich an antioxidativen Vitaminen und essenziellen Mineralien. Für eine Blattpflanze enthält er außergewöhnlich viele Omega-3-Fettsäuren, die entzündungshemmend wirken und das Gehirn stärken.

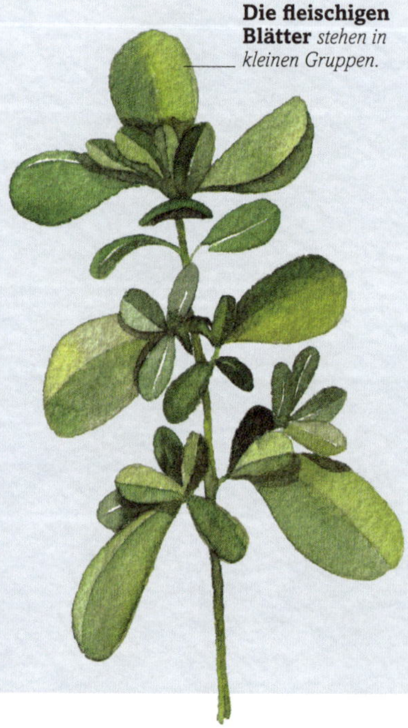

Die fleischigen Blätter *stehen in kleinen Gruppen.*

SPINAT

Spinat ist leicht und erfrischend. Mit Nährstoffen wie Vitamin B_6 und Folsäure unterstützt er die Gesundheit des Gehirns, zudem enthalten die Blätter reinigendes und verjüngendes Chlorophyll. Weil er leicht zu beschaffen und vielseitig einsetzbar ist, gibt es keine Ausrede, ihn nicht regelmäßig zu essen.

WIRKUNG

Spinat stärkt das Immunsystem, stabilisiert den Blutzuckerspiegel und entgiftet, was wiederum der Gehirngesundheit nützt. Zu den Nährstoffen, die speziell für die Gehirnfunktion wichtig sind, gehören Eisen, Betakarotin, Magnesium, Folsäure und die Vitamine C, K, E und vor allem B_6. Alpha-Linolensäure, eine Omega-3-Fettsäure mit entzündungshemmenden Eigenschaften, hält das Gehirn gesund.

Vitamin B_6 und andere B-Vitamine sind wichtig, um Energie aus der Nahrung zu gewinnen. Da das Gehirn besonders viel Energie benötigt, kann ein Vitamin-B-Mangel die Leistung des Gehirns negativ beeinflussen. Vitamin B_6 wird für die Produktion von Serotonin (»Glückshormon«) und anderen Neurotransmittern benötigt. Ein Mangel an Vitamin B_6 kann zu Konzentrationsschwäche führen und die Neigung zu depressiven Verstimmungen verstärken.

Folsäure gehört ebenfalls zum Vitamin-B-Komplex und ist somit unerlässlich für die normale Gehirnfunktion. Folsäure unterstützt die Nachrichtenübermittlung innerhalb des Nervensystems. Ein niedriger Folsäurespiegel wird von Wissenschaftlern mit einem erhöhten Risiko für Depressionen in Verbindung gebracht. Vor allem die Wochenbettdepression soll durch einen Folsäuremangel begünstigt werden.

EMPFOHLENE MENGE

Spinat sollte einen Anteil an den wöchentlichen sieben bis zehn Portionen Blattgemüse ausmachen. Eine Portion entspricht 100–150 g.

ZUBEREITUNG

Spinat harmoniert mit vielen Lebensmitteln und leistet einen wichtigen Beitrag zur optimalen Nährstoffversorgung.

Smoothie für die Gehirnleistung:
› *Eine Handvoll frischen Spinat mit flavonoidreichen, stimmungsaufhellenden Heidelbeeren, einem Löffel probiotischem Joghurt und etwas frischem Ingwer pürieren.*

Chlorophyll-Drink als Start für den Tag:
› *Siehe Rezept unten rechts*

Eier zum Spinat! Sie enthalten die Aminosäure Tryptophan, die für die Produktion des »Glückshormons« Serotonin benötigt wird, und Proteine, die den Blutzuckerspiegel stabilisieren.
› *Spinat kurz dünsten und zu einem Omelett servieren.*

WARNHINWEIS

Die Oxalsäure in Spinat kann die Bildung von Nierensteinen begünstigen.

RÖMERSALAT

Dieser Salat (auch: Romanasalat) bildet längliche Köpfe mit knackigen, grünen Blättern. Der Gesundheitswert von Kopfsalat wird oft unterschätzt. Dabei enthält er nicht nur wertvolles Wasser, sondern auch verschiedene Nährstoffe, die unerlässlich für die geistige Gesundheit und das Wohlbefinden sind. Außerdem ist Kopfsalat ganzjährig im Handel zu bekommen, sodass man ihn jederzeit für Salate, Snacks und belegte Brote griffbereit haben kann.

WIRKUNG

Römersalat enthält mehr Nährstoffe als viele andere Salate. Er ist reich an Vitamin K, Betakarotin, Vitamin C, Folsäure und Molybdän. Der Salat enthält außerdem Lactucarium, einen Phytonährstoff, der die Entspannung fördert. Die Ballaststoffe sind wichtig für eine gesunde Darmflora, und sein hoher Wassergehalt hilft, den Körper hydratisiert zu halten. All das spielt für die Gesundheit des Gehirns eine große Rolle.

Vitamin K unterstützt Proteine, die eine Schlüsselrolle im Nervensystem spielen. Wahrscheinlich kann es die Schädigung von Gehirnzellen hemmen und so helfen, Demenz vorzubeugen.

Betakarotin, ein wichtiges Antioxidans, lindert nachweislich nervöse Anspannung, Angstzustände und Depressionen. Studien belegen, dass ein niedriger Betakarotinspiegel gedrückte Stimmung begünstigt.

Vitamin C ist ein lebenswichtiges Antioxidans. Die höchste Konzentration findet sich im Gehirn, wo es unter anderem die Aufgabe hat, freie Radikale unschädlich zu machen.

Folsäure ist an der Produktion von Molekülen beteiligt, die von den Nerven verwendet werden, um Nachrichten im Körper zu übermitteln. Folsäuremangel wird mit Depressionen in Verbindung gebracht.

Molybdän wird für den Eisenstoffwechsel benötigt. Eisen ist lebenswichtig, denn es ist am Transport von Sauerstoff durch den ganzen Körper beteiligt.

EMPFOHLENE MENGE

Mehrere Portionen sollten in den sieben bis zehn Portionen (à 100–150 g) Blattgemüse pro Woche enthalten sein.

ZUBEREITUNG

Möglichst bald nach der Ernte essen. Alternativ waschen, abtupfen, in ein feuchtes Tuch wickeln und im Gemüsefach des Kühlschranks aufbewahren.

Große Blätter wie Wraps füllen:
› *Mit Würfeln von Avocado und roter Paprika sowie Basilikum gegen nervöse Anspannung und für gute Laune*

Ältere Blätter für eine Erbsen-Salat-Suppe verwenden:
› *Schalotten und Knoblauch mit etwas Olivenöl und Wasser weich dünsten. Den Salat zugeben. Erbsen, Brühe und etwas Minze zufügen und 10 Minuten köcheln lassen. Die Suppe im Mixer cremig pürieren.*

REZEPT

Belebender Spinatdrink

Eine Fenchelknolle grob hacken. Zusammen mit 2 großen Handvoll Spinat und einer ½ Zitrone mit Schale in einen Entsafter oder einen Mixer geben. Bis zur gewünschten Konsistenz pürieren oder noch Wasser hinzufügen.

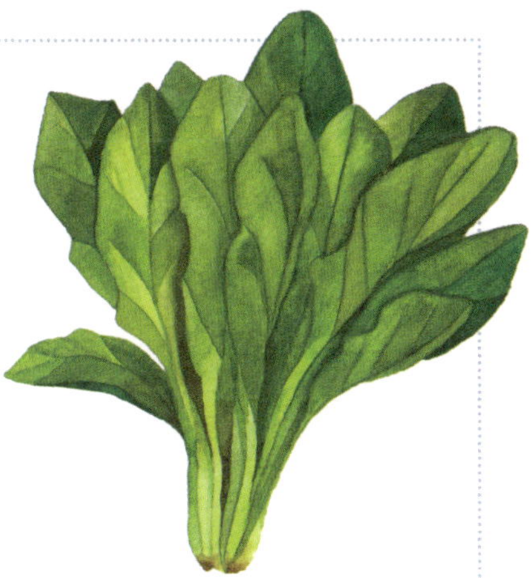

KOHLGEMÜSE

Dieser großen Pflanzengruppe gehören neben den Kohlarten auch Senf und Raps an. Alle sind reich an Vitaminen, Mineralien und Phytonährstoffen. Außerdem enthalten sie Senfölglycoside, die fast ausschließlich in Kohlgemüse vorkommen. Wenn sie durch Zerkleinern, Kauen oder Darmbakterien aktiviert werden, verwandeln sie sich in Moleküle mit starker antioxidativer und entzündungshemmender Wirkung, die das mentale Wohlbefinden fördern.

KOPFKOHL

Kohl wird seit Jahrhunderten als Lebens- und Heilmittel verwendet. Weiß- und Wirsingkohl schmecken roh pikant, gegart werden sie milder. Rotkohl hat einen erdigeren, kräftigeren Geschmack. Seine Farbe verrät, dass er reich an antioxidativen und entzündungshemmenden Stoffen ist. Darum ist Rotkohl der gesündeste Kopfkohl.

WIRKUNG

Alle Kohlsorten sind reich an Vitamin K, Vitamin C, Vitamin B_6, Mangan und Kalium. Außerdem enthalten sie Ballaststoffe, die zusammen mit den Verbindungen aus den Senfölglycosiden die Darmgesundheit stärken und damit auch das Gehirn unterstützen

Kohl ist reich an Antioxidanzien wie Indol-3-Carbinol. Er stärkt die Gehirngesundheit, indem er Zellschäden bekämpft, die durch freie Radikale verursacht werden und zu schädlichen Entzündungen führen können.

Vitamin C ist ein starkes Antioxidans, das für die Produktion der Myelinscheide, die die Nervenzellen im Gehirn umgibt, unerlässlich ist. Es wird auch für die Produktion von Neurotransmittern benötigt, die für die Informationsübermittlung zwischen Gehirnzellen verantwortlich sind. Der Körper ist nicht in der Lage, Vitamin C selbst herzustellen oder zu speichern, darum muss mit der täglichen Ernährung eine ausreichende Versorgung gewährleistet werden.

EMPFOHLENE MENGE

Idealerweise sollten Sie sieben bis zehn Portionen Kohlgemüse pro Woche zu sich nehmen, darunter einige Portionen Kopfkohl. Eine Portion entspricht 75–100 g.

ZUBEREITUNG

Um die Inhaltsstoffe voll auszuschöpfen, sollte man Kohl roh und gegart verzehren. Roher Kohl hat einen weitaus höheren Gehalt an Vitamin C, während gekochter Kohl mehr Indol-3-Carbinol liefert.

Auch persönliche Veranlagung spielt eine Rolle, denn manche Menschen finden rohen Kohl schwer verdaulich.

Um die Nährstoffe zu schonen, Kohl am besten dünsten oder mit etwas Olivenöl und Wasser kurz garen.

› *Gedünsteten Kohl mit Kümmel, Knoblauch, Ingwer oder Chili würzen.*

REZEPT

Sauerkraut

450 g Weißkohl hobeln und mit 2 TL Salz kneten, bis Saft austritt. In ein Glas füllen und beschweren, sodass der Kohl von Saft bedeckt ist. Abgedeckt bei Zimmertemperatur bis zu drei Wochen fermentieren lassen, dabei muss der Kohl immer von Flüssigkeit bedeckt sein. Abgedeckt kühl und trocken lagern.

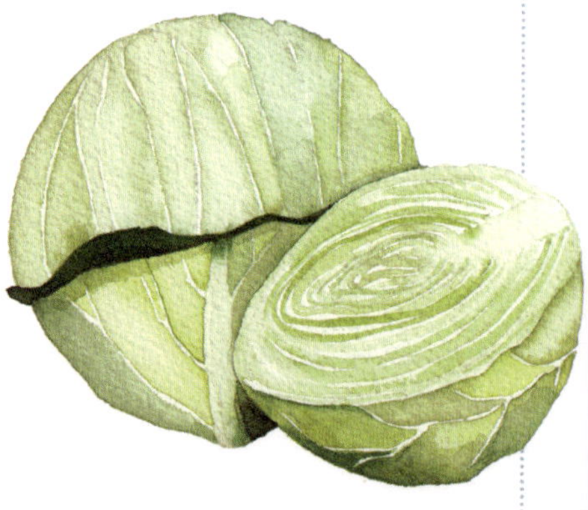

Sauerkraut – milchsauer vergorener Weißkohl – ist besonders gesund. Durch die Gärung steigen die antioxidative Wirkung und der Vitamin-C-Gehalt. Die Milchsäurebakterien fördern die Vermehrung nützlicher Bakterien im Darm und unterstützen so – durch die Darm-Hirn-Achse – auch das geistige Wohlbefinden.

› *Siehe Rezept links unten*

Kohlsaft ist sehr nährstoffreich und gesund. Menschen, die mit dem Ballaststoffgehalt von Kohl Probleme haben, vertragen ihn oft besser.

› *Zusammen mit Birnen, Zitrone und Ingwer entsaften.*

WARNHINWEIS

Bei Histaminintoleranz werden fermentierte Lebensmittel wie Sauerkraut manchmal schlecht vertragen. Wer Blutverdünner einnimmt oder an einer Schilddrüsenunterfunktion leidet, sollte Kohl nur in Maßen verzehren. Holen Sie im Zweifelsfall professionellen Rat ein.

BLUMENKOHL

Das vielseitige Gemüse ist das ganze Jahr über erhältlich. Die weiße Sorte ist am bekanntesten, aber es gibt auch gelbe, grüne und violette Sorten. Hellgrüner Romanesco (nicht zu verwechseln mit Brokkoli) hat einen süßlich nussigen Geschmack. Alle Sorten sind reich an wertvollen Nährstoffen.

WIRKUNG

Blumenkohl enthält Antioxidanzien wie die gehirnstärkenden Vitamine C und K sowie entzündungshemmende Stoffe. Seine wasserlöslichen und wasserunlöslichen Ballaststoffe stärken die Darm-Hirn-Achse und tragen auf diese Weise auch zur geistigen Gesundheit bei.

»Blumenkohl stärkt mit seinen entzündungshemmenden Inhaltsstoffen die gesunde Hirnfunktion.«

Vitamin C, ein lebenswichtiges Antioxidans für die Hirngesundheit, wird für die Synthese von stimmungsregulierenden Neurotransmittern benötigt.

Vitamin-K-Mangel könnte kognitive Beeinträchtigungen nach sich ziehen. Die Zufuhr von Vitamin K kann der Alzheimer-Krankheit vorbeugen.

Ballaststoffe fördern ein gesundes Darmmikrobiom. Darm und Gehirn stehen über den Vagus in Verbindung, folglich kann ein gesunder Darm unser geistiges Wohlbefinden unterstützen. Kohl enthält sowohl wasserunlösliche Ballaststoffe, die den Stuhltransport im Dickdarm verbessern, als auch wasserlösliche Ballaststoffe, die den Darmbakterien als Nahrung dienen.

EMPFOHLENE MENGE

Eine Portion (75–100 g) sollte bei den sieben bis zehn Portionen Kohlgemüse pro Woche eingeplant werden.

ZUBEREITUNG

Blumenkohl schmeckt roh oder gegart. Beim Kochen können einige Antioxidanzien verloren gehen, andererseits legen Studien nahe, dass sich die Bioverfügbarkeit anderer Nährstoffe dafür verbessert.

Gedünstet und gestampft als Alternative zu Kartoffelbrei:

› *Mit gehacktem Rosmarin würzen. Er wirkt entzündungshemmend, stärkt das Gedächtnis und verbessert die kognitiven Funktionen.*

Blumenkohlreis als Low-Carb-Gericht:

› *Blumenkohl raspeln und mit Kräutern für Salate verwenden oder kurz mit Öl und Frühlingszwiebeln dünsten.*

Pikant mit aromatischen Gewürzen:

› *Mit etwas Öl braten und mit Kurkuma und Ingwer würzen. Beide wirken entzündungshemmend und beruhigend bei Verdauungsstörungen.*

Als Rohkost:

› *Die Röschen mit Dips servieren.*

WARNHINWEIS

Bei Schilddrüsenunterfunktion oder Einnahme von Blutverdünnern nur in Maßen verzehren.

BROKKOLI

Das beliebte Gemüse aus der Kohlfamilie steckt voller wertvoller Vitamine, Mineralien und Phytonährstoffe mit beträchtlicher antioxidativer Wirkung. Er unterstützt den Abbau von Toxinen, die den Organismus belasten. Violette Sorten sehen attraktiv aus und enthalten noch mehr Antioxidanzien als ihre grünen Verwandten.

WIRKUNG

Brokkoli enthält hohe Mengen an Betakarotin und antioxidativem Vitamin C sowie Folsäure und einige andere Vitamine des B-Komplexes, die alle eine wichtige Rolle für eine gesunde Gehirnchemie spielen. Brokkoli versorgt den Körper mit Kalzium und Magnesium, die ebenfalls einen Beitrag zur gesunden Gehirnfunktion leisten. Außerdem ist Brokkoli eine wertvolle Quelle für pflanzliches Cholin.

➤ BITTE UMBLÄTTERN

Folsäure gehört zum Vitamin-B-Komplex. Jeder Vitamin-B-Mangel kann die Gesundheit des Gehirns beeinträchtigen, da alle nötig sind, um Energie aus der Nahrung zu gewinnen und das Gehirn konstant und gut zu versorgen. Folsäure kann die gesunde Kognition unterstützen. Depressionen werden mit einem niedrigen Folsäurespiegel in Verbindung gebracht.

Cholin wird in unserer Leber produziert, aber die Menge genügt nicht zur Bedarfsdeckung, darum muss es mit der Nahrung aufgenommen werden. Es wird für die Produktion von Acetylcholin benötigt, einem Botenstoff, der Signale zwischen den Gehirnzellen weiterleitet und an der Regulierung von Gedächtnis und Stimmung beteiligt ist.

EMPFOHLENE MENGE

In der Saison mehrmals wöchentlich eine Portion Brokkoli (100 g) genießen.

ZUBEREITUNG

Roh verzehren, braten (siehe Rezept rechts oben) oder im Ofen garen. Kurz und bei niedriger Temperatur garen, um die Nährstoffe zu schonen.

Kurz dünsten für warmen Brokkolisalat:
› *Oliven und Feta steuern Ölsäure und Proteine bei.*

Roh, knackig, besonders nährstofreich:
› *Mit Joghurt und gehackten Walnüssen (sorgen für gesunde Fette). Chili wirkt entzündungshemmend.*

WARNHINWEIS

Bei Schilddrüsenunterfunktion oder Einnahme von Blutverdünnern nur in Maßen verzehren.

REZEPT

Gebratener Brokkoli

Brokkoli in Olivenöl und Wasser (zu gleichen Teilen) kurz braten. Mit Knoblauch, Chili und Mandelsplittern bestreuen.

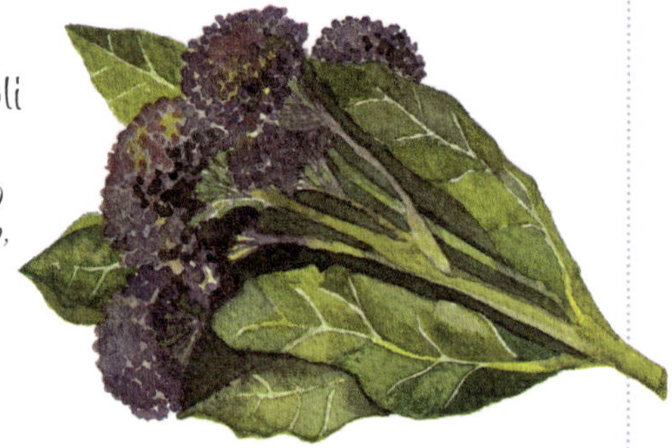

ESSBARE BLÜTEN

Vom Rucola sind nicht nur die Blätter essbar. Die Blüten haben ein leicht pfeffriges Aroma und sehen auf Salaten dekorativ aus.

RUCOLA UND BRUNNENKRESSE

Die Blätter beider Pflanzen enthalten neben verjüngendem Chlorophyll auch Schwefelverbindungen, die die Produktion des Antioxidans Glutathion ankurbeln. Da die Blätter sehr empfindlich sind, werden sie am besten gleich nach der Ernte verzehrt, um die sekundären Pflanzenstoffe voll auszuschöpfen.

WIRKUNG

Rucola und Brunnenkresse schützen mit Antioxidanzien vor Schäden durch freie Radikale. Sie enthalten viele Nährstoffe, die für die Gesundheit des Gehirns notwendig sind, darunter Eisen, Zink, Betakarotin, Kalzium und Vitamin K. Beide sind reich an Magnesium und Kalium, die Depressionen lindern und positive Stimmungen fördern können.

Magnesium unterstützt die elektrische Aktivität im Gehirn und fördert so die kognitive Gesundheit und Leistungsfähigkeit. Es beruhigt die Nerven und entspannt die Muskeln. Zudem wird Magnesium zur Linderung von Angstzuständen und Depressionen eingesetzt. Bei Stress wird Magnesium schneller verbraucht, sodass es zu einem Mangelzustand kommen kann. Eine magnesiumreiche Ernährung hilft, eine Abwärtsspirale zu vermeiden, da ein Mangel den Körper zusätzlich belastet.

Kalium spielt eine wesentliche Rolle für das mentale Wohlbefinden, denn es sorgt für eine ausreichende Sauerstoffversorgung des Gehirns. Ein zu niedriger Kaliumspiegel wird mit Depressionen in Verbindung gebracht. Studien legen außerdem nahe, dass Kalium dem Gehirn hilft, das stimmungsregulierende Gewebshormon Serotonin richtig zu verwerten. Auch dies ist für das körperliche und psychische Wohlbefinden von Bedeutung.

EMPFOHLENE MENGE

In der Saison sollten Sie zwei bis dreimal pro Woche eine Portion (80–100 g) in den Speiseplan aufnehmen. Insgesamt werden sieben bis zehn Portionen Kohlgemüse pro Woche empfohlen.

ZUBEREITUNG

Brunnenkresse und Rucola sollten so frisch wie möglich verzehrt werden.

Pikantes Aroma im sättigenden Salat:
› *Mit Tomaten, Aubergine, Walnüssen und Ziegenkäse*

Für ein würziges Pesto eignen sich sowohl Brunnenkresse als auch Rucola.
› *50 g Brunnenkresse oder Rucola, 30 g gehackte Walnusskerne, 1 zerdrückte Knoblauchzehe, Abrieb von 1 Biozitrone und 1 EL Zitronensaft im Mixer grob pürieren und währenddessen etwas Olivenöl zugeben. Salzen und pfeffern.*

Auch gegart schmecken beide gut:
› *Größere Blätter in etwas Olivenöl dünsten und mit Pasta oder anderem gedünsteten Gemüse mischen. Rohe, frische Blätter eignen sich als Garnierung für Risotto.*

In einer Kartoffelsuppe:
› *Brunnenkresse blanchieren und kurz vor Ende der Garzeit zugeben, damit kein Chlorophyll verloren geht.*

WARNHINWEIS

Bei Schilddrüsenunterfunktion oder Einnahme von Blutverdünnern nur in Maßen verzehren. Im Zweifelsfall den Hausarzt fragen.

GRÜNKOHL

Es gibt zahlreiche Grünkohlsorten. Alle sind reich an Nährstoffen, die die geistige Gesundheit unterstützen. Grünkohl ist ein Gemüse mit einem außergewöhnlich hohen Nährstoffgehalt.

WIRKUNG

Grünkohl gilt wegen seines Nährstoffreichtums als Superfood. Er enthält beachtliche Mengen Vitamin K, Betakarotin und Vitamin C. Diese Antioxidanzien schützen das Gehirn vor Schäden durch Toxine. Außerdem ist Grünkohl reich an Eisen, Magnesium, Omega-3-Fettsäuren, Eiweiß und Ballaststoffen, die alle der Gesundheit des Gehirns zuträglich sind. Er punktet mit reinigendem Chlorophyll.

Chlorophyll stärkt die Leberfunktion, hilft beim Abbau von Giftstoffen und unterstützt die gesunde Darmflora. Eine träge Leber geht mit Stimmungsschwankungen und Reizbarkeit einher.

Es gibt zwei Formen von Vitamin K: K_1 und K_2. K_1 kommt in Pflanzen vor und Grünkohl ist eine der besten Quellen. K_2 kommt überwiegend in tierischen Lebensmitteln vor. Beide K-Vitamine sind Antioxidanzien, die für die Gesunderhaltung des Gehirns wichtig sind.

Betakarotin ist ein wichtiges Antioxidans, das in Pflanzen vorkommt. Wie andere Antioxidanzien hilft es, oxidativem Stress im Gehirn entgegenzuwirken, von dem man annimmt, dass er zum kognitiven Abbau beiträgt. Betakarotin wird in Vitamin A umgewandelt, das für eine gesunde Immunfunktion gebraucht wird.

EMPFOHLENE MENGE

Bei den wöchentlich sieben bis zehn Portionen sollte Grünkohl einbezogen werden. Eine Portion entspricht etwa 100 g.

ZUBEREITUNG

Dieses vielseitige Gemüse kann entsaftet, zum Aufbrechen der Zellstruktur geknetet, gebraten, gedünstet oder knusprig frittiert werden.

Mit gesundem Fett zubereiten, um die Aufnahme von Vitamin K_1 und Betakarotin zu verbessern:
› *Mit etwas Olivenöl und Wasser dünsten und mit einem pochierten Ei anrichten. Oder als Salat mit Avocado und geschälten Hanfsamen zubereiten.*

WARNHINWEIS

Bei Schilddrüsenunterfunktion oder Einnahme von Blutverdünnern nur in Maßen verzehren. Im Zweifelsfall den Hausarzt fragen.

IM FOKUS

Grünkohl

PORTRÄT

Das auffällige Kohlgewächs wird traditionell in kühlen Gegenden angebaut, weil es Frost gut verträgt.

EIGENSCHAFTEN

Grünkohl ist reich an antioxidativen Nährstoffen, die hauptsächlich in seinen Blättern gespeichert sind. Der regelmäßige Verzehr setzt das Risiko für chronische Entzündungen herab.

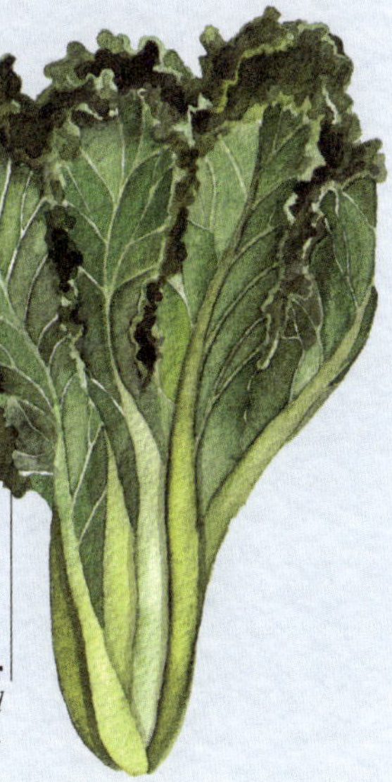

Die Blätter *sind dunkelgrün und dicht gekräuselt.*

WURZELN UND KNOLLEN

Weil Wurzeln und Knollen sich gut lagern lassen, dienen sie seit Jahrhunderten als Grundnahrungsmittel. Manche fungieren als Nährstoffspeicher für die Pflanze, andere bringen neue Pflanzen hervor. Die Wurzeln enthalten in der Regel einfache Kohlenhydrate, während Knollen komplexere Stärke enthalten. Beide sind reich an Ballaststoffen und sehr nahrhaft.

KAROTTE

Die orangefarbene Karotte ist eine unserer bekanntesten Gemüsesorten, aber auch ältere Sorten in Weiß, Violett, Rot und Gelb sind wieder im Kommen. Alle enthalten wertvolle Phytonährstoffe. Orangefarbene Karotten enthalten verschiedene Carotinoide, vor allem Betakarotin. Untersuchungen haben gezeigt, dass Menschen, die reichlich Obst und Gemüse in unterschiedlichen Farben essen, seltener an Depressionen leiden.

WIRKUNG

Antioxidanzien wie Vitamin C, Vitamin K und Phytonährstoffe beugen oxidative Schäden im Gehirn vor. Karotten enthalten zudem verschiedene B-Vitamine, die ein gesundes Nervensystem unterstützen. Sie versorgen den Körper mit Ballaststoffen und sind eine ausgezeichnete Quelle für Betakarotin.

Biotin gehört zu den B-Vitaminen, die daran beteiligt sind, Nahrung in Energie umzuwandeln. Es ist besonders nützlich für die Regulierung des Blutzuckerspiegels und hilft, Müdigkeit und Stimmungsschwankungen zu vermeiden. Das Gehirn verbraucht mehr Biotin als jedes andere Organ.

Betakarotin (auch: Provitamin A) ist ein Carotinoid mit starken antioxidativen Eigenschaften, die nachweislich Angstzustände und Depressionen lindern, indem sie oxidative Schäden reduzieren. Es gibt über 600 Carotinoide, aber der Körper wandelt nur drei in Vitamin A um. Betakarotin für sich ist kein essenzieller Nährstoff, aber Vitamin A ist wichtig für ein gesundes Immunsystem.

EMPFOHLENE MENGE

Nehmen Sie zwei Karotten (ca. 125 g Rohgewicht) als eine Ihrer täglichen Portionen an buntem Gemüse zu sich.

ZUBEREITUNG

Ob roh, gekocht oder als Saft: Karotten stecken voller wichtiger Vitamine und Mineralien für die Gesundheit.

Karottenmuffins mit Zimt und Ingwer stärken die Konzentration und lindern nervöse Anspannung. Allein der Duft macht gute Laune.

› *Vollkorndinkelmehl verwenden und mit Zimt und Ingwer würzen.*

Knackiger Salat:

› *Geraspelte Karotten mit Zitrone, Minze, schwarzem Pfeffer, Oliven und Olivenöl mischen. Fett ist nötig für die Umwandlung von Betakarotin in Vitamin A.*

REZEPT

Rote-Bete-Relish

3 mittelgroße Rote Beten und 5 cm frischen Meerrettich raspeln. Mit 1 EL Salz und je ¼ TL gemahlenen Nelken und geriebenem Sternanis mischen. Fest in ein Glas drücken, damit der Saft austritt. Die Roten Beten beschweren, damit sie von Flüssigkeit bedeckt bleiben. Zugedeckt bei Zimmertemperatur 1 Woche fermentieren. Das Glas verschließen und kühl aufbewahren.

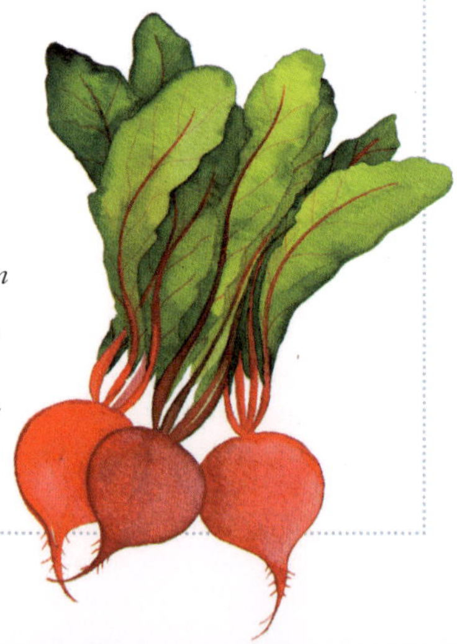

»Rote-Bete-Blätter enthalten wertvolle Phytonährstoffe für die Hirngesundheit.«

ROTE BETE

Rote Beten sind nicht immer rot, es gibt auch weiße, gelbe und gestreifte Sorten. Sie haben einen süßen, erdigen Geschmack, der bei roten Sorten am kräftigsten ist. Rote Beten enthalten viele nützliche Pflanzenstoffe, darunter Nitrate. Es wird im Körper in den Botenstoff Stickstoffmonoxid umgewandelt, das die Blutgefäße erweitert und so einen gesunden Blutfluss zum Gehirn unterstützt.

WIRKUNG

Rote Bete versorgt das Gehirn mit wichtigen Nährstoffen wie Folsäure, Vitamin C, Mangan, Kalium und Eisen. Ihr Inhaltsstoff Betain stärkt die Leberfunktion und wirkt entzündungshemmend. Ihre intensive Farbe verdanken die Roten Beten Inhaltsstoffen, die man Betalaine nennt.

Betalaine sind wasserlösliche Pigmente, die nur in wenigen Pflanzen vorkommen. Sie haben starke antioxidative Eigenschaften und können Giftstoffe neutralisieren. Sie schützen Gehirnzellen vor Entzündungen.

Folsäure wird für die Bildung von stimmungsregulierenden Neurotransmittern wie Dopamin und Serotonin benötigt. Folsäuremangel kann Depressionen begünstigen.

Mangan ist ein Bestandteil des starken antioxidativen Enzyms Superoxiddismutase (SOD), das hilft, das Gehirn vor freien Radikalen zu schützen. Diese Toxine können oxidative Schäden verursachen, die zu Krankheiten und Alterungserscheinungen führen.

EMPFOHLENE MENGE

Täglich ein Glas Rote-Bete-Saft oder zwei bis drei Knollen pro Woche verzehren.

ZUBEREITUNG

Probieren Sie verschiedene Zubereitungsarten! Roher Rote-Bete-Saft enthält besonders viele Betalaine, jedoch keine Ballaststoffe. Essbar sind auch die Blätter: Sie enthalten zahlreiche sekundäre Pflanzenstoffe, darunter die Carotinoide Zeaxanthin und Lutein, die wichtig für die Gesundheit des Gehirns sind.

Entsaften: Die Knollen vorher gründlich abbürsten, aber nicht schälen, damit keine Nährstoffe verloren gehen.
› *Allein oder mit anderen Zutaten, etwa Karotten oder Äpfeln*

Relish für die Darmgesundheit:
› *Siehe Rezept links unten*

Geraspelt als Beilage, mit Schale, um keine Ballaststoffe zu verschwenden. Mit Kürbiskernöl, das fördert die Serotoninausschüttung.
› *Geraspelte Rote Bete mit etwas Sojasauce und Kürbiskernöl anmachen.*

Für einen warmen Salat die Roten Beten in Scheiben schneiden und langsam im Ofen garen, statt sie in Wasser zu kochen.
› *Dazu passen Rucola und Feta.*

WARNHINWEIS

Rote Beten enthalten Oxalsäure, die bei empfindlichen Menschen die Bildung von Nierensteinen begünstigen kann. Bei Einnahme von Blutdrucksenkern Rote-Bete-Saft nur nach Rücksprache mit dem Arzt regelmäßig trinken.

SÜSSKARTOFFEL

Funde aus peruanischen Höhlen zeigen, dass Süßkartoffeln seit der Antike verzehrt werden. Es gibt weiße, orangefarbene und violette Sorten. Die orangefarbene Sorte ist eine der bekanntesten Quellen für Betakarotin, das im Körper in Vitamin A umgewandelt wird. Die violette Sorte enthält Anthozyane, die zu den Flavonoiden mit nennenswerten antioxidativen Eigenschaften gehören.

WIRKUNG

Süßkartoffeln sind ausgesprochen reich an Ballaststoffen und Betakarotin. Sie enthalten außerdem Cholin, das für das Wachstum und die Entwicklung des Gehirns wichtig ist, Mangan, das die Neurotransmitter unterstützt und das Gehirn vor Oxidation schützt, Magnesium, das das Gehirn beruhigt und die Entspannung fördert, und Kalium, das dafür sorgt, dass das Gehirn das »Glückshormon« Serotonin optimal verwertet.

Süßkartoffeln enthalten wasserlösliche und wasserunlösliche Ballaststoffe. Wasserlösliche Ballaststoffe bieten Nahrung für nützliche Darmbakterien, während wasserunlösliche Ballaststoffe den Transport von Speisebrei durch den Darm beschleunigen. Darüber hinaus enthalten Süßkartoffeln resistente Stärke, die den Verdauungstrakt unverändert passiert und im Dickdarm den Darmbakterien als Nahrung dient. Diese wiederum steigern die Produktion von kurzkettigen essenziellen Fettsäuren, die die Zellen der Darmwand gesund erhalten. Ballaststoffe und resistente Stärke tragen gleichermaßen dazu bei, den Blutzuckerspiegel stabil zu halten, was Stimmungsschwankungen vorbeugt und zur Ausgeglichenheit beiträgt.

➤ BITTE UMBLÄTTERN

Das Betakarotin in einer mittelgroßen Süßkartoffel deckt mehr als 400 Prozent des durchschnittlichen Tagesbedarfs. Der Überschuss ist für den Körper jedoch unbedenklich. Betakarotin hilft, freie Radikale zu reduzieren. So stärkt es die kognitive Leistungsfähigkeit und lindert Symptome von Angst und Depressionen.

EMPFOHLENE MENGE

Essen Sie so oft Sie mögen eine mittelgroße Süßkartoffel (ca. 150 g Rohgewicht). Es ist wichtig, Gemüse in möglichst unterschiedlichen Farben zu essen.

ZUBEREITUNG

Dämpfen, braten, backen, grillen oder pfannenrühren: Süßkartoffeln können auf vielfältige Weise zubereitet werden. Geben Sie immer etwas Fett dazu, um die Aufnahme von Betakarotin zu verbessern. Der größte Teil der Ballaststoffe und viele der Antioxidanzien in Süßkartoffeln befinden sich in der Schale.

Gebackene Süßkartoffel mit Füllung ist eine sättigende Mahlzeit, die den Blutzuckerspiegel lange stabil hält.

› ***Im Ofen backen, bis die Schale knusprig und das Innere weich ist. Salzen, pfeffern, etwas Butter zugeben und nach Belieben füllen.***

Süßkartoffelsuppe wärmt an kalten Tagen gut durch. Knoblauch verbessert die Blutversorgung des Gehirns. Hanföl verbessert die Aufnahme von Betakarotin und steuert wertvolle Omega-3-Fettsäuren bei, die ebenfalls wichtig für die Hirngesundheit sind.

› ***Reichlich gepressten Knoblauch zugeben und vor dem Servieren mit etwas Hanföl beträufeln.***

Sättigende Süßkartoffel mit Gemüse:

› ***Gebackene Süßkartoffel mit gedünstetem Grünkohl, einer Salsa aus schwarzen Bohnen und Avocado und einem Schuss Olivenöl anrichten.***

REZEPT

Selleriesalat

Bereiten Sie den Salat aus Knollensellerie mit den vier fettlöslichen Vitaminen A, D, K und E zu, die zusammenwirken und für eine gesunde Gehirnfunktion wichtig sind. Servieren Sie dünne Scheiben von Knollensellerie und Karotte in einer Mayonnaise aus Eiern und Olivenöl.

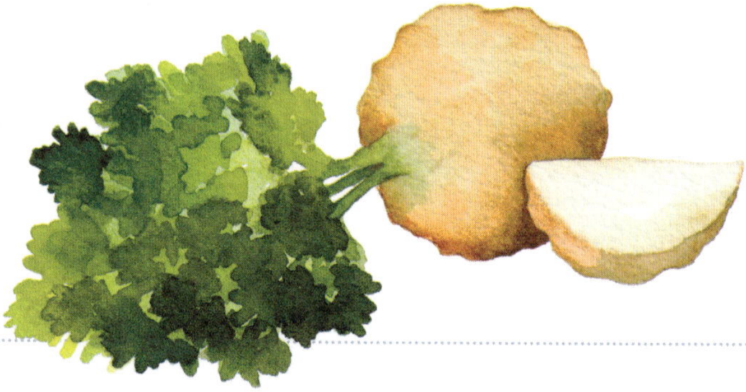

TOPINAMBUR

Topinambur ist eine mehrjährige Sonnenblumenart, die Knollen mit grauer, violetter oder rosa Schale und süßlich mildem Innerem bildet. Die Knollen enthalten den präbiotischen Ballaststoff Inulin, der die Darmflora gesund erhält. Ihre stärkehaltigen Ballaststoffe helfen, Blutzuckerspitzen zu vermeiden.

WIRKUNG

Topinambur enthält eine Reihe von Antioxidanzien, darunter Vitamin C und Carotinoide, die dem Körper Schutz vor Entzündungen bieten. Die Knollen sind reich an Mineralien, vor allem Kalium, Eisen und Kupfer, die wichtig für die geistige Gesundheit und die Gehirnfunktion sind. Zudem sind sie eine der besten Quellen für Inulin, einem präbiotischen Ballaststoff, der vor allem einen wichtigen Beitrag zur Gesundheit der Darmflora leistet.

Inulin kommt in verschiedenen Pflanzen vor und gehört zu einer Gruppe von Ballaststoffen, die als Fructo-Oligosaccharide bekannt sind. Das Präbiotikum wird nicht im Dünndarm absorbiert, sondern gelangt in den Dickdarm, wo es nützliche Darmbakterien ernährt. Inulin fördert selektiv das Wachstum von Bifidobakterien und Laktobazillen. Diese tragen zur Aufrechterhaltung eines gesunden Darms bei, der wiederum über die Gehirn-Darm-Achse eine entscheidende Rolle für die Gehirnfunktion spielt und beispielsweise hilft, die Stressreaktion zu regulieren.

Eisen wird benötigt, um die roten Blutkörperchen zu bilden, die den Sauerstoff durch den Körper transportieren. Bei Eisenmangel ist die Sauerstoffversorgung der Zellen beeinträchtigt, was zu Müdigkeit führt und die Fähigkeit einschränkt, mit Stress und Angstgefühlen umzugehen.

Kalium spielt ebenfalls für die optimale Sauerstoffversorgung des Gehirns eine Rolle. Es trägt zur Aufrechterhaltung eines gesunden Blutdrucks bei, was wiederum hilft, Stress und Ängste zu reduzieren.

EMPFOHLENE MENGE

Wenn Darmbakterien das Inulin verstoffwechseln, kann es zu Blähungen kommen. Wer dazu neigt, reduziert den Verzehr auf ein bis zwei Portionen (à 75 g Rohgewicht) pro Woche.

ZUBEREITUNG

Unregelmäßig geformte Knollen, die sich schlecht schälen lassen, backen Sie am besten zusammen mit anderen Gemüsesorten im Ofen als nährstoffreiche Beilage, etwa als mediterrane Gemüsemischung. Glattere Sorten, die sich leicht schälen lassen, können Sie zu Suppen und Dips pürieren.

Mit anderen antioxidativen Gemüsearten zusammen essen, um nervöse Anspannung zu lindern. Karotten etwa reduzieren die blähende Wirkung erheblich.

› *Pürierte Suppe aus Topinambur und Karotten*

Milchsauer eingelegt: Durch die Milchsäuregärung wird Inulin abgebaut, sodass der Topinambur weniger Blähungen verursacht und allgemein besser verdaulich ist.

› *Topinambur mit Knoblauch und Chili eine Woche fermentieren lassen. Zu gedünstetem Gemüse oder Reisgerichten servieren oder in Wraps geben.*

Im Ofen backen, am besten mit Schale, damit die Knollen in Form bleiben.

› *Mit Shiitake, Grünkohl und Walnüssen kombinieren für eine Extraportion Gehirnnährstoffe.*

WARNHINWEIS

Menschen mit Reizdarmsyndrom sollten Topinambur mit Vorsicht genießen, weil es neben Blähungen auch zu Bauchschmerzen und anderen Beschwerden kommen kann.

»Präbiotische Ballaststoffe in Topinambur dienen den guten Darmbakterien als Nahrung.«

KNOLLENSELLERIE

Knollensellerie hat einen nussigen Geschmack und eine knackige Konsistenz. Essbar sind auch die jungen, frischen Stängel und Blätter. Die Knollen enthalten wertvolle Ballaststoffe, die den Darm gesund halten.

WIRKUNG

Knollensellerie enthält Antioxidanzien, die unsere Zellen schützen, indem sie freie Radikale unschädlich machen. Er ist besonders reich an Vitamin K und C.

Vitamin K ist die Bezeichnung für eine Gruppe von fettlöslichen Vitaminen. Vitamin K_1 wird von Pflanzen produziert, K_2 kommt in tierischen und fermentierten Lebensmitteln vor. Obwohl die beiden Typen unterschiedliche Aufgaben haben, kann K_1 im Körper in K_2 umgewandelt werden. Vitamin K ist an der Produktion von Sphingolipiden beteiligt, einem Hauptbestandteil der Myelinscheide um die Nerven.

Vitamin C ist für die Gesundheit des Gehirns unerlässlich. Die höchste Konzentration von Vitamin C findet sich im Gehirn. Vitamin C ist ein Antioxidans und wird außerdem benötigt, um Dopamin in das stimmungsstabilisierende Serotonin umzuwandeln.

EMPFOHLENE MENGE

Kann im Rahmen einer abwechslungsreichen Gemüseversorgung beliebig oft gegessen werden. Eine Portion entspricht etwa 125 g Rohgewicht.

ZUBEREITUNG

Knollensellerie kann roh oder gegart genossen werden, beispielsweise im Salat, gestampft, im Ofen gebacken oder in Eintöpfen. Roh ist der Vitamin-C-Gehalt am höchsten.

Selleriereis ist eine gesunde Alternative zu Reis. Miso steuert nützliche Bakterien bei.

› *Fein raspeln und mit etwas unpasteurisierter weißer Misopaste mischen.*

Als Suppe mit einer Extraportion Antioxidanzien:

› *Selleriesuppe mit Kurkuma würzen, um noch mehr für die Gehirngesundheit zu tun.*

Als knackiger Rohkostsalat:

› *Siehe Rezept links oben*

WARNHINWEIS

Allergien gegen Sellerie kommen vor. Meist fallen die Symptome leicht aus, es kann aber auch zu starken Beschwerden oder gar zum anaphylaktischen Schock kommen.

MYELINSCHEIDE

Myelin ist eine Art Isolierschicht, die unsere Nerven umgibt. Es sorgt für die reibungslose Impulsübermittlung und ist darum unerlässlich für die Gehirnfunktion.

SPROSS- UND ZWIEBELGEMÜSE

Phytonährstoffe sind die Abwehrstoffe von Pflanzen gegen Krankheiten und Schädlinge, deren Wirkung wir uns zunutze machen, indem wir sie verzehren. Sprossgemüse enthält viele solcher Stoffe, vor allem antioxidative und entzündungshemmende Flavonoide, die unsere allgemeine Gesundheit unterstützen, indem sie schädlichen Entzündungen in Körper und Gehirn vorbeugen.

SPARGEL

Frischer Spargel ist ein saisonaler Genuss. Es gibt drei Hauptsorten von Spargel: grüner, der hauptsächlich in Großbritannien und Amerika angebaut wird, violetter, meist aus Frankreich, sowie weißer aus Deutschland und den Niederlanden. Violetter Spargel enthält Anthocyane, die helfen, den altersbedingten Abbau der Gehirnfunktion zu verlangsamen. Grüner Spargel enthält mehr Antioxidanzien als weißer.

WIRKUNG

Spargel enthält eine Reihe von B-Vitaminen, den präbiotischen Ballaststoff Inulin und verschiedene Phytonährstoffe mit antioxidativer Wirkung. Er ist eines der wenigen pflanzlichen Lebensmittel, die bioverfügbares Glutathion enthalten, ein lebenswichtiges Antioxidans, das besonders effizient freie Radikale unschädlich macht. Außerdem versorgt Spargel den Körper mit Vitamin K, Selen und den Vitaminen C und E.

Inulin ist ein präbiotischer Ballaststoff, der den nützlichen Darmbakterien Nahrung bietet. Wenn die guten Bakterien gedeihen und sich vermehren, halten sie schädliche Bakterien in Schach. Inulin hilft, Abfallstoffe effizient durch den Körper zu transportieren und den Verdauungstrakt gesund zu halten.

Jedes B-Vitamin hat seine eigene Funktion, arbeitet aber auch mit den anderen B-Vitaminen zusammen. Die B-Vitamine spielen eine wichtige Rolle für Gesundheit und Vitalität. Sie sind an der Energiegewinnung aus der Nahrung beteiligt, und da das Gehirn mehr Energie braucht als jedes andere Organ, ist es in besonderem Maß auf die B-Vitamine angewiesen. Sie sind außerdem an der DNA- und RNA-Synthese beteiligt und regulieren den Stoffwechsel von Neurotransmittern. Vitamin-B-Mangel kann die normale Gehirnfunktion beeinträchtigen.

EMPFOHLENE MENGE

In der Saison zwei bis drei Mal wöchentlich eine Portion (8 Stangen) essen.

ZUBEREITUNG

Spargel kann roh, gedünstet oder gebraten serviert werden. Die holzigen Enden vor der Zubereitung abschneiden. Um ihn aufzubewahren, stellt man ihn am besten aufrecht in ein Gefäß mit Wasser.

Mit Eiern als gesundes Frühstück. Eier enthalten Vitamin B_{12}. Die beiden Zutaten stellen also die gesamte Vitamin-B-Familie bereit.

› *Zum Sonntagsfrühstück gedünsteten Spargel mit einem pochierten Ei servieren.*

Köstlich zu edlem Fisch: Lachs stärkt das Gehirn mit Omega-3-Fettsäuren.

› *Spargel mit pochiertem Lachs servieren.*

Als Salat mit Avocado: Gesunde Fette in Avocado und Olivenöl sorgen dafür, dass die fettlöslichen Vitamine A und K im Spargel besser aufgenommen werden.

› *Siehe Rezept rechts*

»Wegen des hohen Wassergehalts ist Stangensellerie ein gesunder Snack, der die Hydrierung des Gehirns verbessert.«

REZEPT

Spargelsalat mit Avocado

Mit einem Sparschäler einige Spargelstangen in dünne Bänder schneiden. Mit gewürfelter Avocado und Frühlingszwiebeln mischen. Mit Zitronensaft und etwas hochwertigem Olivenöl beträufeln.

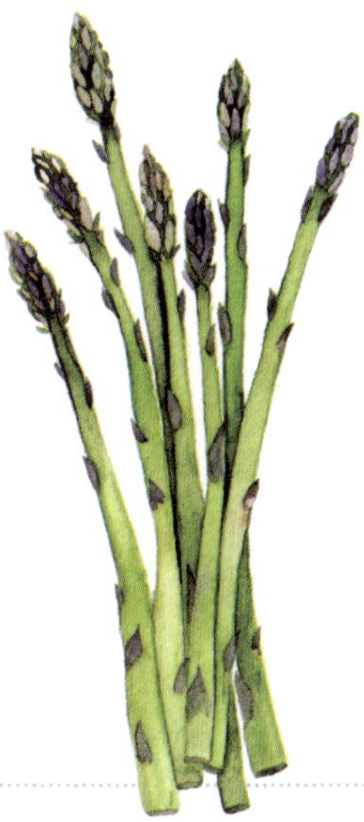

STANGENSELLERIE

(Staudensellerie) Außer den saftigen, knackigen Stangen sind auch die petersilienähnlichen Blätter essbar. Der Geschmack ist leicht bitter und dezent salzig. Stangensellerie enthält Pektin, das als wasserlöslicher Ballaststoff nützlichen Bakterien als Nahrung dient und damit für ein gesundes Darmmikrobiom sorgt. Dieses unterstützt das mentale Wohlbefinden, da Darm und Hirn über den Vagus miteinander in Verbindung stehen.

WIRKUNG

Stangensellerie hat einen hohen Wassergehalt und liefert verschiedene nützliche Pflanzenstoffe, darunter das Flavonoid Luteolin, sowie Vitamin K, Molybdän und Folsäure.

Luteolin hilft nachweislich, das Gehirn vor Entzündungen und oxidativem Stress zu schützen. Es wird auch angenommen, dass es den »Nebel im Kopf« reduziert, der mit entzündlichen Prozessen im Gehirn einhergeht.

Molybdän reguliert den Schwefelhaushalt im Körper. Schwefel hilft dem Organismus, natürliche Antioxidanzien zu produzieren und ein gesundes Bindegewebe aufzubauen.

Alle Zellen des Körpers brauchen Wasser, das ihnen auch mit wasserhaltigem Gemüse zugeführt werden kann. Wenn das Gehirn optimal hydriert ist, kann es Nährstoffe aufnehmen und Giftstoffe effizient abbauen. Bei unzureichender Wasserversorgung kann unser Gehirn nicht richtig funktionieren, was zu kognitiven Problemen führt. Achtung: Das Durstgefühl setzt erst ein, wenn der Körper bereits dehydriert ist.

EMPFOHLENE MENGE

Regelmäßig einige Stangen knabbern.

ZUBEREITUNG

Sellerie gehört neben Karotten und Lauch oder Zwiebeln zum klassischen Suppengemüse, mit dem Brühen aromatisiert werden. Die knackigen Stangen schmecken aber auch roh ausgezeichnet.

Erfrischender Saft gegen Stress: Stangensellerie versorgt den Körper mit Wasser und unterstützt den Nährstofftransport im Körper.

› *Wer Stangensellerie nicht so gern mag, kann ihn mit Karotten, Blattgemüse, Paprika und Zitrone mischen.*

Gute-Laune-Salat mit verschiedenen stimmungsaufhellenden Zutaten:

› *Einige Stangen Sellerie, einen Apfel und eine Rote Bete würfeln. Geraspelte Karotten zugeben und alles mit einem Dressing aus Tamari und Walnussöl mischen.*

WARNHINWEIS

Allergien gegen Sellerie kommen leider relativ häufig vor. Meist fallen die Symptome leicht aus, es kann aber auch zu stärkeren Beschwerden und sogar zum anaphylaktischen Schock kommen.

FENCHEL

Fenchel hat einen unverwechselbaren Anisgeschmack und eine knackige Konsistenz. Alle Teile der Pflanze sind essbar. Der Spross ist eher faserig und hat einen kräftigeren Geschmack, während das Grün sehr zart ist. Die »Knolle« besteht eigentlich aus verdickten Blättern. Sie steckt voller entzündungshemmender Antioxidanzien.

WIRKUNG

Fenchel enthält viel Vitamin C sowie Folsäure und den Phytonährstoff Rutin. Außerdem liefert er Mangan, das hilft, das Gehirn vor schädlichen freien Radikalen zu schützen, Kalium, das die Signalübertragung im Gehirn unterstützt und damit positive Gedanken und Gefühle fördert; sowie Magnesium, das eine ausgleichende Wirkung auf den Körper hat.

Folsäure wird zum Abbau von Homocystein benötigt, einer Aminosäure, die bei biochemischen Vorgängen im Körper entsteht. Ein Übermaß an Homocystein kann Symptome wie Schwindel, Müdigkeit und Stimmungsschwankungen hervorrufen.

➤ BITTE UMBLÄTTERN

Vitamin C spielt bei der Produktion von Neurotransmittern eine Rolle, die im Gehirn Angst, Glück und Stimmungen regulieren. Es ist bekannt, dass dieser stressabbauende Nährstoff sowohl die physischen als auch die psychischen Auswirkungen von Stress reduziert. Menschen mit einem hohen Vitamin-C-Spiegel können besser mit Stress umgehen. Da unser Körper Vitamin C nicht selbst herstellen oder speichern kann, müssen wir es täglich mit der Nahrung aufnehmen.

Rutin stärkt die Blutgefäße und verbessert die Durchblutung. Es ist ein starkes Antioxidans, das Entzündungen vorbeugt und das Gehirn schützt.

EMPFOHLENE MENGE

Fenchel sollte regelmäßig auf dem Speiseplan stehen. Eine mittelgroße Knolle entspricht einer Portion.

ZUBEREITUNG

Der Anisgeschmack ist bei rohem Fenchel besonders ausgeprägt. Milder wird er, wenn man das Gemüse dünstet, schmort oder brät.

Fermentierter Fenchel stärkt die Darmflora mit gesunden Bakterien. Fenchel kann zusammen mit Weißkohl angesetzt werden.

› *Gehobelten Fenchel und Weißkohl mit Salz und Gewürzen in ein Glas drücken, bis Saft austritt. Beschweren, damit die Zutaten untergetaucht bleiben, eine Woche bei Zimmertemperatur fermentieren. In verschlossenen Gläsern kühl aufbewahren.*

Walnüsse liefern Alpha-Linolensäure (ALA) – eine essenzielle Fettsäure, die für ein gesundes Gehirn benötigt wird.

› *In einer Fenchelsuppe sorgen Walnusskerne nicht nur für knackigen Biss, sondern auch für Extranährstoffe.*

Geschmorter Fenchel mit stimmungsaufhellenden Zutaten:

› *Fenchel langsam mit Karotten und Schalotten schmoren.*

Gemüsepfanne mit vielen Antioxidanzien und entzündungshemmenden Pflanzenstoffen:

› *Stücke von Fenchel, roten Zwiebeln, Paprika und Tomaten im Wok braten.*

KNOBLAUCH

Knoblauch ist aus dem meisten Esskulturen nicht wegzudenken. Seinen Geschmack verdankt er vor allem Schwefelverbindungen. Der regelmäßige Verzehr von Knoblauch hat nachweislich eine positive Wirkung auf die körperliche Gesundheit: Knoblauch reguliert den Blutdruck, stärkt das Immunsystem und senkt das Risiko von Herzerkrankungen. Eine schlechte körperliche Gesundheit kann Angst und Stress verursachen und letztlich zu psychischen Problemen führen.

IM FOKUS

Knoblauch

PORTRÄT

Wie Schalotten, Lauch und Schnittlauch ist auch Knoblauch mit der Zwiebel verwandt.

EIGENSCHAFTEN

Knoblauch wirkt entzündungshemmend, stärkt das Immunsystem und reguliert den Cholesterinspiegel.

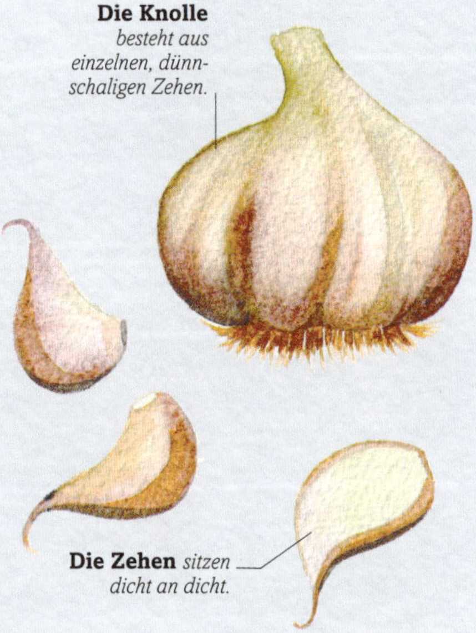
Die Knolle *besteht aus einzelnen, dünnschaligen Zehen.*
Die Zehen *sitzen dicht an dicht.*

WIRKUNG

Knoblauch enthält eine Vielzahl wichtiger Nährstoffe wie Mangan, Selen und antioxidatives Vitamin C. Es sind jedoch die schwefelhaltigen Verbindungen im Knoblauch, die für unsere Gesundheit und unser Wohlbefinden so immens wichtig sind.

»Knoblauch tut Körper und Geist gut, weil er das Immunsystem stärkt.«

Schwefel spielt eine entscheidende Rolle für die Gesundheit, und Knoblauch enthält ihn in mehreren Formen. Die therapeutische Wirkung von Allicin in rohem, zerkleinertem Knoblauch ist gut erforscht. Durch das Zerkleinern oder Kauen von rohem Knoblauch wird das Enzym Allicinase freigesetzt, das die Verbindung Alliin im Knoblauch in Allicin umwandelt. Allicin wirkt entzündungshemmend und schützt den Körper vor schädlichen freien Radikalen. Knoblauch enthält auch mehrere schwefelhaltige Aminosäuren, darunter Cystein und Methionin. Darüber hinaus wird Schwefel für die Synthese des gehirnschützenden Antioxidans Glutathion benötigt.

EMPFOHLENE MENGE

Möglichst täglich eine rohe Knoblauchzehe essen und regelmäßig mit Knoblauch kochen.

ZUBEREITUNG

Die therapeutische Wirksamkeit ist am besten, wenn man Knoblauch roh isst. Wenn Sie mit Knoblauch kochen, zerkleinern Sie ihn zuerst und lassen Sie ihn dann 10 Minuten ruhen, bevor Sie ihn dem Gericht hinzufügen. Durch Hitze wird das Enzym Allicinase zerstört, und die Ruhezeit von gehacktem oder zerkleinertem Knoblauch gibt dem Allicin Zeit, sich vor dem Kochen zu bilden. Während der Ruhezeit entstehen außerdem weitere nützliche Schwefelverbindungen. Allicin ist für kurze Zeit recht hitzetolerant, es bleibt also auch verfügbar, wenn Knoblauch erst kurz vor Ende der Garzeit an eine Speise gegeben wird.

Frühstückssaft mit Knoblauchkick aus aromatischen Zutaten mit vielen Antioxidanzien: Diese Mischung bringt Morgenmuffel auf Trab.
› *Rote Paprika, Tomate, Chili, Knoblauch und Basilikum*

Pesto mit Knoblauch, Basilikum und Walnüssen: Basilikum regt den Geist an, Walnüsse enthalten wertvolle Alpha-Linolensäure.
› *Rohen Knoblauch zu den Pestozutaten geben und alles glatt pürieren.*

ZWIEBEL

Zwiebeln gehören zu den ältesten Kulturpflanzen der Welt und werden seit Jahrtausenden als Nahrung und Medizin verwendet. Sie enthalten viele antioxidative und entzündungshemmende Stoffe und sind in verschiedenen Größen und Geschmacksvarianten erhältlich, von der Gemüsezwiebel bis zur Schalotte, von süß bis scharf. Für den unverwechselbaren Geschmack sorgen auch hier Schwefelverbindungen.

WIRKUNG

Der Gesundheitswert von Zwiebeln beruht maßgeblich auf Vitamin C und anderen Antioxidanzien sowie dem Pflanzenstoff Quercetin. Rote Zwiebeln enthalten auch Anthocyane. Weitere Inhaltsstoffe sind Vitamin B_6, Biotin und Kupfer.

Quercetin ist wertvolles Flavonoid. Studien haben gezeigt, dass es für den Schutz des Gehirns vor oxidativem Stress und Entzündungen eine Rolle spielt. Zudem können Flavonoide aus der Nahrung vorbeugend gegen die Alzheimer-Krankheit wirken.
Alle B-Vitamine spielen eine wichtige Rolle im zentralen Nervensystem und helfen, das emotionale Gleichgewicht zu erhalten. Vitamin B_6 ist an der Produktion von Hämoglobin beteiligt, dem Blutprotein, das Sauerstoff zum Gehirn und durch den Körper transportiert. Biotin wird für die Aufrechterhaltung des Blutzuckerspiegels benötigt und hilft, Müdigkeit und Stimmungsschwankungen zu vermeiden.
Kupfer ist notwendig für die Aktivierung bestimmter Enzyme im Gehirn, darunter Dopamin. Ein niedriger Dopaminspiegel kann die Stimmung negativ beeinflussen.

OPTIMALE LAGERUNG

Zwiebeln und Knoblauch kühl und dunkel lagern. In Papier eingewickelt – mit Luftlöchern – halten sie sogar noch länger.

EMPFOHLENE MENGE

Versuchen Sie, jeden Tag eine Zwiebel auf den Speiseplan zu setzen.

ZUBEREITUNG

Zwiebeln sind als Geschmackszutat in sehr vielen Gerichten enthalten. Roh sind sie knackig und scharf, gekocht sind sie weich und mild, und karamellisiert sind sie umwerfend süßlich.

Eine Guacamole ist ein herrliches Sommergericht mit vielen gesunden Zutaten.
› *Die Guacamole aus roten Zwiebeln, Tomaten, Avocados und Jalapeños zubereiten.*
Im Ganzen backen. Viele Nährstoffe befinden sich in der Schale oder direkt darunter. Gebackene Zwiebeln sind gut für das Herz, das Immunsystem und die Stimmung.
› *Nur die Spitze abschneiden, dann die ungeschälten Zwiebeln langsam im Ofen garen, bis sie weich und mild sind.*

FRUCHT- UND BLÜTENGEMÜSE

Manche Gemüsearten sind im botanischen Sinn eigentlich Früchte, also Pflanzenorgane, die Samen enthalten. Von anderen Arten kann man sogar die Blüten essen. Am bekanntesten sind wohl Artischocken.

ROTE PAPRIKA

Alle Paprika- und Chilisorten gehören zur Pflanzengattung *Capsicum*. Milde Gemüsepaprika gibt es in verschiedenen Farben, von Grün über Gelb und Orange bis Rot und Violett. Die Farbe sagt etwas über den Reifegrad aus. Grüne Paprika wird früher geerntet. Rote Paprika reift am längsten an der Pflanze und hat den höchsten Nährstoffgehalt.

WIRKUNG

Rote Paprika sind reich an Vitamin C und Carotinoiden, von denen viele potente Antioxidanzien sind. Sie enthalten außerdem Vitamin B_6 und Folsäure, die eine wichtige Rolle für die Gesundheit des Gehirns spielen. Ein Mangel an einem der B-Vitamine kann sich negativ auf die Gesundheit des Gehirns auswirken.

Vitamin C ist ein hochwirksames Antioxidans, das wir täglich mit der Nahrung zu uns nehmen müssen. Eine rote Paprika deckt bereits mehr als 200 Prozent unseres täglichen Vitamin-C-Bedarfs. Vitamin C schützt vor Zellschäden durch freie Radikale. Nirgends im Körper ist die Vitamin-C-Konzentration und der Bedarf so hoch wie im Gehirn. Dieser stressabbauende Nährstoff hilft unserem Körper, besser mit den schädlichen Auswirkungen von Stress umzugehen. Eisenhaltiges Gemüse sollte unbedingt zusammen mit Vitamin C gegessen werden, weil das Vitamin die Bioverfügbarkeit von Eisen verbessert. Studien deuten darauf hin, dass Menschen mit Eisenmangel anfälliger für Depressionen sind.

Carotinoide – die Pigmente in Pflanzen, die leuchtend orange, rote und gelbe Farben erzeugen – sind reichlich in roter Paprika enthalten. Sie besitzen stark antioxidative Wirkung und stehen in dem Ruf, dem kognitiven Leistungsabbau vorzubeugen.

EMPFOHLENE MENGE

Essen Sie in der Saison ruhig täglich eine kleine (oder eine halbe große) Paprika. Achten Sie immer darauf, Gemüse in verschiedenen Farben zu essen.

ZUBEREITUNG

Rote Paprika schmecken roh als Snack (mit Dips), in Salaten und sogar als Saft. Gegrillt oder im Ofen gebacken tritt ihre natürliche Süße stärker hervor. Rohe Paprika enthält mehr Vitamin C, weil dieses Vitamin durch Hitze zerstört wird. Carotinoide hingegen sind nach dem Garen besser verfügbar.

REZEPT

Kürbissalat

1 Butternusskürbis schälen, würfeln und entkernen. 25–30 Minuten bei 200 °C im Ofen backen. Mit gedünstetem Brokkoli, Quinoa, Avocado und Oliven mischen und mit einem Knoblauchdressing servieren.

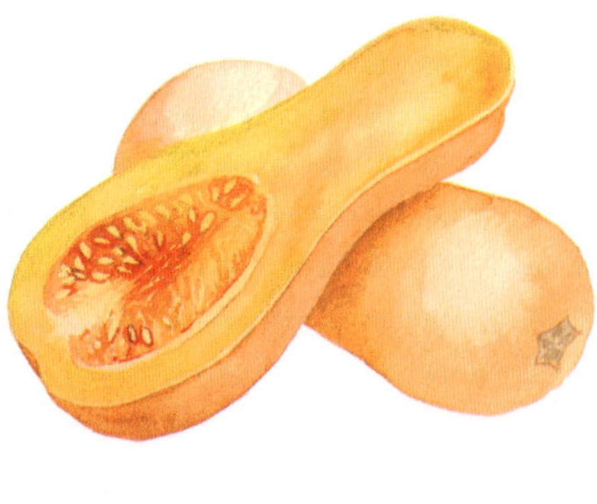

»Vitamin C, das die Gehirnfunktion in besonderem Maß stärkt, ist in roter Paprika reichlich enthalten.«

Regenbogen-Superdrink mit vielen wertvollen Nährstoffen:

› *1 entkernte rote Paprika, 1 Rote Bete, 2 Karotten (gewaschen, ungeschält), 1 Handvoll Spinat und 2 dicke Scheiben Zitrone mit Schale im Mixer pürieren.*

Antioxidanzien-Gazpacho:

› *Rote Paprika, Tomaten, Zwiebel und Knoblauch im Mixer pürieren. Bei Bedarf etwas Wasser zugeben. Kalt mit Basilikum servieren.*

Paprika mit Blattgemüse für bessere Eisenaufnahme:

› *Ofenpaprika mit gedünstetem Blattgemüse anrichten. Mit Hanfsamen bestreuen, die mit essenziellen Fettsäuren das Gehirn zusätzlich unterstützen.*

WARNHINWEIS

Paprika gehören, ebenso wie Tomaten, Kartoffeln und Auberginen, zu den Nachtschattengewächsen. Sie können eventuell Beschwerden bei rheumatoider Arthritis verstärken.

KNACKIGKEIT

Paprika trocken schnell aus und werden weich, sobald sie aufgeschnitten sind. Darum erst unmittelbar vor der Zubereitung zerkleinern.

BUTTERNUSS-KÜRBIS

Kürbispflanzen sind Rankgewächse. Der Butternusskürbis mit seiner unverwechselbaren Form wird wegen seiner kompakten Größe, seiner dünnen essbaren Schale und seines milden Geschmacks geschätzt. Seine essbaren Kerne enthalten viel Vitamin E. Das orangefarbene Fruchtfleisch verrät, dass es viele Antioxidanzien und entzündungshemmende Carotinoide enthält.

WIRKUNG

Butternusskürbis ist reich an Ballaststoffen, die den Darm gesund erhalten und über die Darm-Hirn-Achse auch wichtig für eine gesunde Gehirnfunktion sind. Er ist ferner eine hervorragende Quelle für Vitamin B_6, Vitamin B_2, Folsäure und Pantothensäure, die helfen können, Müdigkeit zu reduzieren und eine schlechte Stimmung zu heben. Besonders reich ist er an antioxidativen Carotinoiden.

Die vier wichtigsten Carotinoide im Butternusskürbis sind Alpha-Carotin, Betakarotin, Lutein und Zeaxanthin. Betakarotin und in geringerem Maße Alpha-Carotin werden im Körper zu Vitamin A umgewandelt. Es stärkt die Sehkraft, die Zellkommunikation und das Immunsystem, das durch chronischen Stress beeinträchtigt werden kann. Lutein und Zeaxanthin sind wichtig für die Gesundheit der Augen, aber neuere Forschungen legen nahe, dass sie auch für die Gesundheit unseres Gehirns von Bedeutung sind. Lutein soll Lernfähigkeit und Gedächtnisleistung positiv beeinflussen, denn es besitzt entzündungshemmende Eigenschaften. Wahrscheinlich können entzündliche Prozesse im Körper die Funktion des Hippocampus, der am Gedächtnis beteiligt ist, beeinträchtigen.

Vitamin B_6 ist, wie alle Vitamine der B-Gruppe, sehr wichtig für unser geistiges Wohlbefinden. Es wird für die Synthese zahlreicher Neurotransmitter benötigt, wie z. B. Serotonin, das uns hilft, mit Frustration und Stress umzugehen, sowie Dopamin, das ein Gefühl von Vitalität erzeugt und die Stimmung hebt.

EMPFOHLENE MENGE

150 g Butternusskürbis können täglich verzehrt werden. Achten Sie aber immer darauf, Gemüse in verschiedenen Farben zu essen.

ZUBEREITUNG

Der festfleischige Butternusskürbis kann gedünstet, gestampft und – mit oder ohne Schale – im Ofen gegart werden. Das gewürfelte Fruchtfleisch bleibt auch gegart gut in Form und eignet sich hervorragend für pikante Currys.

Ofenkürbis mit Haselnussmus: Das Fett aus den Nüssen ist wichtig, damit der Körper die Carotinoide optimal aufnehmen kann.

› *Haselnussmus als Dip zu den gebackenen Kürbiswürfeln servieren.*

Salat für Immunsystem und gute Laune:

› *Siehe Rezept links unten*

Bei hartnäckiger Anspannung können zusätzliche revitalisierende, beruhigende Zutaten helfen:

› *Kürbiswürfel in Olivenöl dünsten und mit Ingwer, Chili und Basilikum aromatisieren.*

TOMATE

Tomaten müssen nicht immer rot sein, außerdem gibt es sie in verschiedenen Größen und Formen – von Kirschtomaten im Bonbonformat bis zu faustgroßen Fleischtomaten. Der Nährstoffgehalt hängt von der Sorte ab, aber auch von der Anbauweise und dem Reifegrad bei der Ernte. Besonders hoch ist er bei Tomaten, die an der Pflanze voll ausgereift sind und bald nach der Ernte verzehrt werden.

IM FOKUS

Artischocke

PORTRÄT

Dieses attraktive Gemüse war schon bei den Griechen und Römern beliebt. Die meisten Artischocken werden heute im Mittelmeerraum angebaut.

EIGENSCHAFTEN

Artischocken sind nicht nur reich an Antioxidanzien, sondern können auch helfen, stressbedingte Verdauungsprobleme zu lindern.

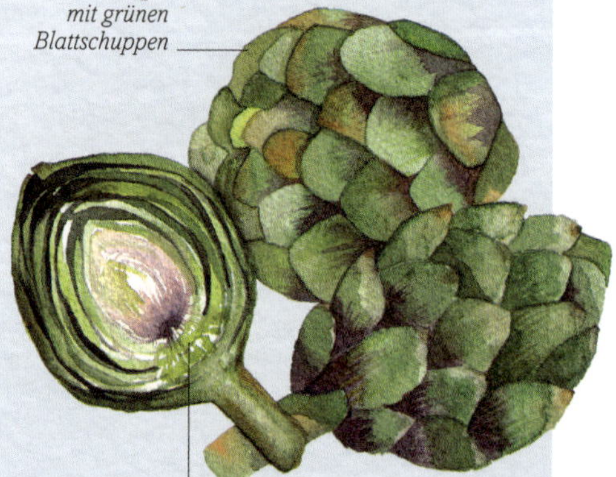
Blütenknospe *mit grünen Blattschuppen*
Das Herz *im Inneren ist besonders fleischig.*

WIRKUNG

Tomaten haben einen hohen Wassergehalt und sind im frischen Zustand besonders feuchtigkeitsspendend. Eine ausreichende Flüssigkeitszufuhr ist wichtig für unsere körperliche und geistige Gesundheit, da sie die Gehirnfunktion unterstützt und uns energiegeladen und wach hält. Tomaten versorgen den Körper mit den Vitaminen C und K, Biotin und Kalium. Sie sind reich an Carotinoiden und enthalten das Antioxidans Lycopin.

Biotin (Vitamin B_7) gehört zum Vitamin-B-Komplex, der unser Gehirn schützt, unser Gedächtnis verbessert und uns hilft, eine positive Einstellung zu bewahren. Biotinmangel kann zu Antriebslosigkeit und Depression führen.

Lycopin hemmt als starkes Antioxidans die Oxidation der mehrfach ungesättigten Fette im Gehirn und schützt das Gehirn vor entzündlichen Prozessen. Lycopin wird vom Körper besser aufgenommen, wenn es zusammen mit Fett verzehrt wird. Außerdem ist es in gekochten Tomatenprodukten wie Tomatenmark und -sauce besser verfügbar.

Kalium ist unerlässlich für den Elektrolythaushalt und die Aktivität der Nervenzellen im Gehirn. Ein niedriger Kaliumspiegel macht das Gehirn träge und »neblig« und kann langfristig auch zu Depressionen führen. Konzentrierte Tomatenprodukte wie Tomatenmark sind besonders reich an Kalium.

»Unser Gehirn braucht Wasser, das in frischen Tomaten reichlich enthalten ist.«

EMPFOHLENE MENGE

Planen Sie ruhig täglich eine normale oder 8 Kirschtomaten ein. Wichtig ist jedoch immer, Gemüse in möglichst verschiedenen Farben zu essen.

ZUBEREITUNG

Tomaten sind eine Grundzutat für unzählige Gerichte. Kochen Sie in der Saison Tomatensauce für den Vorrat.

Die Haut unbedingt mitessen, weil sie wertvolle sekundäre Pflanzenstoffe enthält.

› ***Salsa aus gewürfelten frischen Tomaten, roten Zwiebeln, Knoblauch, Chili, Koriander und Limettensaft***

Die Aufnahme der Carotinoide in Tomaten wird durch etwas gesundes Fett noch verbessert.

› ***Tomatenscheiben mit Olivenöl, Basilikum, Salz und schwarzem Pfeffer anmachen.***

Lycopin ist in gegarten Tomaten besser verwertbar.

› ***Tomaten mit Öl und Kräutern im Ofen garen.***

WARNHINWEIS

Tomaten gehören zu den Nachtschattengewächsen, die Beschwerden bei rheumatoider Arthritis verstärken können. Allergien kommen vor, sind aber selten.

AVOCADO

Avocados wachsen in tropischem und mediterranem Klima. Die am häufigsten angebaute Sorte ist »Hass«. Ihr cremiges Fruchtfleisch verdanken sie ihrem Fettgehalt – Avocados gehören zu den fettreichsten pflanzlichen Lebensmitteln. Sie enthalten Ölsäure, ein gesundes einfach ungesättigtes Fett.

WIRKUNG

Avocados enthalten zahlreiche Vitamine und Mineralien, darunter Kalium und Kupfer, die beide für ein gesundes Gehirn benötigt werden. Sie sind reich an Vitamin K und stressabbauenden B-Vitaminen, vor allem Folsäure. Zudem liefern sie Vitamin E und Ballaststoffe.

Ballaststoffe halten den Darm gesund. Wasserlösliche Ballaststoffe fördern das Gedeihen nützlicher Bakterien, wasserunlösliche beschleunigen den Transport von Abfallstoffen durch den Dickdarm. Die Ballaststoffe in Avocados sind größtenteils wasserunlöslich. Ein gesunder Darm ist wichtig für die Darm-Hirn-Achse.

Vitamin E ist ein starkes Antioxidans und ein fettlösliches Vitamin, das unter anderem hilft, die Fette im Gehirn zu schützen und Entzündungen vorzubeugen.

Folsäure ist an der Nachrichtenübermittlung der Nervenzellen beteiligt und wird zum Abbau von Homocystein benötigt, das bei biochemischen Prozessen im Körper entsteht. Ein erhöhter Homocysteinspiegel kann die Nährstoffversorgung des Gehirns verlangsamen. Folsäuremangel kann Depressionen nach sich ziehen.

EMPFOHLENE MENGE

Essen Sie eine Avocado pro Woche.

ZUBEREITUNG

Zum Nachreifen Avocados mit einem Apfel in eine Papiertüte legen. Reife Avocados im Kühlschrank aufbewahren.

Gehaltvoller Smoothie:

› *½ Avocado mit je 1 Stück Kurkuma und Ingwer (1 cm, gerieben), 2 EL Hanfsamen, 250 ml Kokoswasser und schwarzem Pfeffer pürieren.*

Brotbelag mit Ballaststoffen:

› *Avocado hacken, mit Limettensaft und Chilisauce mischen. Dazu Vollkornbrot.*

Das Fett in Avocados verbessert die Aufnahme von Antioxidanzien.

› *Zu buntem Gemüse essen.*

WARNHINWEIS

Menschen mit einer Latexallergie reagieren manchmal mit ähnlichen Symptomen auf Avocados.

ARTISCHOCKE

Artischocken sind mit den Disteln verwandt und werden im Mittelmeerraum seit Jahrhunderten als Nahrungs- und Heilpflanzen kultiviert. Gegessen wird die Blütenknospe. Blätter und Herz enthalten gesunde Inhaltsstoffe.

WIRKUNG

Artischocken enthalten stimmungsregulierende Folsäure und Magnesium sowie das starke Antioxidans Vitamin C, außerdem relativ große Mengen des Polyphenols Cynarin und den wasserlöslichen Ballaststoff Inulin.

Polyphenole sind nützliche Pflanzenstoffe. Eine polyphenolreiche Ernährung hilft, Krankheiten vorzubeugen und unterstützt die Gesundheit des Gehirns. Das Polyphenol Cynarin wird seit Langem zur Anregung des Gallenflusses und zur Unterstützung der Leber verwendet. Die Leber ist für den Abbau von Stoffwechselendprodukten zuständig. Ist ihre Funktion gestört, können sich gesundheitsschädliche Giftstoffe ansammeln. Die Polyphenole Quercetin und Rutin, die ebenfalls in der Artischocke enthalten sind, bekämpfen Entzündungen und schützen das Gehirn.

Inulin ist ein präbiotischer wasserlöslicher Ballaststoff, der nützliche Darmbakterien ernährt und so die Darmgesundheit erhält. Darmbakterien produzieren kurzkettige Fettsäuren, die Entzündungen vorbeugen. Die Darmgesundheit wirkt sich unmittelbar auf die Gesundheit des Gehirns aus.

EMPFOHLENE MENGE

In der Saison bis zu drei Mal wöchentlich eine Artischocke essen, außerhalb der Saison einmal wöchentlich auf Konserven zurückgreifen.

ZUBEREITUNG

Artischocken können heiß oder kalt genossen werden.

Junge Artischocken sind Fingerfood:

› *20 Minuten kochen oder dünsten, dann die Blätter abzupfen, in einen Dip (Olivenöl mit Balsamicoessig und Knoblauch oder Zitronenmayonnaise) tauchen und das Fleisch mit den Zähnen von den unteren Enden der Blätter abschaben. Die Fasern in der Mitte entfernen, dann das fleischige Herz essen.*

Artischockenherzen aus der Konserve:

› *Als Salat mit Kartoffeln, abgeriebener Zitronenschale und Petersilie oder mit Rucola, Oliven und Ziegenkäse*

WARNHINWEIS

Menschen, die allergisch auf Ambrosiapollen oder Korbblütler *(Asteraceae/Compositae)* reagieren, können auch beim Verzehr von Artischocken allergische Symptome zeigen.

PILZE UND MEERESGEMÜSE

Pilze und Algen werden traditionell nicht angebaut, sondern in der Natur gesammelt. Beide sind reich an Nährstoffen. Heute werden viele Pilzarten kultiviert, darunter Champignons, Kräuterseitlinge, Maitake, Austernpilze, Pioppino und Shiitake. Es gibt eine große Vielfalt an essbaren Meeresalgen, darunter Wakame, Kombu, Arame, Nori und Lappentang. Sie alle enthalten Jod, das zu den essenziellen Mineralien gehört.

SHIITAKE

Diese Pilze sind reich an wertvollen Proteinen, komplexen Kohlenhydraten und verschiedenen anderen gesunden Inhaltsstoffen. Nährwerte und Heilwirkung von Shiitake sind außergewöhnlich gut erforscht. Sie enthalten B-Vitamine, die helfen, unsere Nahrung in Energie umzuwandeln und sind reich an Antioxidanzien. Sie sind leicht erhältlich und haben einen angenehm erdigen Geschmack.

WIRKUNG

Shiitake liefern Quellen für die Antioxidanzien Ergothionein und Selen, außerdem Kupfer, Zink, das Polysaccharid Lentinan und Vitamin D. Forschungen haben gezeigt, dass die Lamellen frischer Shiitake bei Sonnenlicht Vitamin D_2 produzieren, das mit seinen entzündungshemmenden und immunstärkenden Eigenschaften auch das Gehirn schützt. Ein Mangel an Vitamin D erhöht nachweislich das Risiko für Depressionen.

Ergothionein ist eine Aminosäure, die vor allem in Pilzen vorkommt. Studien zufolge kann der regelmäßige Verzehr von Pilzen dem Abbau von Gedächtnisleistung und Denkvermögen vorbeugen, was zum Teil auf das enthaltene Ergothionein zurückgeführt wird. Außerdem beugt Ergothionein stressbedingten Schlafstörungen vor.

Das Mineral Selen ist an vielen Gehirnfunktionen beteiligt. Eine ausreichende Versorgung über die Ernährung kann helfen, Angstzustände und Symptome von Depressionen zu verhindern. Als Antioxidans spielt Selen eine wichtige Rolle für das Immunsystem. Es trägt dazu bei, oxidativen Stress, der durch Toxine im Körper verursacht wird, zu verringern, was wiederum Entzündungen reduziert und unsere Immunabwehr stärkt. Die Aufrechterhaltung und Stärkung eines gesunden Immunsystems fördert die langfristige Gesundheit des Gehirns.

EMPFOHLENE MENGE

Ideal sind drei bis vier Portionen à 100 g pro Woche.

ZUBEREITUNG

Shiitake, in etwas Olivenöl gegart, passen gut zu Eiern, Nudeln, Reis, Fisch und vielen Gemüsesorten, darunter Kartoffeln, Auberginen, Grünkohl und Blumenkohl. Oder geben Sie einen Teelöffel Shiitake-Pulver in einen Smoothie.

REZEPT

Shiitakebrühe

250 g in Scheiben geschnittene Shiitake, 1 rote Zwiebel, 2 Knoblauchzehen, 2 Selleriestangen und 2 Karotten, alles gehackt, in 1 Liter gut gewürzter Gemüsebrühe 45 Minuten sanft köcheln.

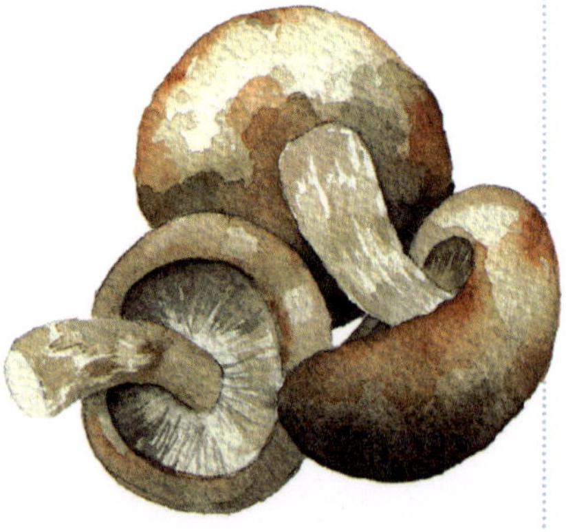

Shiitakebrühe schmeckt erdig und beruhigt:

› *Siehe Rezept links unten*

Mit Kräutern als Brotbelag:

› *Die Pilze mit Salbei in Butterschmalz dünsten und auf Roggenbrot servieren. Die Ballaststoffe im Brot fördern die Verdauung, Salbei stärkt das Gedächtnis.*

WARNHINWEIS

Selbst gesammelte Pilze vor dem Verzehr immer von einem Fachmann begutachten lassen.

IM FOKUS

Lappentang

PORTRÄT

Das rötliche Meeresgemüse wächst im Nordatlantik und im Pazifik.

EIGENSCHAFTEN

Lappentang enthält neben vielen Mikronährstoffen auch wichtige Ballaststoffe.

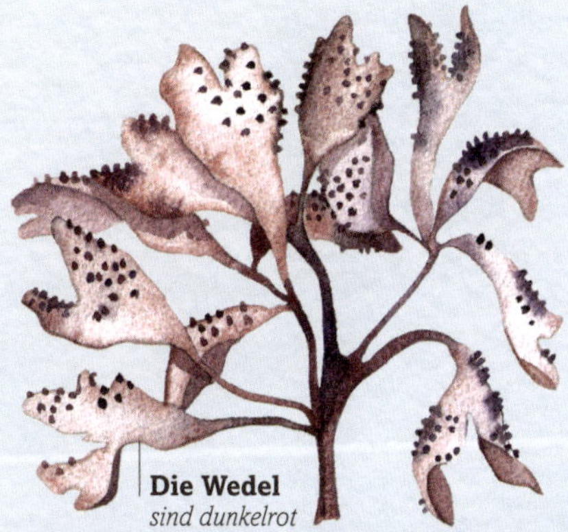

Die Wedel *sind dunkelrot bis violett.*

LAPPENTANG

Algen sind außergewöhnlich reich an Mineralien. Lappentang (auch: Dulse) hat von allen den höchsten Eisen- und Vitamin C-Gehalt. Die mittelgroße rote Meeresalge wächst im Flachwasser an felsigen Küsten. Man kann ihn frisch kaufen und sogar roh essen, meist wird er jedoch getrocknet verkauft. Er eignet sich für eine Vielzahl von Gerichten und kann sogar direkt aus der Packung gegessen werden.

WIRKUNG

Lappentang ist eine ausgezeichnete Quelle für Jod (siehe rechts). Er enthält außerdem Vitamin B_6, das bei der Produktion von Neurotransmittern hilft, Eisen, das für das Gedächtnis wichtig ist, Kalium, das unsere Nerven unterstützt, und das Antioxidans Betakarotin. Vor allem Eisen, Zink und Jod leisten einen wichtigen Beitrag zur Erhaltung einer gesunden kognitiven Funktion.

Jod ist wichtig für eine gesunde Schilddrüse. Sie befindet sich im Hals und produziert verschiedene Hormone. Jod wird benötigt, um die Schilddrüsenhormone Thyroxin (T4) und Trijodthyronin (T3) zu bilden. Diese aktivieren die Ausschüttung der Botenstoffe Dopamin, Serotonin und die Aminosäure Gamma-Aminobuttersäure (GABA), die unsere Stimmung beeinflussen. Niedrige T4- und T3-Spiegel können das Risiko für Depressionen erhöhen und auch die Konzentrationsfähigkeit beeinträchtigen. Während der Schwangerschaft ist Jod essenziell für die optimale Entwicklung des fötalen Gehirns. Internationale Untersuchungen haben gezeigt, dass Jodmangel zu vermeidbaren Hirnschäden beiträgt.

EMPFOHLENE MENGE

Der Jodgehalt von Lappentang liegt zwischen 150 und 300 µg pro Gramm. Die empfohlene Tagesmenge für einen Erwachsenen liegt bei 150 µg, in Schwangerschaft und Stillzeit bei 200 µg. Der Verzehr von getrocknetem Lappentang sollte 10 g pro Woche nicht überschreiten.

ZUBEREITUNG

Alle Algen enthalten Polysaccharide wie Alginat, die geschmacksverstärkende Eigenschaften besitzen und für den Umami-Geschmack sorgen. Es gibt nur wenige herzhafte Gerichte, die von Lappentang nicht aufwertet werden können.

Als eisenhaltiges Topping für Gerichte aller Art:

› *Lappentang in einer Pfanne knusprig braten, dann über Suppen, Salate oder Ofenkartoffeln streuen oder unter Risotto oder Paella rühren.*

WARNHINWEIS

Bei Schilddrüsenproblemen Meeresgemüse nur nach Rücksprache mit dem Arzt verzehren. Algen können außerdem mit Schwermetallen belastet sein, darum möglichst nur nachhaltig geerntete Algen aus sauberer Kultur kaufen.

»Lappentang hat von allen Meeresgemüsen den höchsten Eisen- und Vitamin-C-Gehalt.«

BEEREN

Beeren gehören zu den gesündesten Lebensmitteln, die man essen kann. Alle Arten stecken randvoll mit Phytonährstoffen, die helfen können, Ängste und depressive Verstimmungen zu lindern und das psychische Wohlbefinden zu unterstützen. Je mehr verschiedene Beeren Sie essen, desto größer ist der Gesundheitswert.

HIMBEERE

Himbeeren gehören zu den Rosengewächsen *(Rosaceae)*. Die süßen roten Früchte schmecken frisch vom Strauch am besten. Ihre rote Farbe verdanken sie Anthocyanen. Darüber hinaus enthalten sie eine Reihe weiterer sekundärer Pflanzenstoffe, die von großer Bedeutung für unsere Gesundheit sind.

WIRKUNG

Himbeeren enthalten die starken Antioxidanzien Vitamin C, Vitamin K und Ellagsäure sowie Folsäure, die für die Gehirn- und Nervenfunktion wichtig ist. Ihre Ballaststoffe halten den Darm gesund, was wiederum die Gesundheit des Gehirns unterstützt. Sie enthalten zudem Mangan und Kupfer für die kognitive Leistungsfähigkeit.

Vitamin C hilft uns, besser mit Alltagsstress umzugehen. Es wird benötigt, um den Botenstoff Dopamin in Serotonin umzuwandeln, das ausgleichend auf die Stimmung wirkt und beim Abbau von Ängsten hilft.

Vitamin K ist an der Erhaltung und Förderung gesunder Nerven beteiligt. Der Verzehr von Vitamin-K-reichen Lebensmitteln hilft, das Gedächtnis zu schärfen und Demenz vorzubeugen.

Ellagsäure gehört zur Gruppe der Polyphenole. Sie ist in vielen Früchten enthalten, aber besonders reichlich in Himbeeren. Als starkes Antioxidans hilft sie, freie Radikale zu neutralisieren, die instabilen Moleküle, die gesunde Zellen schädigen. Ellagsäure ist eins der stärksten Antioxidanzien, die man mit der Nahrung zu sich nehmen kann.

EMPFOHLENE MENGE

Erntefrische Beeren sind besonders nährstoffreich. Essen Sie in der Saison täglich 150 g Beeren aller Art.

ZUBEREITUNG

Himbeeren verderben schnell und sollten am Tag des Einkaufs gegessen werden.

Proteinreicher Joghurt:

› *Mit einem Klecks Joghurt mit lebenden Kulturen servieren.*

Himbeersauce: Nicht durch ein Sieb streichen, denn die Kerne enthalten Ballaststoffe, Antioxidanzien und essenzielle Fettsäuren.

› *Einfach mit einer Gabel zerdrücken.*

Sommersalat mit Antioxidanzien:

› *Mit Blattsalat, Avocado, Fenchel, Basilikum, Petersilie und Lappentang. Dressing aus Zitronensaft und Hanföl.*

REZEPT

Erdbeersalsa

400 g Erdbeeren, eine rote Zwiebel und eine kleine, entkernte rote Paprika sehr klein würfeln. Mit 1 EL Limettensaft und einer Handvoll gehacktem Koriander mischen.

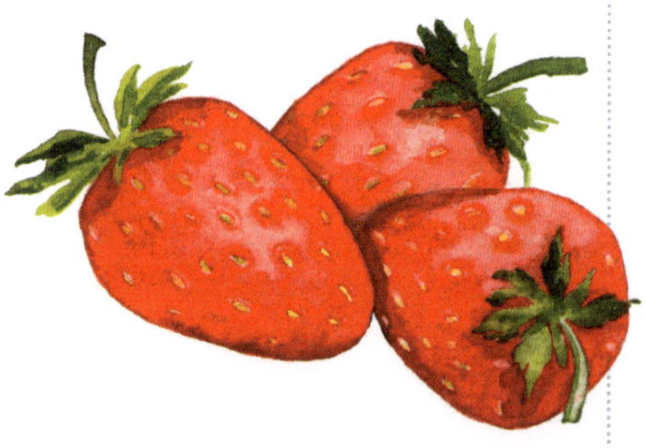

HEIDELBEERE

Für die dunkle Farbe sorgen verschiedene Phytonährstoffe, darunter das Flavonoid Anthocyan. Waldheidelbeeren sind im Vergleich zu anderen Obst- und Gemüsearten besonders reich Antioxidanzien. Diese Inhaltsstoffe helfen, das Herz-Kreislaufsystem zu unterstützen, was wiederum entscheidend für die Gesundheit des Gehirns ist.

WIRKUNG

Zahlreiche Studien belegen, dass Heidelbeeren die Gesundheit des Gehirns fördern können. Ein Forschungsergebnis zeigte, dass Menschen, die regelmäßig Heidelbeeren essen, im Alter seltener zum kognitiven Abbau neigen. Heidelbeeren enthalten nennenswerte Mengen an Ballaststoffen, Vitamin K, Vitamin C, Mangan, Kupfer und Anthocyanen.

Mangan wird für die Gesundheit des Nervensystems und des Gehirns benötigt. Forschungen deuten darauf hin, dass es eine Rolle bei der Vorbeugung von neurologischen Erkrankungen wie Morbus Parkinson spielt.

Kupfer ist nötig für die Produktion von Hämoglobin, das Sauerstoff zum Gehirn und durch den Körper transportiert. Bei Kupfermangel kann es zu verminderter Ausschüttung des stimmungsaufhellenden Botenstoffs Dopamin kommen.

Anthocyane sind starke antioxidative Verbindungen, die Schäden durch freie Radikale bekämpfen. Sie kommen in roten, violetten und blauen Lebensmitteln vor und sind besonders reichlich in Heidelbeeren (jedoch nicht in den dickeren Kulturheidelbeeren) enthalten. Studien haben bewiesen, dass mit hoher Wahrscheinlichkeit ein Zusammenhang zwischen freien Radikalen und Stimmungsstörungen wie Angst und Depression besteht.

EMPFOHLENE MENGE

Essen Sie in der Saison täglich ca. 150 g frische Beeren, am besten verschiedene Sorten.

ZUBEREITUNG

Heidelbeeren halten sich nicht lange im Kühlschrank, lassen sich hingegen gut portionsweise einfrieren, zum Beispiel für Smoothies im Winter. Sie schmecken in Muffins, Sorbets und geben Obstsalaten einen schönen Farbtupfer.

Fruchtiger Pudding: Chiasamen steuern das »Entspannungsmineral« Magnesium bei, das Stress und nervöse Anspannung lindern kann.

› *Heidelbeeren mit Kokosmilch mischen und mit Chiasamen bestreuen.*

Reisgericht mit Antioxidanzien:

› *Reis auf arabische Art mit roten Zwiebeln, Heidelbeeren und Walnüssen*

Snack am Nachmittag:

› *Statt Kuchen oder Schokolade lieber eine Handvoll frische Heidelbeeren naschen.*

ERDBEERE

Erdbeeren gehören zu den beliebtesten Sommerfrüchten. Ihren Geschmack verdanken sie verschiedenen Inhaltsstoffen. Wilde Walderdbeeren sind winzig, haben aber ein sehr intensives Aroma. Doch auch die Kulturformen haben in Bezug auf den Gesundheitswert viel zu bieten.

WIRKUNG

Erdbeeren enthalten zahlreiche Nährstoffe, die dem geistigen Wohlbefinden zuträglich sind. Neben Vitamin C, Folsäure und Jod liefern sie Kupfer, Kalium und Mangan, allesamt wichtig für die kognitive Leistungsfähigkeit.

Vitamin C ist ein wichtiges Antioxidans mit entzündungshemmender Wirkung. Es kann helfen, Angst- und Depressionssymptome zu lindern.

Folsäure ist Teil des Vitamin-B-Komplexes. Vitamin-B-Mangel kann die Gehirnfunktion stören. Folsäure unterstützt die Ausschüttung von stimmungsregulierenden Neurotransmittern wie Dopamin und Serotonin und kann klinischen Studien zufolge Depressionen lindern.

Jod ist wichtig für die Bildung von Schilddrüsenhormonen, die den Stoffwechsel steuern. Ein niedriger Jodspiegel kann Müdigkeit, nervöse Anspannung und Depressionen begünstigen. Da unser Körper Jod nicht selbst herstellen kann, müssen wir es über die Nahrung aufnehmen.

EMPFOHLENE MENGE

Essen Sie in der Saison täglich ca. 150 g Beeren. Erntefrische Erdbeeren sind besonders nährstoffreich.

ZUBEREITUNG

Für den Wintervorrat im Dörrautomat oder im Backofen auf niedrigster Stufe trocknen.

Obstsalat für ruhige Nerven:

› *Aus Erdbeeren und Zitronenmelisse*

Mit Sahne auf die gesunde Art – mit essenziellen Fettsäuren aus Hanf:

› *Ein Schälchen Erdbeeren mit Hanfsahne (siehe S. 145) anrichten.*

Mit Buchweizenpfannkuchen. Buchweizen enthält wertvolle Proteine, und der Joghurt steuert darmgesunde Probiotika bei.

› *Buchweizenpfannkuchen mit Erdbeeren, Joghurt und Minze belegen.*

Erfrischende Salsa:

› *Siehe Rezept links unten*

WARNHINWEIS

Erdbeerallergien sind selten, kommen aber vor.

ZITRUSFRÜCHTE

Als gute Quellen für Vitamin C sind Orangen, Zitronen, Grapefruits & Co. allgemein bekannt, aber sie enthalten auch andere wertvolle Pflanzenstoffe. Vor allem Flavonoide unterstützen das geistige Wohlbefinden, indem sie das Nervensystem schützen, die Gehirnfunktion verbessern und die Gedächtnisleistung fördern. Außerdem halten die Ballaststoffe aus den ganzen Früchten den Darm gesund.

GRAPEFRUIT

Weiße, rosa und rote Grapefruits haben einen spritzigen, süßsauren Geschmack. Der hohe Wassergehalt kommt dem Gehirn zugute, das auf eine ausreichende Flüssigkeitszufuhr angewiesen ist, um optimal zu funktionieren. Rote und rosa Grapefruits sind reich an Lycopin, und alle Grapefruits enthalten Kalium, das hilft, Stresssymptome zu reduzieren.

WIRKUNG

Studien haben gezeigt, dass der Verzehr von Grapefruits vor einer Mahlzeit bei der Gewichtsabnahme helfen kann. Übergewicht erhöht das Risiko u. a. für kognitiven Abbau, für Typ-2-Diabetes und Depressionen. Grapefruits enthalten Vitamin B_1, das die Nervenfunktion stärkt, Vitamin B_5, das die Konzentration verbessert, Stress abbauendes Vitamin C sowie den wasserlöslichen Ballaststoff Pektin.

Das Carotinoid Lycopin ist in rosa und roten Grapefruits enthalten. Seine starken antioxidativen Kräfte eliminieren freie Radikale und schützen so das Gehirn vor oxidativen Schäden.

Kalium hilft sicherzustellen, dass das Gehirn genügend Sauerstoff hat, um optimal zu arbeiten. Es ist nachgewiesen, dass niedrige Kaliumwerte das Gehirn träge machen und Müdigkeit verursachen.

Pektin ist ein wasserlöslicher Ballaststoff mit zahlreichen Vorteilen für die Gesundheit von Körper und Geist. Es wirkt als Präbiotikum und ernährt die nützlichen Darmbakterien. Davon profitiert aufgrund der Darm-Hirn-Achse wiederum das Gehirn.

EMPFOHLENE MENGE

Wer abnehmen möchte, sollte vor jeder Mahlzeit eine halbe Grapefruit essen. Alternativ eine Grapefruit pro Tag.

ZUBEREITUNG

Möglichst ganze Früchte essen, nur der Saft ist ballaststoffarm.

Granita als nährstoffreiche Erfrischung:
› *Grapefruitsegmente mit den Häuten im Mixer fein pürieren. Mit Honig süßen und einfrieren.*

Frischer Salat. Vitamin C unterstützt die Aufnahme von Eisen aus Blattgemüse.
› *Mit Blattsalat und Avocado*

WARNHINWEIS

Bei Einnahme von Statinen meiden. Allergien sind selten, Unverträglichkeiten kommen aber vor.

REZEPT

Zitrusjoghurt

Die Segmente von 1 Orange und 1 Grapefruit (mit den Häuten) mit 4 EL Naturjoghurt verrühren. Mit Honig süßen und Orangenzesten für einen Zitruskick darüberstreuen.

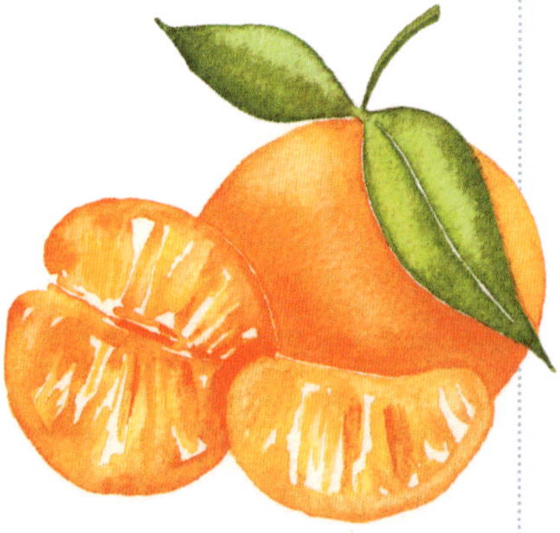

»Flavonoide in der Orangenschale stärken die gesunden Hirnfunktionen.«

ORANGE

Alle Orangensorten – von der sauren Bitterorange über die purpurrote Blutorange bis zur süßen Valencia-Orange – sind reich an Vitamin C und enthalten Ballaststoffe, die wertvoll für ein gesundes Darmmikrobiom sind. Die Navel-Orange hat in den Wintermonaten Hochsaison. Allein ihre Farbe und ihr Duft heben die Stimmung.

WIRKUNG

Die in der Orangenschale und in der weißen Haut konzentrierten Flavonoide fördern die Durchblutung und unterstützen die Gehirnfunktion. Neben Vitamin C enthalten Navel- und Valencia-Orangen auch B-Vitamine, die eine wichtige Rolle für die Hirngesundheit spielen. Kalzium, Kupfer und Kalium können die Gedächtnisleistung steigern.

Vitamin C ist in allen Zitrusfrüchten enthalten, Navel- und Valencia-Orangen sind besonders gute Quellen. Das Vitamin spielt eine entscheidende Rolle im zentralen Nervensystem, indem es die Reifung der Neuronen und die Bildung der Myelinscheide unterstützt, die die Nervenfasern umgibt. Außerdem fördert es die Synthese von Neurotransmittern, die Motivation, Wachsamkeit, Konzentration und Gedächtnis beeinflussen.

Folsäure ist auch als Vitamin B_9 bekannt. Ein Mangel wird mit einem erhöhten Risiko für die Alzheimer-Krankheit in Verbindung gebracht. Sie ist an der Synthese der Neurotransmitter Dopamin und Serotonin beteiligt. Dopamin ist wichtig für Gedächtnis, Aufmerksamkeit und Konzentration, Serotonin reguliert die Stimmung.

EMPFOHLENE MENGE

Um ausreichend Vitamin C aufzunehmen, täglich bis zu eine Orange essen.

ZUBEREITUNG

Statt gekauftem Saft lieber ganze Früchte verzehren, um in den Genuss der Ballaststoffe zu kommen und Blutzuckerspitzen zu vermeiden.

Mit Joghurt für die Darmgesundheit:
› Siehe Rezept links unten

Mousse au Chocolat mit Orange für eine Extraportion Antioxidanzien:
› Schokolade mit einem möglichst hohen Kakaoanteil verwenden.

WARNHINWEIS

Zitrusallergien sind selten. Unverträglichkeiten äußern sich durch Völlegefühl, Bauchschmerzen oder Durchfall.

ZITRONE

Zitronen sind ganzjährig erhältlich. Sie schmecken sauer, sind aber ungemein erfrischend. Neben Vitamin C enthalten Zitronen weitere Verbindungen mit antioxidativen Eigenschaften, darunter D-Limonen. Forschungen legen nahe, dass diese Verbindung, die vor allem in der Zitronenschale enthalten ist, helfen kann, Stress und Ängste abzubauen.

WIRKUNG

Zitronen enthalten neben dem wasserlöslichen Ballaststoff Pektin Folsäure, die das Alzheimer-Risiko senkt. Vitamin B_6 hilft gegen Angst, Depression und Müdigkeit, und Kalium fördert die positive Stimmung.

Vitamin C ist ein lebenswichtiges Antioxidans, das wir täglich mit der Nahrung aufnehmen müssen. Im Gehirn und im zentralen Nervensystem ist seine Konzentration besonders hoch. Weil es Gifte neutralisiert, schützt es die Nerven. Es hilft uns, mit körperlichem und seelischem Stress besser umzugehen. Je größer der Stress, desto höher der Vitamin-C-Bedarf.

EMPFOHLENE MENGE

Speisen und Getränke mit Zitronensaft statt mit Essig würzen. Eingelegte Zitrone (Salz-Zitronen) für Getreide- und Gemüsegerichte verwenden.

ZUBEREITUNG

Wasser mit dem Saft einer halben Zitrone erfrischt, enthält aber keine Ballaststoffe.

Zitronen einlegen, um auch die Inhaltsstoffe der Schale zu nutzen:
› Biozitronen verwenden, die keine Pestizide enthalten und nicht gewachst sind.

Vergorener Zitronendrink mit Antioxidanzien und Probiotika:
› Saft von 6 Zitronen mit 125 g Rohrohrzucker in eine große Bügelflasche geben. 120 ml Molke und 1 l Wasser zugeben. Verschließen und fünf Tage an einem warmen Platz gären lassen.

WARNHINWEIS

Unverträglichkeiten gegen Zitrusfrüchte kommen vor, jedoch am seltensten gegen Zitronen.

EXOTISCHE FRÜCHTE

Exotische Früchte verführen mit interessanten Aromen, enthalten aber auch eine Vielzahl von nützlichen Nährstoffen. Früchte wie Papaya, Mango, Passionsfrucht, Ananas und Banane beispielsweise sind reich an Antioxidanzien. Außerdem liefern sie reichlich Ballaststoffe, die die Verdauung unterstützen und eine gesunde Darm-Hirn-Achse aufrechterhalten.

BANANE

Bananen werden seit Jahrtausenden kultiviert, allerdings kannte man anfangs nicht die süße Sorte, die wir heute genießen, sondern die grüne Kochbanane (siehe Kasten rechts). Süße gelbe Bananen enthalten eine beträchtliche Menge an Vitamin B_6 und Vitamin C, zwei wichtige Nährstoffe für die Gesundheit des Gehirns. Zudem sind sie reich an Kalium.

WIRKUNG

Neben Vitaminen, Ballaststoffen und resistenter Stärke (verhält sich wie Ballaststoffe) enthalten Bananen Mangan, das vor oxidativen Zellschäden schützt. Kupfer ist für hirnspezifische Enzyme wichtig, und Biotin unterstützt eine gute Stimmung.

Vitamin B_6 wird für die Synthese verschiedener Neurotransmitter benötigt, darunter auch Serotonin. Vitamin-B_6-Mangel kann Reizbarkeit, Nervosität, Konzentrationsschwierigkeiten und Depressionen verursachen.

Vitamin C ist ein wichtiges Antioxidans. Es hilft, düstere Stimmungen zu vertreiben und kann Depressionen lindern.

Kalium unterstützt die Aktivierung von Nervenzellen, die an positiven Gedanken und Gefühlen beteiligt sind. Kaliumreiche Lebensmittel wie Bananen können helfen, Stress- und Angstsymptome zu reduzieren.

Bananen enthalten vorwiegend wasserlösliche Ballaststoffe, die die Verdauung verlangsamen. Die langsame Bewegung durch den Magen-Darm-Trakt hilft, Blutzuckerspitzen zu vermeiden. Wasserlösliche Ballaststoffe werden schließlich von Bakterien im Dickdarm abgebaut. Bananen enthalten zudem Stärke, die von Natur aus resistent gegen die Verdauung ist. Diese wird im Dickdarm zu kurzkettigen Fettsäuren umgewandelt, die Energie für Darmmikroben und das Gehirn liefern.

EMPFOHLENE MENGE

Eine Banane pro Tag ist gut, besser ist aber eine größere Vielfalt an Früchten.

ZUBEREITUNG

Bananen schmecken Menschen jedes Alters, und man kann sie bequem mitnehmen. Eine Banane ist eine praktische und gesunde Zwischenmahlzeit, die anhaltend sättigt und viele wichtige Nährstoffe zur Unterstützung des geistigen Wohlbefindens liefert.

Eis am Stiel mal anders: Schokolade steuert Magnesium bei, die Hanfsamen liefern essenzielle Fettsäuren.

› ***Eine halbe Banane auf ein Stäbchen stecken. Zuerst in geschmolzener Schokolade, dann in Hanfsamen wälzen und einfrieren.***

IM FOKUS

Kochbanane

PORTRÄT

Diese grüne Bananensorte wird in den tropischen Regionen der Welt als Kochzutat angebaut.

EIGENSCHAFTEN

Kochbananen sind fettarm, enthalten aber reichlich Kalium und Vitamin C.

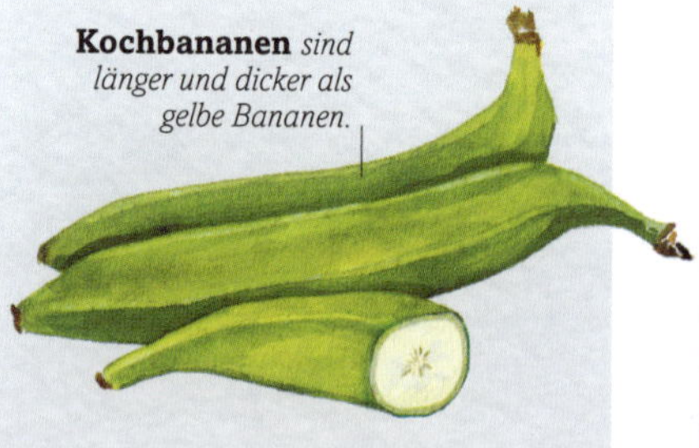

***Kochbananen** sind länger und dicker als gelbe Bananen.*

Banane mit Haferflocken: ein Mix für gute Stimmung.

› *Eine Banane in Scheiben schneiden und ins Müsli mischen.*

Darmfreundlicher Morgen-Smoothie:

› *Banane, Joghurt, Spinat, frische Kurkuma und frischer Ingwer, schwarzen Pfeffer und einen Schuss Zitronensaft im Mixer pürieren.*

WARNHINWEIS

Allergien gegen Bananen kommen gelegentlich vor. Menschen mit einer Latexallergie reagieren eventuell auch auf Bananen allergisch.

REZEPT

Mangosalsa

Eine Mango und eine rote Zwiebel schälen fein würfeln. ½ rote Chili entkernen und fein würfeln, dann Mango, Zwiebel und Chili mischen. Gewürfelte Avocado, gehackte Korianderblätter und einen Spritzer Limettensaft hinzufügen.

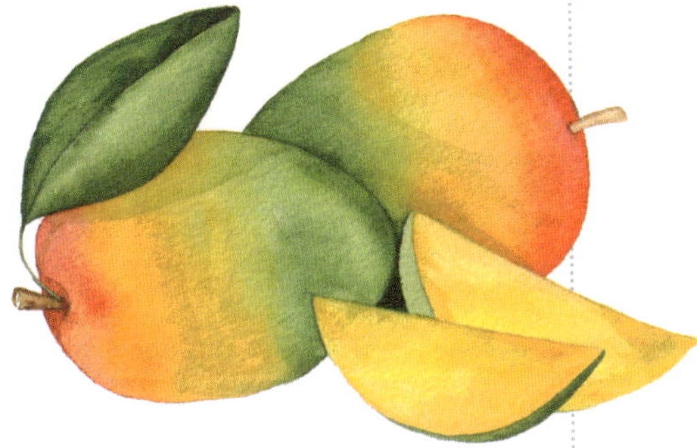

MANGO

Die Mango zählt zu den beliebtesten exotischen Obstsorten. Im Ayurveda wird sie als »Königin der Früchte« bezeichnet und allen Teilen des Baums – Rinde, Blüte, Samen, Blättern und Frucht – werden medizinische Eigenschaften zugeschrieben. Tatsächlich enthalten Mangos viele Vitamine, Mineralien und Antioxidanzien, von denen auch das Gehirn profitiert. Mit dem Genuss des köstlichen Fruchtfleischs kann man sich viel Gutes tun.

WIRKUNG

Mangos sind reich an Vitamin C und enthalten darüber hinaus viele B-Vitamine. Außerdem liefern sie reichlich präbiotische Ballaststoffe, die den Verdauungstrakt effizient arbeiten lassen, sowie Pflanzenstoffe wie Betakarotin und aktive Verdauungsenzyme.

Vitamin C ist bekannt als Hilfe beim Stressabbau. Chronischer Stress und nervöse Anspannung können langfristig das Gehirn schädigen und die Gedächtnisleistung schwächen.

B-Vitamine sind notwendig, um die Funktion von Botenstoffen im Gehirn zu gewährleisten. Sie sorgen für eine ausgeglichene Stimmung und einen guten Schlaf.

Betakarotin ist das gelborange Pigment, das Mangos ihre Farbe verleiht. Wie alle Carotinoide ist es ein Antioxidans, das den Körper vor oxidativem Stress schützt. Indem sie schädliche freie Radikale eliminieren, hilft Betakarotin gegen nervöse Anspannung und Depression.

Hochaktive Enzyme in Mangos unterstützen den Aufspaltung und die Verdauung von Eiweiß.

EMPFOHLENE MENGE

Wegen des hohen Zuckergehalts nicht mehr als eine Mango pro Woche essen. Auf Abwechslung achten und einheimisches Obst der Saison bevorzugen.

ZUBEREITUNG

Am besten schmecken reife Mangos, frisch geschält und vom Kern geschnitten. So kommt man in den Genuss all ihrer Nährstoffe. Sie können aber auch als Zutat für viele süße und herzhafte Gerichte verwendet werden. In pürierten Speisen sind sie schön sämig und verleihen eine angenehme Fruchtigkeit.

Mango-Lassi: Mango und Joghurt unterstützen die Darmgesundheit und liefern Probiotika für ein gesundes Darmmikrobiom, was wiederum die Gesundheit des Gehirns über die Darm-Hirn-Achse unterstützt.

› *Magerer Joghurt mit lebenden Kulturen, Mangofruchtfleisch und einen Schuss Zitronensaft im Mixer glatt pürieren.*

Würzige Salsa mit Gute-Laune-Zutaten:

› *Siehe Rezept oben*

»Die B-Vitamine in Mangos heben die Stimmung und sorgen für guten Schlaf.«

KERN- UND STEINOBST

Obst ist ballaststoffreich und sättigend. Knackige Früchte wie Äpfel und Birnen können nach der Ernte frisch verzehrt werden, lassen sich aber oft gut lagern. Weiches Steinobst wie Pfirsiche, Nektarinen und Kirschen schmeckt am besten frisch und halten sich auch nur wenige Tage. Man kann es für die Wintermonate aber auch trocknen oder einlegen.

APFEL

Der Ursprung des Apfels liegt in den Bergen Kasachstans, wo die Wildform noch heute wächst. Es gibt unzählige Apfelsorten in verschiedenen Größen und Farben, von herben Mostäpfeln über säuerlich spritzige Kochäpfel bis hin zu sehr süßen, saftigen Tafeläpfeln. Alle Sorten liefern große Mengen des wasserlöslichen Ballaststoffs Pektin.

WIRKUNG

Alle Äpfel enthalten das Antioxidans Quercetin, außerdem Kalium, Vitamin K, B-Vitamine und Vitamin C. Sie sind reich an gesunden Pflanzennährstoffen, wobei deren Art und Menge von Apfelsorte und Anbaugebiet abhängig ist. Viele der Phytonährstoffe befinden sich in der Schale.

Quercetin ist ein starkes Antioxidans, das in vielen Pflanzen vorkommt und besonders reichlich in Äpfeln enthalten ist. Es schützt den Körper vor Schäden durch freie Radikale, wirkt entzündungshemmend und beugt degenerativen Gehirnerkrankungen vor. Es kann helfen, den Blutzuckerspiegel zu regulieren, was zu einer ausgeglichenen Stimmung beiträgt.

Pektin ist ein wasserlöslicher präbiotischer Ballaststoff, der die nützlichen Darmbakterien ernährt. Gehirn und Darm stehen über den großen Hirnnerv Vagus in ständiger Kommunikation. Eine gesunde Darmflora übt einen positiven Einfluss auf unser psychisches Wohlbefinden aus.

Vitamin C ist in besonders hoher Konzentration im Gehirn vertreten. Es wirkt antioxidativ und stimmungsaufhellend. Unser Körper ist nicht in der Lage, Vitamin C zu produzieren oder zu speichern, daher müssen wir es jeden Tag über die Nahrung aufnehmen. Über köstliches Obst ist die Zufuhr mehr als angenehm.

EMPFOHLENE MENGE

Ein Apfel als eine von zwei bis drei Portionen Obst am Tag genießen.

ZUBEREITUNG

Verwenden Sie Äpfel möglichst mit Schale für süße und herzhafte Speisen. Auch Bioapfelessig ist ausgesprochen gesund.

Herbstlicher Salat: Walnüsse steuern essenzielle Fettsäuren bei, Chicorée stimmungsaufhellende Folsäure.
› ***Apfelscheiben mit Chicorée und Walnüssen und etwas Dressing mischen.***

REZEPT

Spinat mit Birne

1 gewürfelte Birne in etwas Olivenöl weich dünsten. 1 entkernte, fein gehackte Chili zugeben und 1 Minute mitdünsten. Ein Stück Butter unterrühren. 225 g jungen Blattspinat zugeben und kurz zusammenfallen lassen.

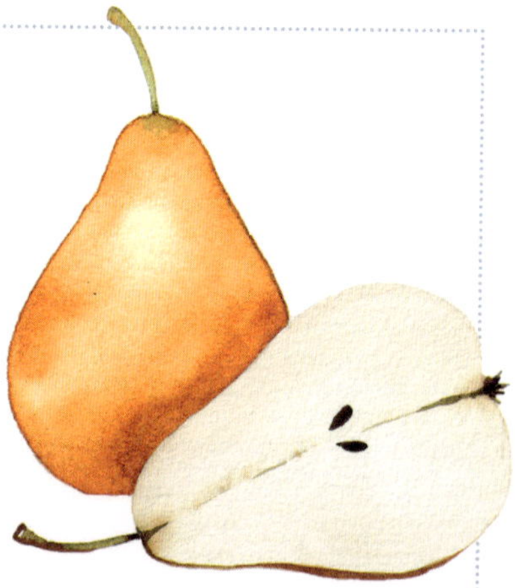

»Viele gesundheitsfördernde Inhaltsstoffe von Äpfeln und Birnen befinden sich in der Schale.«

BIRNE

Birnen gibt es in verschiedenen Sorten mit grüner, gelber, rötlicher oder brauner Schale. Bekannt sind beispielsweise die saftige Williams oder die aromatische Comice. Alle Birnen sind reich an Antioxidanzien und helfen, entzündliche Prozesse im Körper zu bekämpfen.

WIRKUNG

Birnen sind reich an Kupfer, Vitamin C und K und vorwiegend wasserunlöslichen Ballaststoffen.

Kupfer ist wichtig für die Produktion von Hämoglobin, das Sauerstoff zum Gehirn transportiert.

Vitamin C hilft, nervöse Anspannung zu lindern. Menschen, die mit der Nahrung viel Vitamin C zu sich nehmen, können oft besser mit Stress umgehen.

Vitamin K soll vor allem bei älteren Menschen die Gedächtnisleistung stärken.

Wasserunlösliche Ballaststoffe unterstützen die Darmgesundheit und somit eine gute Gehirnfunktion.

EMPFOHLENE MENGE

Essen Sie in der Saison ruhig täglich eine Birne. Etwa drei Portionen Obst pro Tag werden empfohlen.

ZUBEREITUNG

Birnen möglichst ungeschält essen, weil die meisten Nähr- und Ballaststoffe sich in der Schale befinden. Birnen werden meist unreif verkauft, weil sie sehr druckempfindlich sind. Sie reifen aber bei Zimmertemperatur schnell nach. Sie schmecken in süßen und herzhaften Gerichten gleichermaßen gut.

Birne mit Spinat und Chili: Süße Birnen harmonieren gut mit feurigem Chili und herbem Spinat. Das Vitamin C der Birnen verbessert die Aufnahme von Eisen aus dem Spinat.

› *Siehe Rezept links unten*

Kräuterbirnen gegen Stress:

› *Birnen mit Zitronenmelisse pochieren.*

Birne und Kakao sind eine tolle Kombination. Rohkakao fördert die Durchblutung des Gehirns und kann die kognitive Leistung stärken. Mandeln liefern beruhigendes Magnesium.

› *Mit etwas Mandeldrink und entöltem Kakao im Mixer zu einem Smoothie verarbeiten.*

KIRSCHE

Man unterscheidet zwischen Süß- und Sauerkirschen. Beide enthalten sekundäre Pflanzenstoffe, die das Gehirn vor Schäden durch freie Radikale schützen. Frische Kirschen sind nur während der relativ kurzen Saison erhältlich. Acerola-Kirschen, die als Pulver in den Handel kommen und außergewöhnlich reich an Vitamin C sind, gehören im botanischen Sinn nicht zu den Kirschen. Vielmehr handelt es sich um die Beeren eines Strauchs, der in Südamerika kultiviert wird.

WIRKUNG

Kirschen sind reich an Polyphenolen und Vitamin C. Beide haben antioxidative und entzündungshemmende Eigenschaften. Außerdem enthalten alle Kirschen Melatonin, allerdings ist die Konzentration in Sauerkirschen deutlich höher.

Melatonin ist ein Hormon, das von der Zirbeldrüse produziert wird und auch in Walnüssen, Kiwis und Kirschen vorkommt. Melatonin reguliert den Biorhythmus und verbessert die Schlafqualität und -dauer. Erholsamer Schlaf ist unerlässlich für die Gehirnfunktionen und das Wohlbefinden.

Vitamin C hilft uns, besser mit den physischen und psychischen Auswirkungen von Stress umzugehen. Chronischer Stress kann zu einer Ermüdung der Nebennieren führen, was sich wiederum auf die psychische Gesundheit auswirkt. Vitamin C stärkt die gesunde Funktion der Nebennieren und trägt so zur psychischen Gesundheit bei.

EMPFOHLENE MENGE

Essen Sie in der Saison eine Handvoll Kirschen als eine von zwei bis drei Portionen Obst am Tag.

ZUBEREITUNG

Süßkirschen werden am besten frisch und roh verzehrt, während Sauerkirschen sich auch zum Kochen und Backen gut eignen. Getrocknete Sauerkirschen sind eine interessante Zutat für herzhafte Gerichte und selbstgemachtes Müsli. Wer Kirschsaft kauft, sollte darauf achten, dass es sich um reinen Saft ohne Zuckerzusatz handelt.

Safran wurde schon vor Jahrtausenden in Persien als natürliches Antidepressivum verwendet.

› *Rühren Sie eine Handvoll Sauerkirschen unter Safranreis.*

PFLAUMEN

Auch Pflaumen gibt es in zahlreichen Sorten, und nicht alle sind blau. Alle Pflaumen enthalten viele Ballaststoffe, und vor allem rote und blaue Sorten sind reich an sekundären Pflanzenstoffen. Die meisten Pflaumensorten lassen sich gut trocknen. Trockenpflaumen sind ganzjährig erhältlich und besitzen ein ähnliches Nährstoffprofil wie frische Früchte. Obwohl sie süß sind, hilft ihr hoher Ballaststoffgehalt, Blutzuckerspitzen zu vermeiden.

IM FOKUS

Pflaumen

PORTRÄT

Obstbäume der Gattung Prunus *werden weltweit seit Jahrtausenden kultiviert.*

EIGENSCHAFTEN

Mit ihren antioxidativen und darmgesunden Inhaltsstoffen stärken Pflaumen das Herz, die allgemeine Gesundheit und das Wohlbefinden.

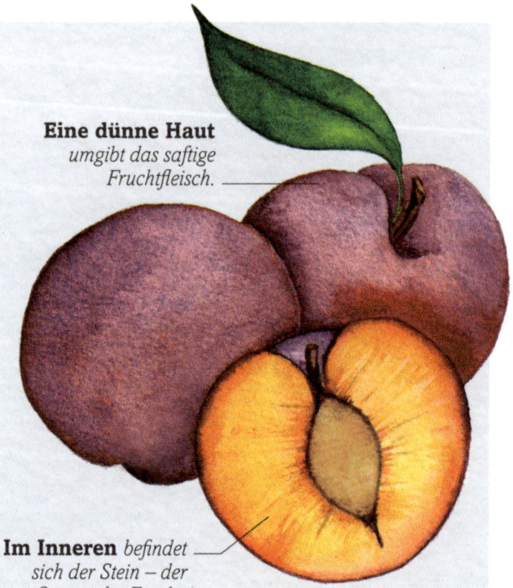
Eine dünne Haut *umgibt das saftige Fruchtfleisch.*
Im Inneren *befindet sich der Stein – der Samen der Frucht.*

WIRKUNG

Pflaumen enthalten wertvolle Polyphenolverbindungen, die antioxidativen Vitamine C und K, die wichtigen Hirnmineralien Kalium und Kupfer sowie wasserunlösliche Ballaststoffe. Frische und getrocknete Pflaumen enthalten Sorbit, das mild abführend wirkt. Darum werden Pflaumen häufig gegessen, um eine träge Verdauung anzuregen.

Polyphenole sind sekundäre Pflanzenstoffe, die zum Erhalt der Gesundheit beitragen. Es gibt mehr als 500 Polyphenole (Farb-, Geschmack- und Bitterstoffe), von denen jedes eine andere Funktion erfüllt. Pflaumen enthalten zwei wichtige Polyphenolverbindungen, die nachweislich helfen, oxidative Schäden an essenziellen Fetten in unserem Körper zu verhindern. Da unser Gehirn zu über 60 Prozent aus Fett besteht, kann der Verzehr von Pflaumen eine schützende Wirkung auf das Gehirn haben und somit unser geistiges Wohlbefinden unterstützen.

Vitamin C trägt dazu bei, oxidative Schäden am Cholesterin in unserem Körper zu verhindern, von dem sich 25 Prozent im Gehirn befinden. Oxidiertes Cholesterin lagert sich in den Arterien ab und kann langfristig zu schweren Gefäßerkrankungen wie einem Schlaganfall führen.

Kalium hilft, den Blutdruck zu regulieren und die Auswirkungen von Stress unter Kontrolle zu halten. Es unterstützt die gesunde Funktion der Nerven, ermöglicht klare Gedanken und positive Gefühle.

»Die Ballaststoffe in Pflaumen und Aprikosen regen die Verdauung an.«

EMPFOHLENE MENGE

In der Saison können 3–4 Pflaumen eine der empfohlenen zwei bis drei Portionen Obst pro Tag ausmachen.

ZUBEREITUNG

Kaufen Sie in der Saison frische, voll ausgereifte Pflaumen, denn sie sind besonders süß und saftig. In einem Dörrgerät kann man sie für den Winter trocknen. Alternativ können entsteinte, halbierte oder geviertelte Pflaumen auch im Backofen auf niedrigster Stufe getrocknet werden. Trockenpflaumen sind ein gesunder Snack für zwischendurch.

Pflaumen mit Joghurt tun der Darmflora doppelt gut.

› *Pflaumen klein schneiden, mit Naturjoghurt mit lebenden Kulturen mischen und mit Muskatnuss würzen.*

Salat mit Rucola, Fenchel und Ziegenkäse: Rucola und Fenchel unterstützen die Nährstoffaufnahme im Darm, Ziegenkäse ist probiotisch.

› *Pflaumenhälften in der Pfanne leicht karamellisieren, dann mit Rucola, Fenchel und Ziegenkäse mischen.*

Smoothie für das Gehirn:

› *Eingeweichte Trockenpflaumen mit Einweichwasser, geschälten Hanfsamen, frischem Ingwer und Kakao pürieren.*

APRIKOSE

Frische, goldene Aprikosen sind weich und süß-säuerlich. Die Saison ist kurz, aber getrocknet kann man sie das ganze Jahr über kaufen. Das lange Leben und die gute Gesundheit des Hunza-Volks im Himalaya wird zum Teil dem Verzehr von Aprikosen zugeschrieben. Das lässt sich schwer beweisen, aber sicher ist, dass Aprikosen viele gesundheitsfördernde Antioxidanzien enthalten.

WIRKUNG

Aprikosen enthalten neben Antioxidanzien auch Betakarotin und Vitamin C. Sie sind reich an wasserlöslichen Ballaststoffen und liefern außerdem Kalium, ein Elektrolyt, das für die Nerven wichtig ist.

Betakarotin ist ein Flavonoid, das Aprikosen ihre prächtige Farbe verleiht und ein wirkmächtiges Antioxidans ist. Das Gehirn benötigt für seine ständige Aktivität und Leistungsfähigkeit große Mengen an Sauerstoff. Dabei entstehen instabile Moleküle, die als freie Radikale bezeichnet werden. Antioxidanzien wie Betakarotin helfen, diese Moleküle zu stabilisieren, damit sie keinen Schaden anrichten können. Indem sie freie Radikale reduzieren, die zu schädlichen Entzündungen führen können, lindern Antioxidanzien nachweislich nervöse Anspannung und depressive Verstimmungen.

Wasserlösliche Ballaststoffe verlangsamen die Bewegung der Nahrung durch den Verdauungstrakt, sodass man sich länger satt fühlt. Außerdem bieten sie Nahrung für nützliche Darmbakterien und schaffen ein gesundes Darmmikrobiom. Ein gesunder Darm fördert die geistige Gesundheit, da das Verdauungssystem und das Gehirn über die Darm-Hirn-Achse miteinander verbunden sind.

Kalium ist wichtig für die Übermittlung von Nervensignalen in Gehirn und Körper. Ein niedriger Kaliumspiegel kann zu Denkschwierigkeiten, Konzentrationsstörungen und Gedächtnisproblemen führen. Kalium trägt dazu bei, dass das Gehirn ausreichend mit Sauerstoff versorgt wird, um gut zu funktionieren.

EMPFOHLENE MENGE

In der Saison können 2–3 Aprikosen eine der empfohlenen zwei bis drei Portionen Obst pro Tag ausmachen.

ZUBEREITUNG

Frische Aprikosen schmecken roh sehr gut. Man kann sie aber auch für süße und herzhafte Gerichte verwenden oder für den Wintervorrat trocknen. Getrocknete Aprikosen sind ein gesunder Snack.

»Aprikosenleder« wird im Nahen Osten in Wasser eingeweicht, um ein erfrischendes Getränk herzustellen.
› *Aprikosen entsteinen und weich kochen, mit Limettensaft und Honig würzen. Glatt pürieren. Ein Backblech mit Backpapier auslegen und die Masse darauf 5 mm dünn verteilen. Im Dörrgerät oder im Backofen auf niedrigster Stufe trocknen. In Streifen schneiden, aufrollen und in einem luftdicht schließenden Behälter im Kühlschrank aufbewahren. Als Snack oder zur Zubereitung eines Getränks verwenden.*

Milchsaures Aprikosenchutney liefert neben Antioxidanzien gesunde Bakterien zur Stärkung der Darmflora.
› *Siehe Rezept unten*

Mit Haferflocken als beruhigendes Frühstück. Die Ballaststoffe aus Aprikosen und Haferflocken halten lange satt und verringern so das Risiko, zwischen den Mahlzeiten zu ungesunden Süßigkeiten zu greifen.
› *In der Saison frische Aprikosen in kleine Stücke schneiden und mit einer Prise Kardamom ans morgendliche Müsli geben.*

NACHREIFUNG

Aprikosen reifen nach der Ernte nach. Am besten bewahrt man sie bei Zimmertemperatur an einem schattigen Platz auf und isst sie, sobald sie weich und saftig sind.

REZEPT

Aprikosenchutney

250 g Aprikosen, 1 rote Zwiebel, 3 Knoblauchzehen, 1 mittelgroße Chili und 2,5 cm Ingwer fein hacken. Mit 1 TL Salz und 1 EL Sauerkrautsaft in ein großes Einmachglas geben. Beschweren, locker abdecken und 5 Tage bei Zimmertemperatur gären lassen.

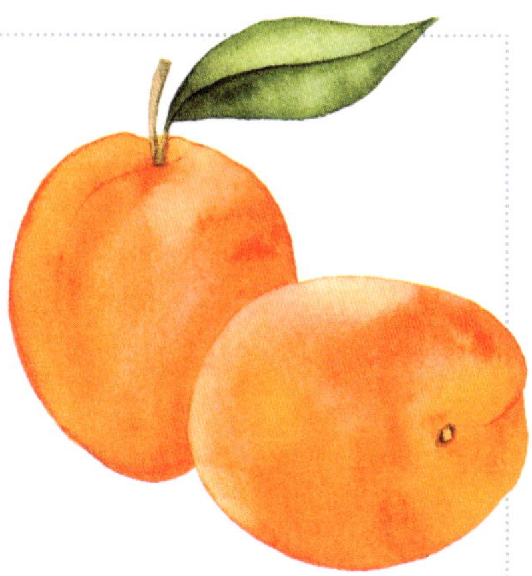

HÜLSENFRÜCHTE

Hülsenfrüchte sind die essbaren Samen von Schmetterlingsblütlern. Alle Sorten sind reich an pflanzlichen Proteinen und eignen sich darum besonders für die fleischlose Ernährung. Für Vegetarier und Veganer ist eine große Vielfalt pflanzlicher Lebensmittel wichtig, um alle acht essenziellen Aminosäuren in ausreichendem Maß zu sich zu nehmen.

LINSEN

Linsen sind wahrscheinlich die älteste kultivierte Hülsenfruchtart. Unter den zahlreichen Sorten sind die großen grünen und die gespaltenen roten Linsen am bekanntesten, aber auch schwarze Beluga und französische dunkelgrüne Linsen sind beliebt. Alle Hülsenfrüchte enthalten Ballaststoffe, aber Linsen sind eine besonders gute Quelle, da sie wasserlösliche und -unlösliche Ballaststoffe enthalten. Beide sind für eine gesunde Verdauung von hohem Wert.

WIRKUNG

Neben Proteinen und Ballaststoffen enthalten Linsen viele weitere Stoffe, von denen die Gehirngesundheit profitiert.

Molybdän ist in allen Hülsenfrüchten enthalten, auch in Linsen. Es verhindert, dass sich Giftstoffe ablagern und schädliche Entzündungen verursachen.

Eisen wird für die Produktion von Neurotransmittern benötigt und hilft, uns energiegeladen und wach zu bleiben.

Zink ist notwendig für die korrekte Kommunikation zwischen den Gehirnzellen und unterstützt das Gedächtnis.

Folsäure hilft bei der Bildung roter Blutkörperchen und ist wichtig für eine gute Nervenfunktion. Linsen sind eine besonders gute Quelle für Folsäure.

Kalium wird benötigt, um Neuronen zu aktivieren, die an positiven Gedanken und Gefühlen beteiligt sind. Ohne die elektrische Ladung, die durch Kalium ausgelöst wird, können Neurotransmitter wie Serotonin nicht genutzt werden.

EMPFOHLENE MENGE

Auch bei Hülsenfrüchten auf Abwechslung achten. Wer sich fleischlos ernährt, sollte täglich 3 gehäufte Esslöffel gekochte Hülsenfrüchte zu sich nehmen.

ZUBEREITUNG

Linsen sind vielseitig und leicht zuzubereiten. Manche Sorten müssen nicht eingeweicht werden. Sie haben einen nussigen Geschmack und passen zu Suppen, Salaten und Gemüseeintöpfen.

Entzündungshemmende Suppe mit Hirnnährstoffen:

› *Rote Linsen mit Zwiebeln, Chili und Kokosmilch kochen.*

In Keimsprossen ist die Bioverfügbarkeit der Nährstoffe noch besser.

› *Ganze grüne Linsen keimen lassen (siehe S. 148) und als Zutat für Salate verwenden.*

REZEPT

Dhal

200 g rote Linsen abspülen, kochen, dann abgießen. 2 EL Ghee erhitzen. 1 TL Kreuzkümmel 1 Minute darin braten. 1 Zwiebel, 1 grüne Chili und 1 Knoblauchzehe hacken und zu den Linsen geben. 3 Minuten garen. Mit 2 TL frisch geriebenem Ingwer, je ½ TL Kurkuma und Kardamom, Paprika und Salz abschmecken.

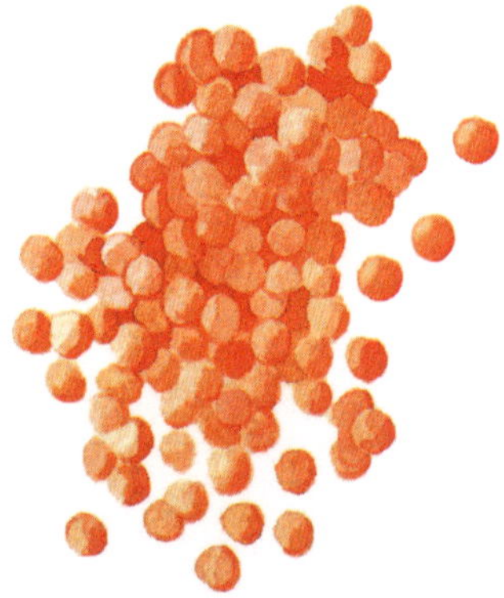

Joghurt reichert Linsengerichte mit Vitamin B_{12} an. Zusammen mit Vitamin B_6 und Folsäure aus Linsen reguliert es den Homocysteinspiegel, der – wenn er zu hoch ist – die Blutgefäße und somit auch das Gehirn schädigt.
› *Ein pikantes Dhal (siehe Rezept links unten) mit einen Klecks Naturjoghurt servieren.*

ERBSEN

Frische Erbsen werden aus unreifen Schoten geerntet. Zum Trocknen lässt man die Schoten vor der Ernte ausreifen. Getrocknete Erbsen gibt es mit und ohne Schale. Geschälte Erbsen zerfallen von selbst in zwei Hälften. Unter allen Hülsenfrüchten zählen Erbsen zu den ballaststoffreichsten Sorten.

IM FOKUS

Erbsen

PORTRÄT
Die Wildform stammt aus dem Mittelmeerraum. Heute werden Erbsen weltweit angebaut.

EIGENSCHAFTEN
Erbsen sind nährstoff- und ballaststoffreich. Sie fördern die Verdauung und regulieren den Blutzuckerspiegel. So beugen sie Blutzuckerschwankungen vor, die zu Reizbarkeit führen können.

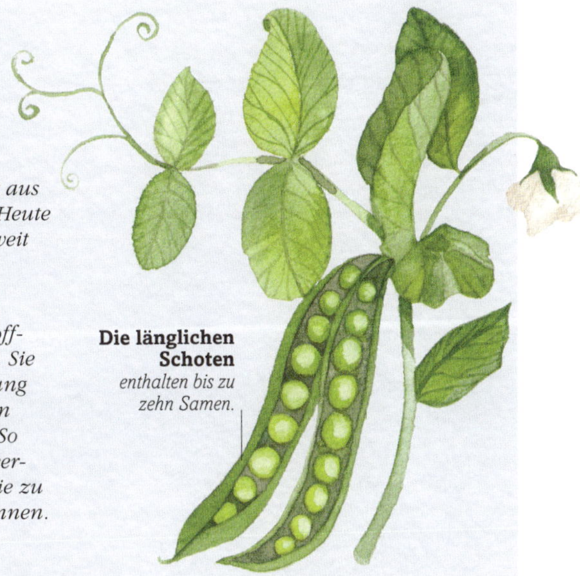

Die länglichen Schoten *enthalten bis zu zehn Samen.*

WIRKUNG

Erbsen enthalten zahlreiche B-Vitamine. Vitamin-B-Mangel kann die normale Gehirnfunktion stören. Weitere Inhaltsstoffe sind Molybdän, ein essenzielles Mineral, das vom Gehirn benötigt wird, sowie ein Phytoöstrogen-Isoflavon namens Daidzein, von dem angenommen wird, dass es die geistige Gesundheit unterstützt.

Vitamin B_1 (Thiamin) spielt eine zentrale Rolle für die Gesundheit des Gehirns. Das Gehirn braucht Thiamin für den Energiehaushalt, denn bei Thiaminmangel sterben Gehirnzellen ab. Außerdem wird Thiamin zur Produktion des Neurotransmitters Acetylcholin benötigt, der neue Erinnerungen verankert und unsere Denk- und Konzentrationsfähigkeit steigert. Acetylcholin ermöglicht das Wachstum neuer Synapsen, an denen Nerveninformationen übertragen werden. Ein Mangel an Acetylcholin kann neurodegenerative Erkrankungen begünstigen.

Vitamin B_5 (Pantothensäure) wird für den Fettstoffwechsel, die Energiegewinnung und die gesunde Gehirnfunktion benötigt. Es fördert außerdem das Gedächtnis und reguliert das vegetative Nervensystem durch die Produktion von Neurotransmittern wie Acetylcholin.

Ein Mangel an Folsäure (Vitamin B_9) führt zu einem Anstieg der Aminosäure Homocystein. Bei Folsäuremangel besteht ein höheres Risiko für depressive Verstimmungen und Wochenbettdepressionen.

EMPFOHLENE MENGE

Wer sich fleischlos ernährt, sollte täglich 3 gehäufte Esslöffel gekochte Hülsenfrüchte zu sich nehmen. Auf Abwechslung achten.

ZUBEREITUNG

Getrocknete Erbsen sind lange haltbar und eignen sich ausgezeichnet für Suppen, Eintöpfe und Dips. Mindestens 6 Stunden einweichen.

Knoblauch unterstützt die Blutversorgung des Gehirns.
› *Frische Erbsensuppe mit Knoblauch würzen.*

Salbei stärkt das Gedächtnis:
› *Getrocknete Erbsen kochen und mit Salbei pürieren. Als Dip servieren.*

Kurkuma wirkt entzündungshemmend und stärkt die Gehirngesundheit.
› *Samosas mit frischen oder Tiefkühl-Erbsen, Süßkartoffeln und Kurkuma zubereiten.*

KONSERVE ODER TIEFGEFROREN?

Tiefgefrorene Erbsen enthalten mehr Vitamine und Mineralien als Konservenware. Frische Erbsen möglichst am Tag des Einkaufs verzehren.

SCHWARZE BOHNEN

Diese Bohnen sind in Amerika seit Jahrhunderten ein Grundnahrungsmittel. Die kleinen, seidig glänzenden Bohnen enthalten viele wertvolle Nährstoffe. Nennenswert sind vor allem die Anthocyane, die als starke Antioxidanzien eine wichtige Rolle für den Schutz des Gehirns spielen.

WIRKUNG

Schwarze Bohnen liefern nicht nur Magnesium, Eisen und Folsäure, sondern auch wertvolle Proteine. Ihre Ballaststoffe helfen, den Blutzuckerspiegel stabil zu halten und so Stimmungsschwankungen durch Blutzuckerabfall zu vermeiden. Zudem enthalten schwarze Bohnen Molybdän und Kupfer, die der geistigen Gesundheit zuträglich sind.

Magnesium unterstützt die Informationsübertragung im Gehirn und das Gedächtnis. Es beruhigt und kann helfen, in Stresssituationen gelassen zu bleiben. Darüber hinaus hilft Magnesium bei der Umwandlung von Nahrung in Energie. Davon profitiert das Gehirn, denn es verbraucht mehr Energie als jedes andere Organ.

Eisen wird für die Myelinscheiden benötigt, die die Nerven umgeben und für reibungslose Gehirnfunktionen notwendig sind. Eisenmangel kann zu Erschöpfung, Antriebslosigkeit und Depressionen führen.

Folsäuremangel kann den Serotoninspiegel im Gehirn senken und wird mit Depressionen in Verbindung gebracht.

EMPFOHLENE MENGE

Wer sich fleischlos ernährt, sollte täglich 3 gehäufte Esslöffel gekochte Hülsenfrüchte zu sich nehmen. Auf Abwechslung achten.

ZUBEREITUNG

Schwarze Bohnen über Nacht einweichen und vor dem Kochen abspülen. Sinnvoll ist, einige Dosen schwarze Bohnen im Vorrat zu haben, denn sie lassen sich schnell und bequem zu Salaten, Dips, Burritos und Suppen verarbeiten. Solange Sie über den Tag verteilt ausreichend Proteine zu sich nehmen, muss nicht jede Mahlzeit verschiedene pflanzliche Proteine enthalten.

Herzhaftes Gemüse:

› *Eine Mischung aus schwarzen Bohnen und Süßkartoffeln schmeckt zu Reis und liefert einen guten Proteinmix. Reste können zusammen mit Spinat, Mais, roten Zwiebeln und Avocado als Salat serviert werden.*

Chilibohnen regen die Durchblutung an und sorgen so auch für eine gute Versorgung des Gehirns.

› *Würzen Sie eine Suppe aus schwarzen Bohnen kräftig mit Chili.*

»Kichererbsen halten lange satt, weil sie pflanzliche Proteine und Ballaststoffe enthalten.«

KICHERERBSEN

Kichererbsen gehören weltweit zu den beliebtesten Hülsenfrüchten. Sie sind meist gelblich beige, es gibt aber auch schwarze, braune, grüne und rote Sorten. Auch getrocknet oder zu Mehl gemahlen spielen Kichererbsen vor allem in der Küche des Nahen Ostens eine zentrale Rolle.

WIRKUNG

Kichererbsen sind eine ausgezeichnete Quelle für pflanzliches Eiweiß und Ballaststoffe, die lange sättigen. Sie liefern verschiedene Mineralien und Vitamine wie Folsäure, Eisen und Zink. Außerdem enthalten Kichererbsen Phytosterine, die helfen, das Gehirn vor degenerativen Krankheiten wie Alzheimer zu schützen.

Die Ballaststoffe in Kichererbsen sind größtenteils wasserunlöslich, gelangen also unverdaut in den Dickdarm. Hier zerlegen Bakterien die wasserunlöslichen Ballaststoffe in kurzkettige Fettsäuren wie Buttersäure, die Energie für die Zellen im Dickdarm liefern. Es wird angenommen, dass Buttersäure über die Darm-Hirn-Achse auch die Gesundheit des Gehirns verbessert.

Folsäure hilft, einen Überschuss der Aminosäure Homocystein im Blut zu verhindern. Homocystein kann die Nährstoffversorgung des Gehirns verlangsamen, was das Risiko einer Depression erhöht.

Eisen ist wichtig für den Energiehaushalt. Der Verzehr von eisenhaltigen Lebensmitteln wie Kichererbsen versorgt die roten Blutkörperchen mit Sauerstoff. Eisenmangel kann schlechte Stimmung und Reizbarkeit verursachen.

Zink verbessert die Aufnahme des stimmungsregulierenden Botenstoffs Serotonin.

EMPFOHLENE MENGE

Wer sich fleischlos ernährt, sollte täglich 3 gehäufte Esslöffel gekochte Hülsenfrüchte zu sich nehmen.

ZUBEREITUNG

Getrocknete Kichererbsen 12 Stunden einweichen und gut abspülen. Keimsprossen (siehe S. 148) für Salate und Dips verwenden.

Ballaststoffreiches Curry:
› *Mit Regenbogenmangold und Butternusskürbis. Dazu passt brauner Reis.*

Darmgesunder Aufstrich:
› *Kichererbsen zerdrücken, mit roter Misopaste mischen. Auf Roggentoast streichen und mit Avocado belegen.*

Mit Senf für die Durchblutung und Rosmarin für die Konzentration:
› *Spinat und Kichererbsen mit einem Dressing aus Olivenöl, Tamari, Senfkörnern und Rosmarin mischen.*

SOJABOHNEN

Sojabohnen werden seit Jahrtausenden gegessen. Heute fällt ihr guter Gesundheitswert manchmal der Zubereitungsweise zum Opfer, denn viele Produkte enthalten nicht die ganze Bohne oder sind nicht fermentiert. Bevorzugen Sie traditionell fermentierte Sojaprodukte wie Miso und Tempeh und meiden Sie Lebensmittel wie Sojadrink, -öl oder Sojaflocken.

WIRKUNG

Sojabohnen nehmen unter den Hülsenfrüchten eine Sonderstellung ein, denn sie enthalten die Aminosäure Methionin. Somit liefern sie als einzige Hülsenfrucht alle neun essenziellen Aminosäuren, sind also ein hochwertiges Protein. Das ist für die geistige Gesundheit ebenso unerlässlich wie die Nährstoffe Molybdän, Kupfer, Mangan, Eisen, Magnesium, Kalium und Vitamin K. Alle sind in Soja enthalten, aber durch Fermentierung verbessert sich die Bioverfügbarkeit.

Proteine sind für optimale Gehirnfunktionen unabdingbar. Proteine aus Soja können schwer verdaulich sein. Durch die Fermentierung der Bohnen werden die Proteine in Aminosäuren aufgespalten und können leichter aufgenommen werden. Aminosäuren werden zur Bildung von Neurotransmittern benötigt, die im Gehirn und im gesamten Körper Nachrichten weiterleiten.

Fettlösliches Vitamin K kommt in pflanzlichen Lebensmitteln als Vitamin K_1 und in Lebensmitteln tierischen Ursprungs als K_2 vor. Vitamin K_2 findet sich in hohen Konzentrationen im Gehirn. Bestimmte Mikroorganismen in fermentierten pflanzlichen Lebensmitteln können K_1 in K_2 umwandeln. Das beste Beispiel dafür ist Natto, ein traditionelles fermentiertes Sojagericht.

EMPFOHLENE MENGE

Genießen Sie täglich eine Misosuppe aus einem Teelöffel der Paste. Nehmen Sie ein oder zwei Mal pro Woche 100 g Tempeh oder Natto zu sich.

ZUBEREITUNG

Am gesündesten sind fermentierte Sojaprodukte wie Tempeh, Natto und Miso.

Stimmungsaufhellende Misosuppe zur Stärkung der nützlichen Darmbakterien und der Darm-Hirn-Achse:
› *Zuerst unpasteurisierte rote Misopaste mit etwas kaltem Wasser anrühren, dann heißes Wasser zufügen.*

Würziger Dip für rohes Gemüse:
› *Süße Misopaste, Tahin, Ingwer, Chili und Zitronensaft mit etwas Wasser verrühren.*

Tamari zu Lebensmitteln geben, die das Immunsystem stärken. Traditionelles, fermentiertes Tamari enthält keinen Weizen, ist aber reich an Vitamin B_3 und Tryptophan, die für die Produktion von Serotonin benötigt werden.
› *Tamari zu gedünstetem Blattgemüse und Shiitake servieren.*

Salat zur Stärkung des Gehirns:
› *Marinierter, gegrillter Tempeh mit Brunnenkresse, Chicorée, Apfel und Walnusskernen mischen.*

WARNHINWEIS

Allergien gegen Sojaprodukte kommen relativ häufig vor. Sojaallergiker reagieren eventuell auch auf andere Hülsenfrüchte. Allergien und Unverträglichkeiten gegen fermentierte Sojaprodukte sind seltener.

REZEPT

Misodressing

1 TL süßes oder gelbes Miso mit einem kleinen Bund gehacktem Schnittlauch, 1 TL mittelscharfem Senf, 2 EL Wasser und 2 EL Olivenöl mischen. Über Blattsalat träufeln.

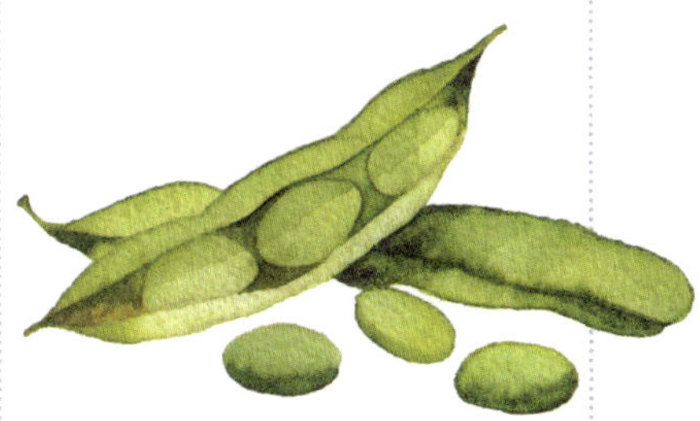

GETREIDE

Getreide ist seit Urzeiten ein Grundnahrungsmittel. Die echten Getreidearten wie Weizen, Hafer, Gerste und Roggen gehören botanisch zur Familie der Gräser. Vollkorngetreide besteht aus der ballaststoffreichen Kleie, dem nährstoffreichen Keim und dem stärkehaltigen Endosperm. Quinoa, Amaranth, Buchweizen und Wildreis gehören zu anderen botanischen Familien und werden darum als Pseudogetreide bezeichnet.

HAFER

Gewöhnlicher Hafer wird in kühlen, gemäßigten Gebieten angebaut, während der hitzetolerantere rote Hafer in wärmeren Gefilden wächst. Hafer wirkt sich mehr als anderes Getreide positiv auf den Cholesterinspiegel aus und reguliert den Blutdruck. Da die Diagnose einer Herz-Kreislauf-Erkrankung häufig Angstzustände und Depressionen nach sich zieht, kann sich Hafer indirekt unterstützend auf die Psyche auswirken.

WIRKUNG

Hafer ist reich an Mangan und Molybdän, die beide die antioxidative Aktivität unterstützen. Zudem enthält er B-Vitamine und Phosphor, die zur Energiegewinnung aus unserer Nahrung benötigt werden. Er liefert Eisen, Zink und Kupfer, die alle eine wichtige Rolle für die Gehirngesundheit spielen. Hafer ist ballaststoffreich, vor allem enthält er mehr wasserunlösliche Ballaststoffe als andere Getreidearten, meist in Form von Beta-Glucanen.

Beta-Glucane sind wasserlösliche Ballaststoffe, die sich im Körper in ein zähflüssiges Gel verwandeln. Dieses Gel verlangsamt die Verdauung von Kohlenhydraten und hilft, Blutzuckerspitzen zu vermeiden, die zu Reizbarkeit, Stimmungsschwankungen, Konzentrationsstörungen oder Verwirrung führen können. Im Dickdarm bieten Beta-Glucane Nahrung für die nützlichen Bakterien, die einen gesunden Darm unterstützen. Zwischen Darm und Gehirn verlaufen Millionen von Nerven und Neuronen und die Forschung hat festgestellt, dass ein gesunder Darm wiederum das geistige Wohlbefinden fördert.

Kupfer ist wichtig für die Bildung von Hämoglobin, das für den Sauerstofftransport zum Gehirn und durch den ganzen Körper benötigt wird.

EMPFOHLENE MENGE

Essen Sie täglich Vollkorngetreide, mindestens 50 g, verteilt auf drei Mahlzeiten.

ZUBEREITUNG

Hafer ist als ganzes Korn, Flocken, Kleie oder Mehl erhältlich. Er ist sehr vielseitig und kann wegen seines milden Geschmacks für herzhafte und süße Gericht verwendet werden.

Müsliriegel sind ein gesunder Snack für zwischendurch. Trockenobst und Ölsaaten sind sinnvolle Ergänzungen.
› *Siehe Rezept unten*

REZEPT

Müsliriegel

200 g Feigen im Mixer fein zerkleinern. 150 g gehackte Mandeln, 125 g Haferflocken und je 30 g Hanf- und Chiasamen zugeben. 90 ml warmen Ahornsirup und 60 g Mandelmus unterrühren. Eine Form mit Backpapier auslegen, die Masse hineingeben und fest werden lassen. In Riegel schneiden.

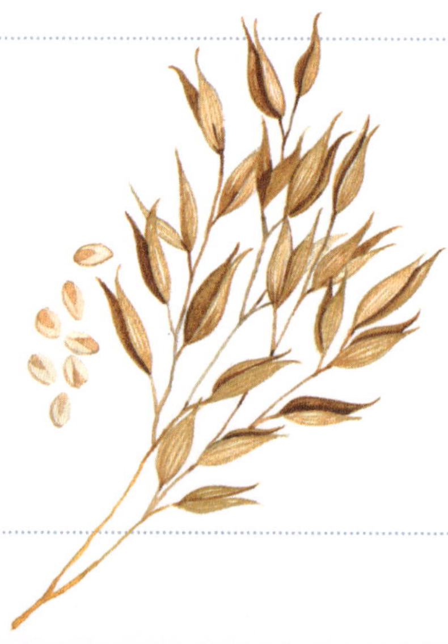

Haferflocken mit Obst liefern wertvolle sekundäre Pflanzenstoffe. Kardamom hebt die Stimmung.

› *Müsli oder Porridge mit frischem Obst und Kardamom anrichten. Für ein herzhaftes Porridge Chili und Avocado zugeben. Beide fördern die Durchblutung. Hanfsamen liefern wertvolle Fette und Proteine.*

Overnight Oats mit Joghurt:

› *Kernige Haferflocken über Nacht in Wasser mit einem Spritzer Zitrone einweichen. Am Morgen abgießen. Mit Beeren und Naturjoghurt servieren.*

WARNHINWEIS

Glutenfreie Haferflocken werden auch von Menschen mit Zöliakie gut vertragen. Unverträglichkeiten gegen die Proteine im Hafer kommen vor, aber selten.

IM FOKUS

Reis

PORTRÄT

In Afrika und Asien ist Reis ein Grundnahrungsmittel. Er gedeiht am besten in Gebieten mit viel Regen.

EIGENSCHAFTEN

Ungeschälter Naturreis hilft, Blutzuckerschwankungen und daraus resultierende Reizbarkeit zu vermeiden. Seine Ballaststoffe tragen zur Regulierung des Cholesterinspiegels bei.

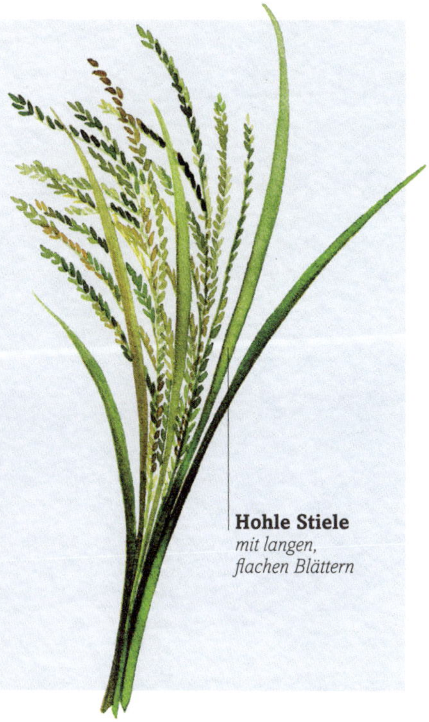

Hohle Stiele *mit langen, flachen Blättern*

REIS

Reis ist ein uraltes Getreide und in vielen Regionen der Welt ein Grundnahrungsmittel. Während Vollkornreis oder brauner Reis seine nährstoffreiche Kleie und den Keim behält, wird weißer Reis geschliffen und poliert, wobei die Kleie und der Keim entfernt werden. Die meisten lang- und rundkörnigen Reissorten sind auch als Naturreis erhältlich. Daneben gibt es noch roten und schwarzen Reis, die ebenfalls reich an gesunden Pflanzenstoffen sind.

WIRKUNG

Bevorzugen Sie Vollkornreis, der die Mineralstoffe und Vitamine von Kleie und Keim enthält. Dazu gehören B-Vitamine, Selen, Magnesium und Phosphor. Brauner Reis liefert dreimal so viele Ballaststoffe wie weißer Reis. Wildreis ist kein Reis im eigentlichen Sinne, sondern ein Süßgras. Er ist besonders reich an B-Vitaminen und Ballaststoffen.

Selen ist wichtig für Produktion und Funktion von Gamma-Aminobuttersäure (GABA), einem Neurotransmitter, der die Kommunikation zwischen den Gehirnzellen ermöglicht. Selen beeinflusst das emotionale und geistige Wohlbefinden. Selenmangel kann zu nervöser Anspannung, Verwirrung und schlechter Stimmung führen.

Magnesium stimuliert winzige elektrische Schalter im Gehirn. Wenn diese nicht funktionieren, sind Informationsverarbeitung und Gedächtnis gestört. Zudem fördert Magnesium die positive Stimmung.

Phosphor unterstützt die Energieversorgung des Gehirns. Ein Mangel kann zu Unruhe und Konzentrationsschwierigkeiten führen.

Die Ballaststoffe im Reis sind größtenteils wasserunlöslich. Sie beschleunigen den Transport von Abfallstoffen. Ballaststoffe helfen, den Darm gesund zu halten, was wiederum die Gesundheit des Gehirns fördert.

EMPFOHLENE MENGE

Essen Sie täglich Vollkorngetreide, mindestens 50 g, verteilt auf drei Mahlzeiten.

ZUBEREITUNG

Normalerweise unterscheidet man zwischen Rund-, Mittel- und Langkornreis. Rundkornreis enthält viel Stärke und ist klebrig, Langkornreis bleibt körnig. Beim Aufwärmen von Reis entsteht resistente Stärke, die gut für die Darmgesundheit ist. Gekochten Reis maximal 2 Tage im Kühlschrank aufbewahren und immer gründlich durchwärmen.

Sushi für das Gehirn:

› *Mit Nori, Naturreis und Fisch oder Gemüse*

Fermentiert für die Darmgesundheit:

› *Mit Linsen für klassischen Dosateig*

Entzündungshemmende Suppe:

› *Hühnersuppe mit Reis, Knoblauch und Kurkuma*

ROGGEN

Dieses Getreide wird weltweit angebaut und hauptsächlich zu Mehl verarbeitet. Weil sich Keim und Kleie nur schwer vom Endosperm lösen lassen, ist Roggenmehl reich an Nährstoffen. Endosperm und Kleie liefern außerdem reichlich Ballaststoffe, die wichtig für eine gesunde Verdauung sind.

WIRKUNG

Roggen ist reich an Mangan, Phosphor, Kupfer und Pantothensäure. Ihm werden zahlreiche gesundheitliche Vorteile zugeschrieben, unter anderem soll er helfen, Diabetes vorzubeugen. Die Insulinregulierung spielt auch für die psychische Gesundheit eine Rolle, denn Menschen mit Diabetes haben ein erhöhtes Risiko für Stimmungsstörungen, kognitive Beeinträchtigungen und Demenz.

Die Ballaststoffe im Roggen sind größtenteils wasserunlöslich, d.h. sie bleiben auf ihrem Weg durch den Verdauungstrakt weitgehend unverändert. Während der Darmpassage nehmen sie Nebenprodukte der Verdauung auf und absorbierten Wasser, sodass der Stuhl weich wird. Infolgedessen beschleunigen sie den Transport von Abfallstoffen und beugen Verstopfung vor. Die Wasseraufnahme der wasserunlöslichen Ballaststoffe vermittelt ein anhaltendes Sättigungsgefühl, das bei der Gewichtsabnahme hilfreich ist. Übergewicht stellt für viele Menschen eine psychische Belastung dar.

Kupfer ist ein Spurenelement und ein Katalysator für bestimmte Enzyme, die Neurotransmitter wie das Wohlfühlhormon Dopamin steuern.

Pantothensäure (Vitamin B_5) wird für den Stoffwechsel benötigt, um Energie aus der Nahrung zu gewinnen. Außerdem ist sie an der Produktion des Neurotransmitters Acetylcholin beteiligt. Dieses ist wichtig für klares Denken und ein gutes Gedächtnis.

»Roggen hilft bei der Gewichtsabnahme, weil er anhaltend sättigt.«

REZEPT

Amaranthfüllung

Diese Füllung schmeckt gut in kleinen Kürbissen oder Paprikahälften. 2 gehackte Schalotten in Olivenöl andünsten. 6 fein gehackte Salbeiblätter und eine Handvoll eingeweichte Sonnenblumenkerne zugeben. 200 g gekochten Amaranth und 1 EL Zitronensaft unterrühren und abschmecken.

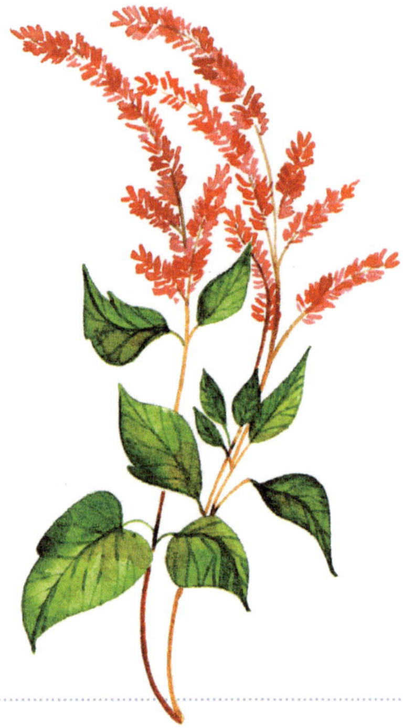

EMPFOHLENE MENGE

Essen Sie täglich Vollkorngetreide, mindestens 50 g, verteilt auf drei Mahlzeiten.

ZUBEREITUNG

Roggen ist traditionell ein Brotgetreide, aber die ganzen Körner können gegart für Salate, Aufläufe und Suppen verwendet werden. Roggenmehl enthält weniger Gluten als Weizenmehl und ist schwerer und dunkler als die meisten anderen Mehle. Handwerklich hergestelltes Roggenbrot mit langer Teigruhe ist am leichtesten zu verdauen. Dunkles Roggenbrot enthält mehr Nährstoffe als helles und hat einen kräftigeren Geschmack.

Roggentoast als leichte Mahlzeit:
› *Mit gedünstetem Blattgemüse und einem pochierten Ei*

Lebkuchen mit beruhigendem Melissentee:
› *Traditionelle Lebkuchen werden aus Roggenmehl mit Gewürzen gebacken.*

WARNHINWEIS

Roggen enthält Gluten, ist also bei Zöliakie nicht geeignet.

QUINOA

Quinoa stammt aus den Anden und war ein Grundnahrungsmittel der Inka. Sie gehört zu den Gräsern, ist also ein Pseudogetreide. Es gibt zahlreiche Sorten in verschiedenen Farben: Orange, Rot, Rosa, Violett, Weiß und Schwarz. Alle sind nährstoffreich und können auch von Menschen mit Glutenunverträglichkeit verzehrt werden.

WIRKUNG

Quinoa enthält alle neun essenziellen Aminosäuren, eignet sich also hervorragend für die vegane Ernährung. Sie ist außerdem reich an Ballaststoffen und Mineralien wie Zink und Magnesium sowie B-Vitaminen, die helfen, unsere Nahrung in Energie zu verwandeln. Quinoa ist glutenfrei und allgemein leicht verdaulich und verträglich.

Proteine und vor allem ihre Bausteine, die Aminosäuren, erfüllen verschiedene wichtige Aufgaben im Gehirn. Tryptophan wird für die Serotoninproduktion benötigt. Tyrosin fördert die Bildung von Noradrenalin und Dopamin, zwei Neurotransmitter, die die Konzentration und Energie steigern. Eiweißmangel kann Stimmung, Emotionen und kognitive Funktionen beeinträchtigen und wird mit ADHS und nervöser Anspannung in Verbindung gebracht.

Magnesium hemmt nach Ansicht mancher Forscher den Eintritt von Stresshormonen in das Gehirn. Darauf beruht seine beruhigende Wirkung, die vor allem Stress und nervöse Anspannung lindert.

Zink ist ein Katalysator für wichtige Enzyme, von denen viele im Gehirn vorkommen. Es wird für eine optimale Gehirngesundheit und Kognition benötigt. Chronischer Zinkmangel kann Depressionen begünstigen.

EMPFOHLENE MENGE

Essen Sie täglich Vollkorngetreide, mindestens 50 g, verteilt auf drei Mahlzeiten.

ZUBEREITUNG

Quinoa hat eine kurze Garzeit und schmeckt angenehm nussig. Verwenden Sie sie als Füllung für Gemüse, als Zutat zu Salaten oder zum Frühstück. Vor der Zubereitung gut abspülen, um natürliche Bitterstoffe zu entfernen, mit denen sich die Pflanze vor Fressfeinden schützt.

Mit Obst für eine Extraportion Antioxidanzien:

› *In Kokosdrink kochen, dann Saaten und Obst unterrühren.*

Keimsprossen (siehe S. 148) sind besonders nährstoffreich.

› *Gekeimte Körner an Salate oder auf Sandwiches geben.*

AMARANTH

Diese hohe Pflanze mit den roten oder gelben Blüten und den kleinen Samen haben die Azteken schon vor 8000 Jahren angebaut. Heute wird sie fast weltweit kultiviert, weil sie sich gut für glutenfreies Gebäck eignet. Amaranth enthält hochwertige Proteine und hat einen nussigen Geschmack.

WIRKUNG

Amaranth ist eine gute Quelle für stimmungsausgleichendes Vitamin B_6. Zudem ist er reich an Magnesium und Eisen. Er enthält hochwertige Proteine, vor allem die Aminosäure Lysin, die in vielen echten Getreidesorten fehlt.

Proteine werden für Wachstum und Reparatur aller Zellen und Gewebe im Körper benötigt. Sie sind wichtig für das Immunsystem, da sie zur Bildung von Antikörpern bei Infektionen benötigt werden. Auch unsere Hormone werden aus Proteinen hergestellt, und gerade sie spielen als Botenstoffe eine wichtige Rolle für die Gesundheit des Gehirns. Hochwertige Nahrungsproteine stärken die Hirnfunktion, fördern das klare Denken und das Gedächtnis.

Magnesium, das an vielen hirnchemischen Reaktionen beteiligt ist, beruhigt die Nerven und entspannt die Muskeln. Magnesiummangel kann zu nervöser Anspannung und Depressionen führen.

Eisen ist für den Transport von Sauerstoff im Körper unerlässlich. Es wird in jeder Zelle zur Energiegewinnung benötigt. Eisenmangel führt zu Müdigkeit, Konzentrationsschwäche und Gedächtnisstörungen. Menschen mit Eisenmangel sind anfälliger für Depressionen. Als Bestandteil von Antioxidanzien schützt Eisen die weißen Blutkörperchen, die für unser Immunsystem wichtig sind.

EMPFOHLENE MENGE

Essen Sie täglich Vollkorngetreide, mindestens 50 g, verteilt auf drei Mahlzeiten.

ZUBEREITUNG

Gekochter Amaranth hat eine breiartige Konsistenz. Man kann die Körner auch in einer Pfanne ohne zusätzliches Fett unter ständigem Schwenken rösten, bis sie platzen, und als Zutat für Suppen, Plätzchen oder Brot verwenden.

Entzündungshemmender Salat:

› *Gekochter Amaranth und gedünstetes Blattgemüse wirken entzündungshemmend und stärken die Hirnfunktion.*

Amaranthfüllung mit Vitamin-E-haltigen Sonnenblumenkernen und gedächtnisstärkendem Salbei:

› *Siehe Rezept links oben*

Risotto für das Immunsystem mit entzündungshemmenden Zutaten:

› *Amaranthrisotto mit Shiitake, roten Zwiebeln, Knoblauch und Petersilie*

FLEISCH

Frisches, unverarbeitetes Fleisch ist ein vollwertiges Lebensmittel, das den Körper mit Mineralien, Aminosäuren und Fetten versorgt. Die Haltungsbedingungen der Tiere haben erheblichen Einfluss auf die Fleischqualität. Tiere aus biologischer, artgerechter Haltung haben weniger Stress, besseres Futter und produzieren ernährungsphysiologisch hochwertigeres Fleisch.

WEIDE-RINDFLEISCH

Rinder, die ausschließlich auf der Weide gehalten werden, sind gesünder als Stallrinder. Ihr Fleisch enthält hochwertige Proteine und, weil die Tiere Gras fressen, einen hohen Gehalt an antioxidativem und entzündungshemmendem Betakarotin. Außerdem enthält es konjugierte Linolsäure (CLA), ein mehrfach ungesättigtes Fett, das hilft, entzündlichen Prozessen vorzubeugen.

WIRKUNG

Fleisch von Weiderindern enthält weniger Fett und hat ein weitaus besseres Omega-3-/Omega-6-Verhältnis als Fleisch von Rindern, die mit Getreide gefüttert wurden. Es enthält Vitamin B_{12} und Cholin sowie die essenziellen Mineralien Selen, Zink, Eisen und Kalium.

Cholin ist ein wasserlöslicher Nährstoff, der für die Gesundheit der Zellmembranen benötigt wird. Es ist wichtig für die Leberfunktion, die Gehirnentwicklung und das Nervensystem. Zudem wird Cholin für die Produktion des Neurotransmitters Acetylcholin benötigt, der eine Rolle für Denkvermögen, Konzentration, Gedächtnis und Stimmungen spielt.

Vitamin B_{12} ist in Fleisch von Weiderindern reichlich vorhanden. Es wird beim Stoffwechsel in fast jeder Zelle im Körper gebraucht, außerdem bei der Synthese von Myelin, der Fettschicht, die unsere Nervenzellen umgibt (Myelinscheide). Es wird für die Synthese von DNA, RNA und verschiedenen Neurotransmittern benötigt. Auch für die Regulierung der Aminosäure Homocystein ist es relevant. Erhöhte Homocysteinwerte können zu Schäden der Blutgefäße führen.

EMPFOHLENE MENGE

Essen Sie frisches, unverarbeitetes Fleisch von Tieren, die artgerecht (vorzugsweise biologisch) und möglichst ausschließlich auf der Weide gehalten wurden. Beschränken Sie den Fleischkonsum auf maximal ein bis zwei Portionen à 125 g pro Woche.

ZUBEREITUNG

Hitzeintensive Garmethoden wie Braten und Grillen möglichst vermeiden. Bei hohen Temperaturen können Glykoside entstehen, die im Verdacht stehen, verschiedene Krankheiten, unter anderem Krebs, zu begünstigen. Rindfleisch besser langsam und bei niedriger Hitze garen. Dabei wird es wunderbar zart.

Schmorbraten mit Gemüse im Bräter im Backofen oder in einem Slow Cooker:
› *Siehe Rezept links*

REZEPT

Langsam gegarter Braten

Rinderbraten, einige Rosmarinzweige, gehackten Knoblauch, Zwiebeln, Sellerie, Karotten und Rüben, Tomatenmark und Brühe in den Bräter geben und im Backofen bei niedriger Temperatur bis zu 10 Stunden garen.

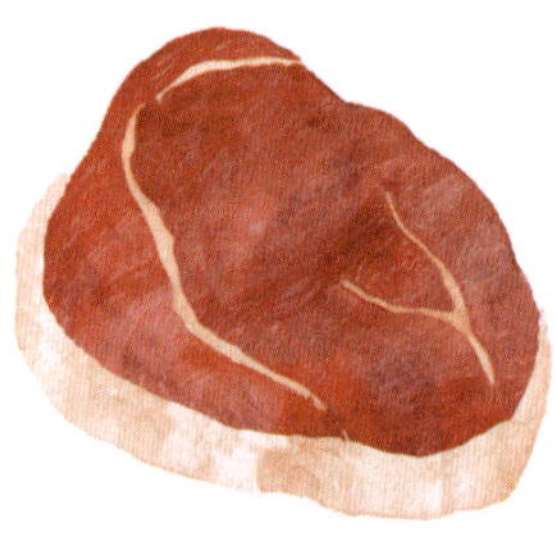

EINFRIEREN

Wild kann man auch außerhalb der Jagdsaison genießen: aus der Tiefkühltruhe. Wichtig ist, das Fleisch am Vortag aus dem Eisfach zu nehmen und im Kühlschrank aufzutauen.

WILDBRET

Das rote Fleisch von Hirsch und Reh ist fett- und kalorienärmer als Rindfleisch und enthält einen höheren Anteil an hochwertigem Eiweiß als jedes andere rote Fleisch. Tiere, die in freier Wildbahn nach Nahrung suchen, fressen verschiedene Blätter, Triebe, Nüsse und Beeren, darum ist ihr Fleisch reich an essenziellen Mineralien und Vitaminen ist. Wildbret aus Zuchtbetrieben ist eine Alternative.

WIRKUNG

Wildbret ist besonders reich an Eisen und Selen. Es enthält außerdem B-Vitamine, die für die Gehirnchemie wichtig sind. Darüber hinaus liefert Wildbret Zink und gesunde Fettsäuren mit einem hervorragenden Verhältnis von Omega-6- und Omega-3-Fettsäuren.

Die B-Vitamine in Wildfleisch helfen, die dringend benötigte Energie für das Gehirn zu produzieren, was wiederum die geistige Klarheit und das Gedächtnis unterstützt.

Proteine spielen im gesamten Körper eine wichtige Rolle. Wild trägt mit hochwertigen Proteinen zur gesunden Hirnfunktion bei. Neurotransmitter im Gehirn benötigen täglich Protein, um richtig zu funktionieren, ebenso wie viele der Hormone und Enzyme. Die kognitive Funktion ist ohne ausreichende hochwertige Proteinquellen beeinträchtigt.

Zink ist besonders wichtig für die optimale Gesundheit des Gehirns, und Wildbret ist eine ausgezeichnete Quelle. Zink sorgt für einen ausreichenden Serotoninspiegel im Gehirn und stärkt das Gedächtnis. Zinkmangel kann zu Depressionen führen.

Eisen ist eines der essenziellen Mineralien für die Gehirnfunktion. 60 Prozent des Eisens im Körper sind an den Blutfarbstoff Hämoglobin gebunden, das Sauerstoff und Kohlendioxid zu und von den Zellen im Körper transportiert. Auch die Produktion von Serotonin, das die Stimmung reguliert, sowie von Dopamin, das Konzentration, Gedächtnis, Aufmerksamkeit und Schlaf beeinflusst, ist von einer ausreichenden Eisenversorgung abhängig.

Selen wird von unserem Körper für die Funktion des Neurotransmitters Gamma-Aminobuttersäure (GABA) benötigt, der die Nachrichtenübermittlung zwischen den Nervenzellen unterstützt. Niedrige Selenwerte werden mit nervöser Anspannung, Angstzuständen und Verwirrung in Verbindung gebracht.

EMPFOHLENE MENGE

Obwohl Wildbret deutlich weniger Fett und Kalorien enthält als jedes andere rote Fleisch, sollte man den Verzehr auf maximal ein bis zwei Portionen à 125 g pro Woche beschränken.

ZUBEREITUNG

Weil Wildbret sehr mager ist, sollte es behutsam gegart werden, um auch die Mineralien und Vitamine zu schonen. Braten Sie Hirsch- oder Rehsteaks nur kurz. Bratenstücke aus der Schulter oder Keule am besten langsam schmoren oder im Ofen garen. Die B-Vitamine gehen dabei in die Flüssigkeit über, sind aber nicht verloren, wenn aus ihr eine Sauce zubereitet wird.

Wildsteak mit rotem Sauerkraut: Sauerkraut kann auch aus Rotkohl hergestellt werden, auch wenn es nicht handelsüblich ist. Es ist reich an pflanzlichen Nährstoffen und enthält zudem Enzyme, die dem Körper helfen, das Fleisch zu verdauen.

› *Ein kleines Filetsteak vom Reh oder Hirsch in der Pfanne gerade eben medium braten – nicht länger, sonst wird es hart, weil es so mager ist. Mit milchsauer fermentiertem Rotkohl servieren.*

»Hochwertige Proteine, wie Wildbret sie liefert, sind für die einwandfreie Funktion von Neurotransmittern notwendig.«

FISCH

Die hochwertigen Nährstoffe aus Fisch und Meeresfrüchten sollen eine Rolle dafür gespielt haben, wie sich das menschliche Gehirn über Jahrtausende weiterentwickelt hat. Wenn wir und zukünftige Generationen weiterhin davon profitieren wollen, sollten wir nur noch Fisch aus nachhaltigem Fang kaufen.

SARDINE

Sardinen sind kleine Salzwasserfische. Sardinen in Dosen enthalten ähnliche Nährwerte wie fangfrischer Fisch und haben den Vorteil, dass sie sehr einfach zu verwenden sind. Wählen Sie Fisch aus nachhaltiger Herkunft und achten Sie auf Dosen ohne Bisphenol A (BPA), denn dieser Stoff kann auf die Lebensmittel übergehen.

WIRKUNG

Sardinen sind reich an essenziellen Omega-3-Fettsäuren sowie an Vitamin D, das durch seine entzündungshemmenden und immunstärkenden Eigenschaften das Gehirn schützt. Zudem versorgen sie uns mit Vitamin B_{12}, Selen und Proteinen.

Vitamin B_{12} wird benötigt, um lebenswichtige Neurotransmitter zu produzieren, darunter Dopamin, das beeinflusst, wie wir denken und uns konzentrieren und wie wir Freude empfinden. Ein hoher B_{12}-Spiegel sorgt für ein gutes Gedächtnis, geistige Klarheit und ausgeglichene Stimmung.

Selen ist ein Spurenelement mit antioxidativen Eigenschaften. Es kommt zwar auch in Nüssen, Samen und Pilzen vor, aber Sardinen sind eine besonders gute Quelle. Selen wird für die Synthese und den Stoffwechsel der Schilddrüsenhormone benötigt. Wenn der Selenbedarf der Schilddrüse nicht gedeckt ist, kann es zu nervöser Anspannung und Depressionen kommen.

Proteine sind wichtig für die Gesundheit unseres Gehirns. Sie bestehen aus Aminosäuren, von denen neun essenziell sind und täglich mit der Nahrung zugeführt werden müssen. Ein Mangel an diesen essenziellen Aminosäuren führt zu Mangelzuständen im Gehirn, die sich negativ auf das Energieniveau, das klare Denken und die Gefühle auswirken und zu Müdigkeit und Depression führen können.

FESTER FISCH

Lachs, der frei im Meer schwimmt, seine Nahrung selbst fangen und sich vor Fressfeinden in Sicherheit bringen muss, hat festeres Fleisch als Fisch aus Aquakultur.

EMPFOHLENE MENGE

Empfohlen werden ein bis zwei Portionen (à 140 g) Sardinen oder anderer fetter Fisch pro Woche.

ZUBEREITUNG

Sardinen schmecken am besten frisch. Dennoch lohnt es sich, für die schnelle Küche einige Dosen Sardinen im Vorrat zu haben.

Sardinen zum Frühstück liefern Energie für den ganzen Vormittag.
› ***Dinkeltoast mit Sardinen aus der Dose und Brunnenkresse***

Mit Kräutern für die Konzentration und Knoblauch für das Immunsystem:
› ***Frische Sardinen mit Rosmarin und mit Knoblauch im Ofen garen.***

Nährstoffreicher Salat für die Gehirngesundheit:
› ***Sardinen aus der Dose mit einer guten Handvoll grünem Blattgemüse, einer roten Zwiebel, Artischockenherzen und einem Knoblauch-Chili-Dressing mischen.***

Mit Tomaten: Das Lycopin aus den Tomaten und die Fette aus den Sardinen nähren das Gehirn doppelt gut.
› ***Frische gegrillte Sardinen mit gebratenen Kirschtomaten und frischer Minze servieren.***

ALASKA-WILDLACHS

In den Gewässern um Alaska bemüht man sich intensiv um schonende Fischfangmethoden und langfristige Erhaltung der Fischbestände. Lachse aus Wildfang und aus Aquakultur unterscheiden sich hinsichtlich der Nährstoffzusammensetzung, vor allem in Bezug auf die Fettsäuren. Lachs aus Wildfang enthält deutlich mehr essenzielle Omega-3-Fettsäuren.

WIRKUNG

Lachs tut aufgrund seiner hochwertigen Omega-3-Fettsäuren dem geistigen Wohlbefinden gut. Er enthält außerdem Proteine und Vitamin B_{12}, die für die Produktion wichtiger Neurotransmitter benötigt werden, sowie Selen und Vitamin D, zwei wichtige Stoffe zur Unterstützung des Immunsystems.

Omega-3 ist eine Familie von Fettsäuren von denen mehrere für die gesunde Gehirnfunktion benötigt werden. Pflanzliches Omega-3 liegt in Form von Alpha-Linolensäure (ALA) vor, die der Körper in die längerkettigen Fettsäuren Eicosapentaensäure (EPA) und Docosahexaensäure (DHA) umwandeln muss. Bei vielen Menschen verläuft diese Umwandlung von ALA in EPA und DHA im Körper nicht optimal. Fetter Fisch, vor allem Lachs, ist so vorteilhaft für die Gesundheit, weil er eine Vorstufe von EPA und DHA oder sogar bereits die fertigen Fettsäuren enthält. EPA und DHA sind wichtig für die Entwicklung des Gehirns und des Nervensystems, außerdem wirken sie positiv harmonisierend auf die Stimmung. Eine ausreichende Zufuhr von DHA und EPA über die Nahrung verringert das Risiko, an Depressionen zu erkranken.

REZEPT

Lachssalat

Lachsfilets grillen oder pochieren, zerpflücken und in eine Schüssel geben. Oliven, Tomaten, Paprika und Basilikum zufügen. Mit einem Olivenöldressing beträufeln und vermengen.

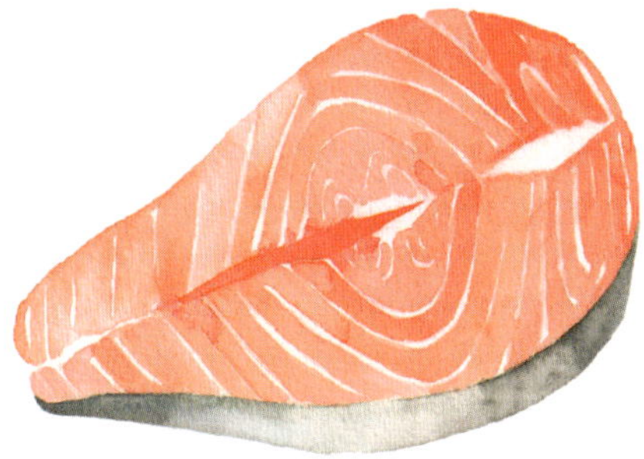

Die günstigen Fettsäuren dienen auch der Gefäßgesundheit und helfen so, Gefäßkrankeiten wie Schlaganfall und Herzinfarkt zu verhinden.

EMPFOHLENE MENGE

Empfohlen werden ein bis zwei Portionen (à 140 g) Lachs oder anderer fetter Fisch pro Woche.

ZUBEREITUNG

Grillen, Backen, Dünsten oder Pochieren – es gibt viele Möglichkeiten, Lachsfilets zuzubereiten. Für Sushi oder Graved Lachs muss der Fisch sehr frisch sein.

Lachs mit Gemüse: Vitamin B_{12} aus dem Lachs und Folsäure aus dem Gemüse unterstützen den Abbau von Homocystein, das für geistige Störungen verantwortlich gemacht wird.

› *Lachsfilets grillen und auf einem Bett aus gedünstetem grünem Blattgemüse, mit Knoblauch abgeschmeckt, servieren.*

Mit Gewürzen und Buchweizen, um das Immunsystem zu stärken und die Stimmung zu heben:

› *Gedünsteten Lachs mit Buchweizennudeln, Kurkuma und Ingwer zubereiten.*

Nährstoffreicher Salat, der lange sättigt:

› *Siehe Rezept oben*

Lachseintopf für kalte Wintertage:

› *Nicht mit Sahne zubereiten, sondern mit Kokosmilch, um mehr Antioxidanzien aufzunehmen.*

»Sardinen enthalten viel Selen, das für die Gesundheit der Schilddrüse und die Stimmungsregulierung wichtig ist.«

HÄHNCHEN UND EIER

Eine ausreichende Proteinzufuhr ist wichtig für unser seelisches Wohlbefinden, und sowohl Geflügelfleisch als auch Eier sind in Bezug auf die Proteine wahre Kraftpakete. Fleisch aus artgerechter Bio- und Freilandhaltung kann bis zu 50 Prozent weniger Fett enthalten, während Bio- und Freilandeier deutlich mehr Vitamin D und langkettige Omega-3-Fettsäuren liefern.

HÄHNCHEN

Essen Sie möglichst nur Fleisch von Freilandgeflügel in Bioqualität. Abgesehen von den offensichtlichen Tierschutzaspekten wird in der Fütterung auf Antibiotika und andere Chemikalien weitgehend verzichtet, sodass das Fleisch wesentlich gesünder ist. Es ist zwar teurer, aber Sie brauchen nur eine kleine Portion, um in den Genuss der hochwertigen Nährstoffe zu kommen.

WIRKUNG

Hühnerfleisch ist eine ausgezeichnete Proteinquelle und enthält mit Ausnahme von Biotin alle B-Vitamine, die eine wichtige Rolle für eine gesunde Kognition spielen. Besonders hoch ist der Gehalt an Vitamin B_3. Hähnchen liefert außerdem eine Reihe von Mineralstoffen, darunter Eisen, Zink und Selen und ist eine gute Quelle für den Gehirnnährstoff Cholin.

Protein ist ein elementarer Bestandteil jeder Zelle im Körper und der Schlüssel für eine optimale Gehirnfunktion. Es wird in Aminosäuren aufgespalten, die entscheidenden Bausteine der Neurochemikalien im Gehirn. Ohne Protein-Enzyme aus unserer Nahrung könnten Hormone und Neurotransmitter ihre zahlreichen Aufgaben nicht erfüllen.

Selen ist ein essenzielles Hirnmineral, das in Hühnerfleisch reichlich vorhanden ist. Im Gehirn wirkt Selen als Antioxidans und hilft, Entzündungen zu verhindern. Es wird für die Produktion von zwei Neurotransmittern benötigt: dem Wohlfühl-Botenstoff Dopamin sowie Acetylcholin, das für Gedächtnis, Denken und Konzentration wichtig ist. Selenmangel kann zu nervöser Anspannung und depressiven Verstimmungen führen.

Vitamin B_3 (Niacin) spielt eine Rolle bei der Signalübertragung zwischen den Nervenzellen. Eine effiziente Signalübertragung ist für die geistige Beweglichkeit notwendig. Niacin wird für den Serotonin-Stoffwechsel benötigt und trägt zusammen mit anderen B-Vitaminen dazu bei, die Energie zu produzieren, die unser Gehirn benötigt, um tadellos zu funktionieren.

EMPFOHLENE MENGE

Essen Sie bis zu 225 g (Rohgewicht) Hähnchenfleisch pro Woche, Knochenbrühe nicht eingerechnet.

ZUBEREITUNG

Kaufen Sie Hähnchen am besten im Ganzen. Fleisch und Knochen, die nicht sofort verbraucht werden, können roh oder gegart eingefroren werden.

Bunter Geflügelsalat mit vielen Nährstoffen:
› *Gegartes Hähnchenfleisch mit Avocadostücken, Karottenstreifen, Granatapfelkernen, jungem Blattspinat und Minze mischen. Mit Chilidressing beträufeln.*

Hühnerschmortopf für starke Nerven:
› *Hühnerfleisch mit viel buntem Gemüse nach eigener Wahl langsam garen. Mit Ingwer und Kurkuma abschmecken.*

»Cholin aus Eiern ist ein Baustoff für Gehirnchemikalien, die für das Gedächtnis und die Konzentration benötigt werden.«

Knochenbrühe steckt voller Nährstoffe, die den Darm gesund erhalten. Wenn es dem Darm gut geht, profitiert auch das Gehirn.

› *Die Karkasse eines Brathähnchens in einem Topf mit Wasser bedecken. Kräuter, etwas Wein oder Apfelessig zugeben und lange köcheln lassen.*

EIER

Eine gute Legehenne legt fast jeden Tag ein Ei. Die meisten Nährstoffe sind im Eigelb enthalten, das Eiweiß besteht hauptsächlich aus Proteinen. Der Omega-3-Gehalt des Eigelbs hängt davon ab, was das Huhn gefressen hat. Studien zeigen, dass die Eidotter von Hennen, die sich im Freiland ihr Futter selbst suchen dürfen, einen deutlich höheren Gehalt an Omega-3-Fettsäuren aufweisen.

WIRKUNG

Eier enthalten verschiedene Nährstoffe, von denen die geistige Gesundheit profitiert. Sie sind nicht nur eine ausgezeichnete Quelle für Cholin und Vitamin B_{12}, sondern liefern auch hochwertige Proteine, Selen und Biotin, das für die Gesundheit des Nervensystems eine besonders wichtige Rolle spielt.

Cholin spielt im ganzen Körper eine wesentliche Rolle, weil es die Struktur der Zellmembranen intakt hält. Eigelb ist eine der besten Quellen für diesen Nährstoff. Ein Ei deckt zwischen 25 und 30 Prozent des Tagesbedarfs. Cholin ist ein wichtiger Baustein für Acetylcholin, das Einfluss auf das Gedächtnis und die Konzentrationsfähigkeit hat. In den Gehirnen von Menschen mit der Alzheimer-Krankheit wurde ein deutlich niedrigerer Acetylcholin-Spiegel festgestellt als bei Menschen gesunden Personen.

REZEPT

Aioli

2 Knoblauchzehen mit ½ TL Salz zu einer Paste zerdrücken. 2 Eigelbe zugeben und gut verrühren. Langsam unter ständigem Rühren 175 ml Olivenöl zugießen. Dabei dickt die Mischung ein. Mit Zitronensaft abschmecken und als Dip zu rohen oder gedünsteten Brokkoliröschen servieren.

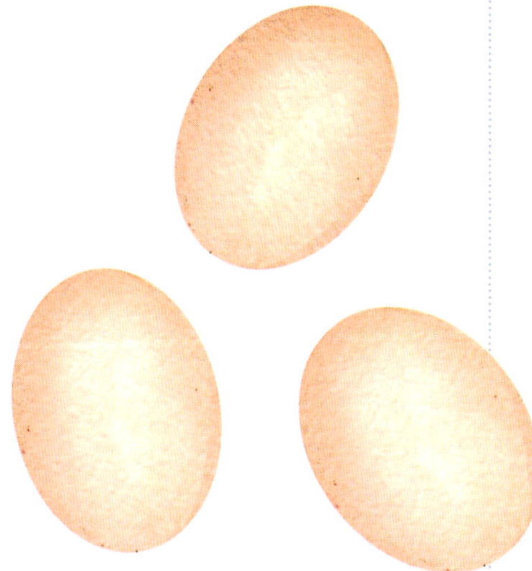

Vitamin D_3 ist im Eigelb enthalten. Ein Mangel dieses Vitamins kann das Risiko für Depressionen erhöhen.

Vitamin B_{12} (Cobalamin), hilft, die Aminosäure Homocystein im Körper zu regulieren. Ein zu hoher Homocysteinspiegel kann Entzündungen und sogar Hirnschäden nach sich ziehen. Vitamin B_{12} wird außerdem für die Synthese von Neurotransmittern benötigt, die unsere Aufmerksamkeit, Kognition und unser Gedächtnis günstig beeinflussen. Ein niedriger Spiegel kann zu nervöser Anspannung und Stimmungstiefs führen.

EMPFOHLENE MENGE

Im Rahmen einer ausgewogenen Ernährung mit Gemüse in vielen Farben kann täglich ein Ei gegessen werden.

ZUBEREITUNG

Eier gehören zu den vielseitigsten und beliebtesten Lebensmitteln. Pochierte, gekochte oder gerührte Eier sind schnell zubereitet. Pfannkuchen, Frittata oder Omelett sind eine unkomplizierte und köstliche Ergänzung zu Salaten.

Shakshuka ist ein Gericht aus Nordafrika, das mit Proteinen, Vitaminen und Mineralien eine rundum gesunde Mahlzeit darstellt:

› *Rote Paprika, Tomaten, Zwiebeln, Knoblauch und Kräuter weich dünsten, Vertiefungen drücken, Eier hineinschlagen und stocken lassen.*

Proteinsnack für den kleinen Hunger:

› *Ein hart gekochtes Ei mit Dukkah, einem pikanten Dip aus Nüssen, Kräutern und Gewürzen*

Cremige Aioli: Cholin aus Eiern, einfach ungesättigte Fette aus Olivenöl und Vitamin K aus Brokkoli stärken das Gedächtnis und die Konzentration.

› *Siehe Rezept oben*

WARNHINWEIS

Eigelb und Eiweiß enthalten Proteine, die Allergien auslösen können, Eiweißallergien treten aber wesentlich häufiger auf. Betroffene können das Eigelb jedoch meist essen. Auch Unverträglichkeiten gegen Eier kommen gelegentlich vor.

MILCH, FETTE UND ÖLE

Milchprodukte von Kühen, Ziegen und Schafen enthalten gesunde Fette und wichtige Mineralien wie Kalzium. Fermentierte Milchprodukte sind oft leichter verdaulich und fördern eine gesunde Darmflora. Fette – aus Milchprodukten oder pflanzlichen Quellen – sind für die Gesundheit von Gehirn und Nervensystem unerlässlich.

JOGHURT UND KEFIR

Joghurt wird mit zwei aktiven Milchsäurebakterienkulturen hergestellt und eignet sich hervorragend zur Versorgung mit nützlichen Darmbakterien. Zur Herstellung von Kefir werden gallertartige Klumpen von Mikroorganismen verwendet. Kefir enthält mehr Bakterienstämme als Joghurt, stärkt die Darmflora also in besonderem Maß und bringt sogar neue Bakterienstämme ins Darmmikrobiom ein. Ein gesunder Darm hat positiven Einfluss auf die Stimmung und die allgemeine kognitive Leistungsfähigkeit.

WIRKUNG

Joghurt und Kefir enthalten zahlreiche Nährstoffe, die für die Gehirnfunktion wichtig sind: B-Vitamine (einschließlich B_{12}), Zink, Jod, Kalzium, Phosphor und Proteine. Durch die Fermentierung wird das Milcheiweiß leichter verdaulich.

Vitamin B_{12} kommt in seiner natürlichen Form nur in Lebensmitteln tierischen Ursprungs vor. Es wird zur Regulierung der Aminosäure Homocystein benötigt. Ein erhöhter Homocysteinspiegel kann mit Entzündungen, Gedächtnis- und Konzentrationsschwäche einhergehen. Zudem ist Vitamin B_{12} an der Produktion von Botenstoffen beteiligt, die Aufmerksamkeit und Stimmung beeinflussen.

Jod wird für die Produktion von Schilddrüsenhormonen gebraucht. Diese wiederum sind an der Produktion aller wichtigen Neurotransmitter beteiligt.

Kalzium wird für die Signalübertragung im Gehirn benötigt und spielt eine Rolle beim Speichern und Abrufen von Erinnerungen. Bei nervöser Anspannung kann es beruhigen.

Phosphor wird für die Bildung von Adenosintriphosphat (ATP) benötigt, einem Molekül, das Energie in Zellen speichert und überträgt und die Kommunikation zwischen Neurotransmittern regelt.

ZUBEREITUNG

Kefirkulturen kann man kaufen. Die Verwendung ist einfach: Man gibt sie zu Milch und lässt sie 24 Stunden bei Zimmertemperatur stehen. Die Kulturen können ein Leben lang halten. Milchkefir wird normalerweise als Getränk genossen oder für Smoothies verwendet. Zur

IM FOKUS

Kefir

PORTRÄT
Das fermentierte Milchgetränk stammt aus Russland und Osteuropa.

EIGENSCHAFTEN
Kefir soll Herz und Gefäße stärken und helfen, Blutzuckerspitzen zu vermeiden.

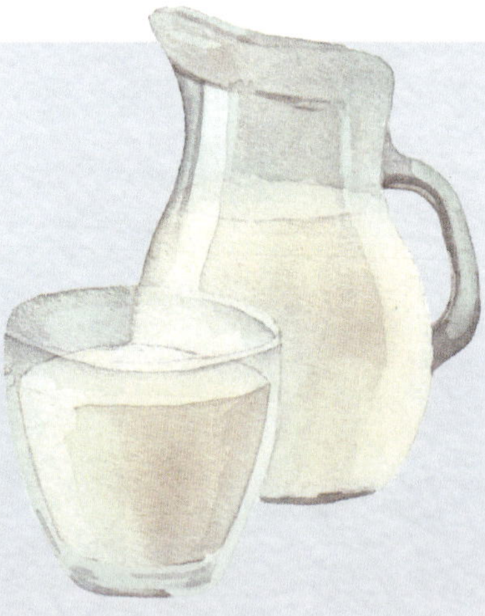

»Joghurt enthält viel Kalzium. Dieses Mineral wirkt beruhigend und hilft, Stress abzubauen.«

Joghurtherstellung wird die Milch mit lebenden Bakterienkulturen versetzt. Zur Reifung verwendet man am besten ein Gerät, denn sie muss bei einer gleichmäßigen Temperatur (43 °C) erfolgen.

Joghurt mit frischem Obst: Proteine und Fett aus dem Joghurt helfen, Blutzuckerspitzen durch den Zucker der Früchte auszugleichen.

› *Joghurt an Frucht-Smoothies geben.*

Frischkäse aus Joghurt selbst herstellen:

› *Vollmilchjoghurt mit einer Prise Salz verrühren. Ein Sieb über eine Schüssel hängen und mit Käseleinen auslegen. Den Joghurt hineinfüllen und 24–48 Stunden stehen lassen, damit die Molke abtropfen kann.*

WARNHINWEIS

Joghurt und Kefir können bei Personen mit Milchallergie oder Laktoseintoleranz Beschwerden hervorrufen. Manche von ihnen vertragen jedoch fermentierte Produkte wie Kefir und Joghurt trotzdem.

URALTE GESCHICHTE

Schon in 6000 Jahre alten ayurvedischen Texten ist Joghurt erwähnt. Gemischt mit Honig nannte man ihn »Speise der Götter«.

BUTTER

Im Rahmen einer ausgewogenen Ernährung mit viel Obst und Gemüse ist Butter – in Maßen – eine gute Nährstoffquelle. Der Nährstoffgehalt von Butter wird durch die Ernährung der Kuh beeinflusst. Kühe, die ausschließlich Gras fressen, produzieren Butter mit der höchsten Konzentration der Vitamine A, D_3 und K_2. Auch das Verhältnis von Omega-3- und Omega-6-Fettsäuren ist besser als bei Kühen, die mit Getreide gefüttert werden. Butter aus mildgesäuertem Rahm ist ernährungsphysiologisch die beste Wahl.

WIRKUNG

Vitamin A fördert Lernleistung und Gedächtnis, Vitamin K_2 wirkt entzündungshemmend. Etwa 12 Prozent der gesättigten Fette in Butter sind kurzkettig, so auch die Buttersäure, die entzündungshemmend wirkt.

Vitamin D_3 ist an der Synthese verschiedener Botenstoffe beteiligt. Gamma-Aminobuttersäure (GABA) hilft beim Stressabbau und wirkt beruhigend. Glutamat spielt eine wichtige Rolle für das Lernen und das Abspeichern von Erlebtem. Dopamin, fördert Gedächtnis, Aufmerksamkeit, Konzentration und Schlaf. Vitamin D_3 wird zusammen mit Omega-3 (ebenfalls in Butter enthalten) auch zur Produktion des stimmungsregulierenden Neurotransmitters Serotonin benötigt. Aufgrund ihres Gehalts an gesättigten Fetten sollte Butter dennoch maßvoll genossen werden.

Buttersäure ist ein starker Entzündungshemmer, der die Verdauung fördert und die Darmgesundheit verbessert. Sie bildet einen Teil des beruhigenden Neurotransmitters GABA. Der Verzehr von Buttersäure hat einen positiven Effekt auf die Darmgesundheit. Im Darm entsteht Buttersäure, wenn Bakterien wasserunlösliche Ballaststoffe verstoffwechseln. Kommt es zu einer Verringerung der nützlichen Bakterien im Darm, wird weniger Buttersäure produziert.

EMPFOHLENE MENGE

Weniger als 10 Prozent der täglichen Kalorien sollten aus gesättigten Fetten stammen. Bei einer Ernährung mit 2000 Kalorien pro Tag entspricht dies 22 g pro Tag. 30 g Butter enthalten etwa 18 g gesättigtes Fett.

ZUBEREITUNG

Etwas Butter (oder anderes Fett) ist wichtig, damit Stoffe wie Lycopin oder Betakarotin aus Obst und Gemüse aufgenommen werden.

Zu Blattgemüse:

› *Ein Stück Butter auf gedünstetem oder gebratenem Gemüse zerlaufen lassen.*

Ghee ist eine Grundzutat der indischen Küche und wird auch als Trägerstoff für Heilkräuter verwendet. Ghee eignet sich gut zum Kochen, weil der Rauchpunkt über dem von Butter liegt.

› *Ungesalzene Bioweidebutter bei schwacher Hitze zerlassen. Dabei steigt Schaum auf, die Feststoffe sinken zu Boden. Bis zu 1 Stunde köcheln (je nach Menge), bis die Feststoffe am Topfboden braun werden. Den Schaum abschöpfen. Die flüssige Butter durch ein sehr feines Sieb in ein sauberes Glas gießen, die Feststoffe bleiben im Topf. Im Kühlschrank aufbewahren.*

KOKOSÖL

Kokosöl wird gern als Alternative zu Butter verwendet. Natives Kokosöl extra enthält im Vergleich zu Butter nur geringe Mengen an Vitaminen und Mineralien, dafür aber Polyphenole mit antioxidativen Eigenschaften. Sie unterstützen unsere Gehirnzellen, die viel Sauerstoff brauchen und besonders anfällig für oxidative Schäden sind. Kokosöl ist wie Butter ein gesättigtes Fett, obwohl es als Öl bezeichnet wird.

WIRKUNG

Kokosöl enthält etwa 15 Prozent mittelkettige Fettsäuren, denen eine positive Wirkung auf die Gesundheit zugeschrieben wird. Intensiver erforscht wurden jedoch Öle, die zu 100 Prozent aus mittelkettigen Triglyceriden bestehen. Ein wichtiger Vorteil von Kokosnussöl ist seine Beständigkeit gegen Oxidation bei hohen Temperaturen. Oxidierte Fette sind schädlich für die geistige Gesundheit und das Wohlbefinden.

Mittelkettige Fettsäuren werden im Verdauungstrakt leicht absorbiert, ohne dass Galle und Verdauungsenzyme zum Einsatz kommen. In der Leber werden sie dann zu Ketonen umgewandelt. Bei leichter kognitiver Beeinträchtigung und der Alzheimer-Krankheit nimmt die Fähigkeit des Gehirns, Glukose zu nutzen, dramatisch ab. Forschungen lassen vermuten, dass die Aufnahme von Ketonen als Energiequelle nicht beeinträchtigt wird, insofern könnten mittelkettige Fettsäuren ein alternativer Brennstoff für das Gehirn sein.

EMPFOHLENE MENGE

Weniger als 10 Prozent der täglichen Kalorien sollten aus gesättigten Fetten stammen. Bei einer Ernährung mit 2000 Kalorien pro Tag entspricht dies 22 g pro Tag. 30 g Kokosöl enthalten bereits etwa 25 g gesättigtes Fett.

ZUBEREITUNG

Natives, kalt gepresstes Kokosöl ist besonders reich an Polyphenolen. Kokosöl ist zwar oxidationsbeständig, sollte aber dennoch nicht über 180 °C erhitzt werden.

Zu Gemüse, damit fettlösliche Nährstoffe besser aufgenommen werden:

› *Etwas Kokosöl auf gedünstetem oder im Ofen gegartem Gemüse zerlassen.*

»Natives Olivenöl enthält entzündungshemmende Stoffe.«

IM FOKUS

Kokosnuss

PORTRÄT

Die zur Familie der Palmengewächse gehörende Kokospalme ist eine wichtige Nutzpflanze in subtropischen Küstengebieten wie Indonesien und den Philippinen.

EIGENSCHAFTEN

Das Fruchtfleisch der Kokosnuss wirkt antioxidativ und enthält Ballaststoffe, die die Verdauung fördern.

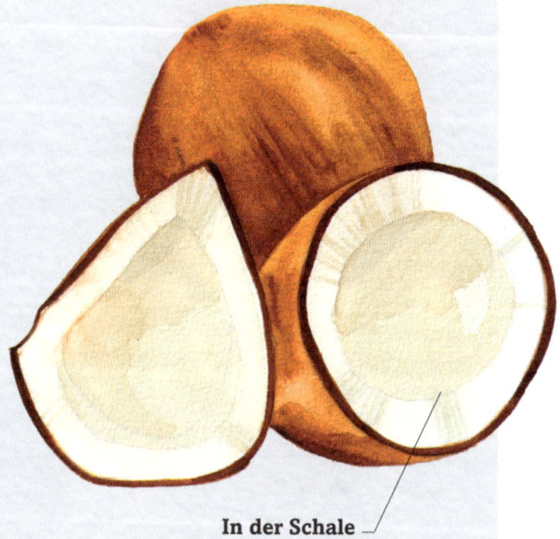

In der Schale *befinden sich das weiße Fruchtfleisch sowie eine milchige Flüssigkeit.*

OLIVENÖL

Olivenöl stammt von einem der ältesten kultivierten Bäume der Welt. Besonders gesund ist natives Olivenöl, das ohne Einsatz von Hitze und Chemikalien aus der ersten Pressung der Oliven gewonnen wird. Dieses Öl ist besonders reich an antioxidativen und entzündungshemmenden Inhaltsstoffen, die bekanntlich helfen, Gedächtnisverlust vorzubeugen und den altersbedingten Abbau der Gehirnfunktion zu verlangsamen.

WIRKUNG

Olivenöl enthält in erster Linie einfach ungesättigte Ölsäure, die nachweislich verschiedene positive Auswirkungen auf die Gesundheit des Gehirns hat. Ferner enthält Olivenöl Vitamin E und Polyphenole mit entzündungshemmender Wirkung. Wird es beim Braten stark erhitzt, gehen viele Nährstoffe verloren.

Vitamin E ist ein fettlösliches Vitamin. Als starkes Antioxidans schützt es die Zellen im Gehirn vor oxidativem Stress, der durch freie Radikale verursacht wird. Neuronen bestehen größtenteils aus Cholesterin und mehrfach ungesättigten Fetten und sind sehr anfällig für oxidative Schäden. Vitamin E stellt sicher, dass Neuronen gut funktionieren und Nachrichten an andere Zellen im Körper senden können.

Ölsäure ist eines der Fette in der Myelinscheide, die die Nerven umhüllt und eine schnelle Informationsübertragung ermöglicht. Es wird angenommen, dass sie hilft, schädliche Entzündungen zu kontrollieren. Auch an der Regulierung des Blutdrucks und der Funktion der Blutgefäße soll sie beteiligt sein. Mehrere Studien zeigen, dass der Verzehr von Ölsäure gut für die Blutgefäße ist und so das Risiko eines Schlaganfalls verringern kann.

EMPFOHLENE MENGE

Ein Esslöffel Olivenöl pro Tag deckt den Tagesbedarf an Ölsäure. Maximal 30 Prozent der täglichen Kalorien sollten aus Fett stammen. Bei einer Ernährung mit 2000 Kalorien pro Tag entspricht dies 66 g Gesamtfett. 1 Esslöffel Olivenöl entspricht 14 g.

ZUBEREITUNG

Natives Olivenöl extra ist nicht zum Garen bei hoher Hitze geeignet. Wenn Sie es zum Kochen verwenden, sollten Sie Öl mit der gleichen Menge Wasser mischen, das Gemüse zuerst dämpfen und dann kurz in Öl und Wasser braten. So wird die Oxidation des Öls vermieden.

Olivenöl verbessert die Aufnahme von fettlöslichen Nährstoffen aus Gemüse:

› *Für Salatdressing verwenden oder über gedünstetes Gemüse träufeln.*

Olivenöldip schmeckt gut zu Brot.

› *Siehe Rezept rechts*

HANFÖL

Die Heilwirkung von Hanf ist seit Langem bekannt. Das Öl, das aus den Samen der Hanfpflanze gewonnen wird, enthält verschiedene Mineralien, Vitamine und mehrfach ungesättigte Fette, die für die geistige Gesundheit und das Wohlbefinden wichtig sind. Das Gehirn, das selbst einen hohen Fettgehalt hat, profitiert von den Fettsäuren im Hanföl.

WIRKUNG

Hanföl enthält die Antioxidanzien Vitamin E und Betakarotin sowie wichtige Mineralstoffe wie Zink, Eisen und Magnesium. Sein Verhältnis essenzieller Fettsäuren ist sehr vorteilhaft: Omega-6 macht etwa 60 Prozent aus, Omega-3 etwa 20 Prozent. Ein Verhältnis von 3:1 gilt allgemein als ideal. Hanföl ist außerdem eine gute Quelle für Gamma-Linolensäure, die zur Herstellung von Prostaglandinen benötigt wird, kurzlebigen hormonähnlichen Stoffen mit entzündungshemmender Wirkung.

Omega-3- und Omega-6-Fettsäuren müssen mit der Nahrung aufgenommen werden, da unser Körper sie nicht selbst herstellen kann. Ihr Mengenverhältnis ist entscheidend für die allgemeine Gesundheit. DHA und EPA aus der Familie der Omega-3-Fettsäuren wirken entzündungshemmend, fördern Lernfähigkeit und Gedächtnisleistung und werden für Reparatur und Wachstum von neuen Gehirnzellen benötigt.

EMPFOHLENE MENGE

Ein Esslöffel Hanföl pro Tag deckt den Tagesbedarf an essenziellen Omega-6- und Omega-3-Fettsäuren mehr als ab. Maximal 30 Prozent der täglichen Kalorien sollten aus Fett stammen. Bei einer Ernährung mit 2000 Kalorien pro Tag entspricht dies 66 g Gesamtfett. 1 Esslöffel Hanföl entspricht 14 g.

ZUBEREITUNG

Hanföl ist hitzeempfindlich, darum eignet es sich nicht zum Kochen. Es ist aber eine wertvolle Zugabe zu Gemüse, weil es die Bioverfügbarkeit der darin enthaltenen fettlöslichen Nährstoffe erhöht. Lagern Sie Hanföl im Kühlschrank, um die ungesättigten Fette vor Licht, Luft und Hitze zu schützen.

Zu Gemüse und Salat passt der nussige Geschmack gut:

› *Für Dressings verwenden oder über gegartes Gemüse träufeln.*

REZEPT

Olivenöldip

3 zerdrückte Knoblauchzehen, je ½ TL fein gehackten Thymian und Rosmarin, ¼ TL Chiliflocken, 1 Prise frisch gemahlenen schwarzen Pfeffer, ¼ TL Salz und 1 EL Balsamicoessig mischen, dann 250 ml natives Olivenöl extra zugeben.

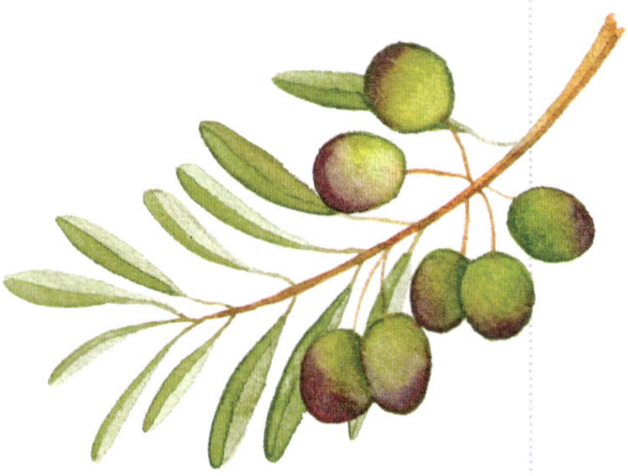

NÜSSE UND MANDELN

Alle Nüsse sind reich an gesunden Fetten, Proteinen, Mineralien, Vitaminen und Phytonährstoffen, aber jede Art hat ihr ganz eigenes Profil. Für das Gehirn sind vor allem Walnüsse, Mandeln und Haselnüsse zu empfehlen. Studien zeigen, dass der Verzehr von Nüssen nicht zur Gewichtszunahme führt, sondern vielmehr die ganzheitliche Gesundheit verbessert.

WALNÜSSE

Walnüsse haben eine lange kulinarische Geschichte und sind das ganze Jahr über erhältlich. Sie enthalten verschiedene starke Antioxidanzien, die die Gesundheit fördern und eine wichtige Rolle dabei spielen, wie Körper und Geist altern.

WIRKUNG

Walnüsse enthalten wichtige Nährstoffe zur Unterstützung der gesunden Gehirnfunktion. Vitamin E, Alpha-Linolensäure (ALA) und das Antioxidans Juglon haben neuroprotektive Eigenschaften. Walnüsse liefern zudem Mangan, B-Vitamine und verschiedene Flavonoide.

Fettlösliches Vitamin E ist an vielen neurologischen Prozessen beteiligt. Vitamin E ist eigentlich ein Oberbegriff für acht verschiedene Typen des Vitamins. Walnüsse enthalten einen Typ, der gegen bestimmte freie Radikale wirkt, die zu degenerativen Gehirnstörungen führen können. Vitamin E schützt auch die Fette, die die Außenseite jeder Zelle in unserem Körper auskleiden.

Alpha-Linolensäure (ALA) ist eine Omega-3-Fettsäure, die mit der Nahrung aufgenommen werden muss, weil der Körper sie nicht selbst herstellen kann. Ihre Umwandlungsprodukte sind die beiden wichtigen Gehirnfette EPA und DHA.

Juglon ist ein Antioxidans, das die Darmschleimhaut stärkt. So wird über die Darm-Hirn-Achse auch die Gesundheit des Gehirns unterstützt.

EMPFOHLENE MENGE

30 g Walnusskerne oder gemischte Nüsse pro Tag sind gut für das Gehirn.

ZUBEREITUNG

Walnüsse sind ein guter Ersatz für ungesunde Süßigkeiten. Für beste Nährstoffausbeute roh essen. In einem luftdichten Behälter im Kühlschrank aufbewahren.

Stimmungsaufhellender Salat:

› *Hydrierenden grünen Blattsalat mit hirngesunden Walnusskernen mischen.*

Nussiges Pesto:

› *100 g Walnusskerne, 100 g Rucola, 2 Frühlingszwiebeln und 2 Knoblauchzehen mit 6 EL Walnussöl und 3 EL Olivenöl im Mixer sehr fein zerkleinern. Salzen und pfeffern.*

WARNHINWEIS

Nussallergien kommen relativ häufig vor und können lebensgefährlich sein.

REZEPT

Mandeldip

100 g Mandeln, 120 ml Wasser, den Saft von 1 Zitrone, 1 TL körnigen Senf und 150 ml Olivenöl im Mixer pürieren. Mit Salz, Pfeffer und einer Prise Paprika würzen. Zu Gemüse servieren.

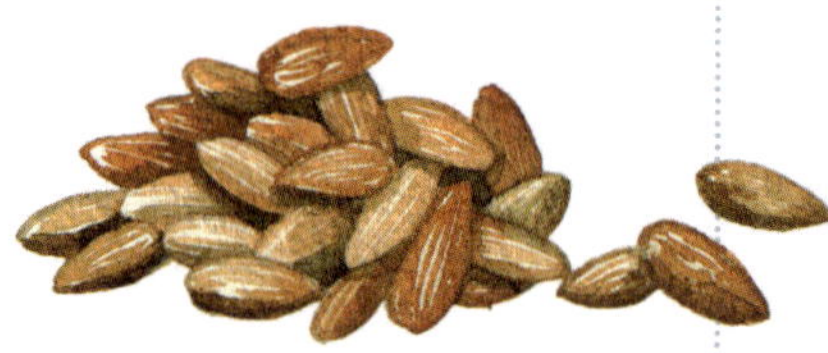

»Antioxidanzien in Walnüssen verlangsamen den Alterungsprozess.«

HASELNÜSSE

Haselnüsse wurden schon vor Jahrtausenden im Herbst gesammelt. Wegen ihres hohen Fett- und Proteingehalts waren sie ein wertvolles Lebensmittel für die kalte Jahreszeit. Heute werden sie weltweit geschätzt. Viele ihrer Inhaltsstoffe stärken Gehirn und Nerven.

WIRKUNG

Haselnüsse enthalten mehr Folsäure als jede andere Nussart und liefern wertvolle ungesättigte Fettsäuren, die beide einen positiven Einfluss auf die kognitiven Funktionen haben. Haselnüsse enthalten außerdem wichtige B-Vitamine wie Riboflavin, Niacin und Thiamin und versorgen den Körper mit Vitamin E und Mangan.

Folsäure ist für die Funktion der Zellen notwendig. Sie hilft, die Aminosäure Homocystein in das Antioxidans Glutathion und die Verbindung S-Adenosylmethionin (SAMe) umzuwandeln, von der man annimmt, dass sie vor Depressionen schützen kann. Wird Homocystein nicht effizient umgewandelt, besteht ein erhöhtes Risiko für neurologische Erkrankungen und Depression.

Einfach ungesättigte Fettsäuren tragen zur Stabilisierung des Blutzuckerspiegels bei, regulieren die Stimmung und lindern Anspannung. Zudem erhöhen sie die Produktion von Acetylcholin. Dieser wichtige Neurotransmitter ist in vielen Neuronen zu finden und hat Einfluss auf das Gedächtnis. Der Abbau von Acetylcholin wird mit der Alzheimer-Krankheit in Verbindung gebracht.

EMPFOHLENE MENGE

30 g Haselnusskerne oder gemischte Nüsse pro Tag sind eine gesunde Zwischenmahlzeit.

ZUBEREITUNG

Rohe Haselnüsse sind besonders nährstoffreich, sie schmecken aber auch geröstet köstlich. Kaufen Sie am besten ganze, ungeschälte Haselnusskerne.

Trocken rösten:

› *Um die Nährstoffe zu schonen, Haselnüsse bei höchstens 76 °C rösten. Sobald die Häute aufplatzen, die Nüsse auf ein Geschirrtuch geben und die Häute abrubbeln.*

Knackiger Biss für Salate:

› *Geröstete Haselnüsse über einen Salat mit grünen Bohnen, Fenchel, Spinat und Radicchio streuen.*

Smoothie mit Folsäure:

› *15 g rohe Haselnusskerne über Nacht einweichen, abgießen und mit 100 ml Wasser, ½ TL Kakaopulver, ¼ TL Vanilleextrakt und einer Handvoll Heidelbeeren pürieren.*

WARNHINWEIS

Nussallergien kommen relativ häufig vor und können lebensgefährlich sein. Allergiker müssen selbst auf Spuren von Nüssen verzichten.

GUT EINWEICHEN

Phytinsäure beeinträchtigt die Mineralstoffaufnahme. Enzyminhibitoren können die Verdauung irritieren. Durch Einweichen der Nüsse werden beide neutralisiert.

MANDELN

Mandeln gehören zu den Rosengewächsen und sind keine Nüsse im strengen Sinne. Sie enthalten viele Stoffe, die das Gehirn schützen. 2016 hat eine Studie nachgewiesen, dass sie auch präbiotisch wirken.

WIRKUNG

Neben Vitamin E, Biotin, Magnesium und Ölsäure liefern Mandeln auch Mangan und Kupfer, die bei der Synthese der Superoxid-Dismutase helfen. Dieses Enzym macht Toxine unschädlich.

Ölsäure, eine einfach ungesättigte Fettsäure, stärkt die kognitive Funktion. Die hohe Lebenserwartung, die eine mediterrane Ernährung verspricht, wird ihr zugeschrieben.

Vitamin E hilft als starkes Antioxidans, toxische Nebenprodukte zu neutralisieren, die vom Gehirn produziert werden.

Biotin ist zusammen mit anderen B-Vitaminen an der Umwandlung von Nahrung in Energie beteiligt. Es soll zudem die Konzentration verbessern und stimmungsaufhellend wirken.

Magnesium unterstützt die Fähigkeit des Gehirns, Informationen zu verarbeiten und zu speichern. Magnesiummangel begünstigt Depressionen.

EMPFOHLENE MENGE

Essen Sie 30 g Mandeln oder gemischte Nüsse pro Tag.

ZUBEREITUNG

Mandeln geben vielen Gerichten knackigen Biss.

Herzhafter Mandeldip:

› *Siehe Rezept links*

Mahlen für glutenfreien Kuchenteig:

› *Teig mit Eiern, Honig, Olivenöl und gekochten, pürierten Orangen zubereiten.*

WARNHINWEIS

Mandeln zählen zu den acht häufigsten Allergenen.

SAMEN

Samen sind außerordentlich nährstoffreich, denn in ihnen steckt alles, was eine neue Pflanze braucht. Neben sekundären Pflanzenstoffen für das Nervensystem enthalten sie auch wertvolle Fettsäuren. All das sind gute Gründe, regelmäßig Samen zu essen, um den Körper und das Gehirn mit schützenden und stärkenden Stoffen zu versorgen.

HANFSAMEN

Hanfsamen sind klein, haben eine harte Schale und einen weichen Kern. Im Handel werden meist geschälte Hanfsamen angeboten. Sie punkten mit einem ausgewogenen Gehalt an Fetten und Proteinen. Aus dem ganzen Samen werden verschiedene Produkte hergestellt, darunter Hanföl (siehe S. 141), das eine hervorragende Quelle für essenzielle Fettsäuren ist, und Hanfmehl, das reich an Eiweiß und Ballaststoffen ist.

WIRKUNG

Hanfprotein enthält alle neun essenziellen Aminosäuren. Die Omega-3- und Omega-6-Fette in Hanfsamen stehen in einem vorteilhaften Verhältnis. Darüber hinaus enthalten die Samen Betakarotin und Vitamin E, zwei starke Antioxidanzien. Außerdem liefert Hanf viele Mineralien, darunter Magnesium, Eisen, Kalzium, Mangan, Zink und Kupfer. Sie alle tragen zur Erhaltung der Hirngesundheit bei.

Geschälte Hanfsamen enthalten etwa 30 Prozent Proteine, die von hoher Qualität sind, weil sie alle essenziellen Aminosäuren enthalten. Die beiden Hauptproteine Edistin und Albumin sind leicht verdaulich und können vom Körper gut aufgenommen werden. Hanf enthält außerdem Glutaminsäure. Diese wird im Körper zu Glutamat umgewandelt, das den Nervenenden hilft, Nachrichten zu senden und zu empfangen.

Der Fettgehalt geschälter Hanfsamen beträgt etwa 50 Prozent. Dabei stehen die beiden essenziellen Fettsäuren Linolsäure und Alpha-Linolensäure (ALA) in einem Verhältnis, das für die menschliche Ernährung als optimal gilt. Hanfsamen sind eine der wenigen natürlichen Quellen für Gamma-Linolensäure (GLA), die hilft, Entzündungen im Körper zu verhindern.

EMPFOHLENE MENGE

Essen Sie täglich 2–3 Esslöffel geschälte Hanfsamen.

ZUBEREITUNG

Die geschälten Samen sind vielseitig und unkompliziert zu verwenden.

Samen als Topping:
› *Die Samen über Obst, Gemüse oder Müsli streuen, in probiotischen Naturjoghurt rühren oder kurz vor dem Servieren zu Getreidegerichten geben.*

Geschälte Samen im Hochleistungsmixer mit Wasser pürieren und wie Crème fraîche verwenden:
› *Siehe Rezept rechts oben*

Als Zutat für Gebäck:
› *Ganze Samen an Müsliriegel, Muffins oder Brot geben.*

Hanföl für Dressings verwenden. Wegen seines hohen Gehalts an mehrfach ungesättigtem Fettsäuren sollte Hanföl nicht erhitzt werden.
› *Über Salate und Reisgerichte träufeln.*

»Hanfsamen enthalten gesunde Proteine mit allen neun essenziellen Aminosäuren sowie gesunde Omega-Fettsäuren.«

REZEPT

Hanfsahne

125 g geschälte Hanfsamen, 100 ml Wasser, ¼ TL Cayennepfeffer und 1 gehackte Knoblauchzehe im Mixer glatt pürieren. Einen Klecks auf Suppe oder gedünstetes Gemüse geben.

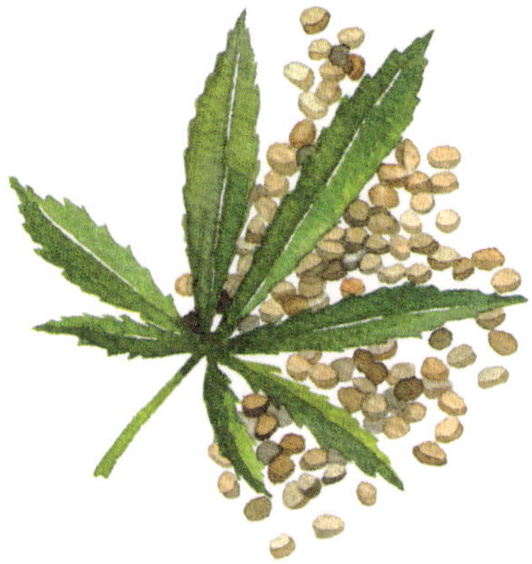

SONNENBLUMENKERNE

Sonnenblumenkerne sind knackig und gesund. Sie enthalten verschiedene nützliche Fettsäuren, hauptsächlich Omega-6-Linolsäure und Omega-9-Ölsäure. Sonnenblumenöl sollte in der Küche in Maßen verwendet werden, da es einen hohen Anteil an Omega-6-, aber einen geringen Anteil an Omega-3-Fettsäuren aufweist. Es eignet sich gut als Massageöl, weil das Vitamin E die Haut nährt.

WIRKUNG

Sonnenblumenkerne wirken entzündungshemmend und enthalten gesunde Proteine. Sie sind reich an Vitaminen und Mineralien, beispielsweise Vitamin E, Selen und Magnesium, das für die Hirngesundheit eine besondere Rolle spielt.

Vitamin E ist ein starkes Antioxidans, das entzündlichen Prozessen vorbeugt. Die Fette in Sonnenblumenkernen fördern die Aufnahme von Vitamin E.

Selen unterstützt das Immunsystem bei der Bekämpfung von Entzündungen und Infektionen. Ein gesundes Immunsystem ist wichtig für die Hirngesundheit. Eine selenreiche Ernährung unterstützt die Aufrechterhaltung einer guten geistigen Gesundheit.

Magnesiummangel entsteht meist durch Stress oder nervöse Anspannung. Langfristig kann ein niedriger Magnesiumspiegel die Entstehung von Depressionen begünstigen. Der Verzehr von reichlich Samen und grünem Blattgemüse trägt dazu bei, einen ausreichenden Magnesiumspiegel sicherzustellen.

EMPFOHLENE MENGE

Täglich eine Handvoll gemischte Samen oder 30 g Sonnenblumenkerne essen, alternativ 30–60 g gekeimte Sonnenblumenkerne.

ZUBEREITUNG

Die Samen keimen lassen (siehe S. 148) oder vor dem Essen einweichen, um Enzyminhibitoren zu entfernen.

Brotaufstrich mit gesunden Fetten:
› *Eingeweichte Sonnenblumenkerne (Flüssigkeit abgießen) mit sonnengetrockneten Tomaten, Basilikum und Olivenöl im Mixer pürieren.*

Knackiges Topping zum Frühstück:
› *Sonnenblumenkerne, Kürbiskerne, Mohn und Chiasamen mischen und in einem luftdicht schließenden Behälter im Kühlschrank aufbewahren. Auf Müsli oder Salate streuen oder für Wraps verwenden.*

Würziges Topping mit Mineralien und Vitaminen:
› *Grob gemahlene Sonnenblumenkerne mit Algenflocken mischen.*

Die Nährstoffe in gekeimten Sonnenblumenkernen sind besser verfügbar als in ganzen Kernen. Die Keime schmecken knackig, frisch und saftig.
› *Gekeimte Sonnenblumenkerne unter Salate mischen oder für Wraps verwenden.*

KÜRBISKERNE

Wenn Sie einen Kürbis zubereiten, werfen Sie die Kerne nicht weg, denn sie stecken voller Nährstoffe. Man kann sie mit oder ohne Schale essen. In Mexiko werden ungeschälte geröstete Kürbiskerne als Gewürz verwendet. Manche Sorten bilden Samen ohne Schale, andere Sorten werden sogar nur wegen ihrer Kerne kultiviert. Bei uns werden meist geschälte Kürbiskerne angeboten.

WIRKUNG

Kürbiskerne sind reich an Magnesium, Zink und Eisen. Darüber hinaus enthalten sie Vitamin E in verschiedenen Formen. Sie sind eine gute Quelle für Proteine, vor allem die Aminosäure Tryptophan. Diese wird im Gehirn zu Serotonin umgewandelt. Insofern trägt sie zur Stimmungsregulierung bei und fördert den erholsamen Schlaf.

Magnesium beruhigt die Nerven und entspannt die Muskeln. Es ist an vielen hirnchemischen Reaktionen beteiligt. Bei unzureichender Magnesiumversorgung besteht ein erhöhtes Risiko, an Depressionen und Angstzuständen zu erkranken.

➤ BITTE UMBLÄTTERN

Eisen sorgt für den Sauerstofftransport durch den ganzen Körper und wird von allen Zellen zur Energiegewinnung benötigt. Eisenmangel führt zu Müdigkeit, Konzentrationsschwäche und Gedächtnisstörungen. Menschen mit Eisenmangel sind auch anfälliger für Depressionen.

Zink kann nicht im Körper gespeichert werden, muss also regelmäßig über die Nahrung aufgenommen werden. Zink stärkt das Immunsystem und wird zur Produktion von stimmungsregulierendem Serotonin benötigt. Menschen mit einem niedrigen Zinkspiegel haben ein höheres Risiko für Depressionen.

EMPFOHLENE MENGE

Zwei bis drei Mal in der Woche eine Handvoll Kürbiskerne knabbern.

ZUBEREITUNG

Kürbiskerne werten viele Gerichte auf.

Körnermix zm Frühstück:
› *Siehe Sonnenblumenkerne, S. 145.*

Knackiger Biss für Beilagen und Snacks:
› ***Zu Quinoa, Couscous oder Reis geben oder in Muffinteig mitbacken.***

Knuspriges Topping für Salate und Suppen:
› ***Würzen und im Backofen auf mittlerer Stufe einige Minuten rösten.***

KONSTANTE TEMPERATUR

Leinsamen luftdicht verpackt an einem kühlen Platz aufbewahren. Bei schwankenden Temperaturen werden sie schnell ranzig.

> »Kakao regt die Ausschüttung von Botenstoffen an, die sich positiv auf die Stimmung auswirken.«

LEINSAMEN

Leinsamen werden seit Jahrtausenden als Lebens- und Heilmittel verwendet. Die kleinen Samen enthalten besonders viel der Omega-3-Fettsäure Alpha-Linolensäure. Zudem sind sie reich an wasserlöslichen und unlöslichen Ballaststoffen. Aus Leinsamen wird auch ein köstliches Öl gepresst.

WIRKUNG

Wegen ihres hohen Gehalts an essenziellen Fettsäuren, Ballaststoffen und den als Lignanen bezeichneten sekundären Pflanzenstoffen wirken sich Leinsamen besonders positiv auf die Gesundheit von Magen und Darm aus. Sie helfen bei der Vorbeugung von Diabetes und unterstützen die Gehirnentwicklung.

Alpha-Linolensäure (ALA) ist eine essenzielle Omega-3-Fettsäure, die wir über die Nahrung aufnehmen müssen. Leinsamen ist eine der reichsten Quellen für dieses gesunde, entzündungshemmende Fett. Um die entzündungshemmende Wirkung auszuschöpfen, muss der Körper ALA in die aktiveren Formen Docosahexaensäure (DHA) Eicosapentaensäure (EPA) umwandeln. Dies ist besonders wichtig für Vegetarier und Veganer, die keine DHA und EPA aus tierischen Quellen zu sich nehmen. Zu den Nährstoffen, die diese Umwandlung fördern, gehören Eiweiß, B-Vitamine, Kalzium, Zink und Magnesium. DHA ist wichtig für die prä- und postnatale Gehirnentwicklung, während EPA stimmungsausgleichend wirkt.

Lignane, eine Gruppe von chemischen Verbindungen mit antioxidativen Eigenschaften, kommen in vielen Pflanzen vor, die höchste Konzentration findet sich jedoch in Leinsamen. Lignane regulieren den Hormonhaushalt, was wiederum zu ausgeglichener Stimmung und einem guten allgemeinen Wohlbefinden führt.

EMPFOHLENE MENGE

Täglich 1–2 Esslöffel geschrotete Leinsamen oder 1 Esslöffel Leinöl genießen.

ZUBEREITUNG

Die Samen vor dem Verzehr schroten. Ganze Samen passieren den Darm unverdaut, die Nährstoffe werden also nicht genutzt. Kaufen Sie dennoch möglichst ganze Samen, denn geschrotete Samen werden wesentlich schneller ranzig. Kalt gepresstes Leinöl sollte einen frischen, nussigen Geschmack haben. Ist das nicht der Fall, ist es ranzig geworden.

Zum Frühstück, zu Snacks oder Getränken als Nährstoffplus:
› ***Geschrotete Leinsamen auf Müsli oder Obst streuen oder zu Smoothies geben.***

Als Ei-Ersatz, vor allem in der veganen Küche:
› ***Um 1 Ei zu ersetzen, 1 EL geschrotete Leinsamen mit 3 EL Wasser verrühren. Vor der Verwendung 10 Minuten quellen lassen.***

KAKAO

Kakaosamen (auch »Kakaobohnen«) stammen aus den großen Schoten des Kakaobaumes. Nach der Ernte werden die Schoten aufgespalten und die Samen, die mit einem weißen Fruchtfleisch bedeckt sind, werden fermentiert. Bei der konventionellen Schokoladenherstellung werden die Samen bei hohen Temperaturen geröstet. Rohkakao, der besonders nährstoffreich ist, wird durch Trocknen der rohen Samen bei Temperaturen um 45 °C hergestellt. Die Schalen werden dann entfernt und die Samen zu Nibs zerkleinert.

WIRKUNG

Rohkakao enthält viele Stoffe, die für die Hirngesundheit wertvoll sind, darunter Mangan, Eisen, Kupfer und insbesondere Magnesium. Zudem ist er reich an Flavonoiden, die unsere Gehirngesundheit auf vielfältige Weise unterstützen.

Kakao regt das Gehirn zur Ausschüttung von Neurotransmittern an, die positive Emotionen auslösen können. Phenylethylamin, das in Kakao enthalten ist, wirkt zusammen mit Dopamin milde antidepressiv.

Magnesium ist wichtig für unsere geistige Gesundheit. Es entspannt die Muskeln und hat eine beruhigende Wirkung auf Körper und Geist. Eine ausreichende Magnesiumzufuhr ist wichtig, um erfolgreich mit Stress umgehen zu können. Magnesiummangel kann Stimmungsschwankungen, Angstzustände und Depressionen verursachen. Kakao ist eine hervorragende Quelle für dieses stressabbauende Mineral.

Flavonoide in Kakao sind starke Antioxidanzien mit entzündungshemmender und immununterstützender Wirkung. Die Aufnahme dieser Antioxidanzien mit der Nahrung hilft, die Gesundheit des Gehirns zu unterstützen. Flavonoide unterstützen die Durchblutung des Gehirns, was wiederum das Gedächtnis stärkt und das Risiko von Demenz senkt.

Eisen ist wichtig für die Bildung von Hämoglobin, das benötigt wird, um Sauerstoff durch den Körper zu transportieren und sicherzustellen, dass lebenswichtige Organe wie das Gehirn optimal funktionieren. Eisen ist wichtig für Denkprozesse und Gedächtnis. Eisenmangel kann zu einem höheren Risiko für Depressionen führen.

EMPFOHLENE MENGE

Täglich bis zu 30 g Kakaonibs essen.

ZUBEREITUNG

Kakaonibs schmecken schokoladig und leicht bitter, also anders als Schokolade, vor allem Milchschokolade. Man kann sie für Müsli, Smoothies und Desserts verwenden.

Das Eisen im Kakao wird besser aufgenommen, wenn es zusammen mit Vitamin C genossen wird:

› ***Kakaonibs mit Orangenspalten sind ein erfrischender Snack.***

Mit Hanfdrink und Haferflocken in einem stimmungsaufhellenden Frühstücksbrei:

› ***Kakaonibs und Haferflocken über Nacht in Hanfdrink einweichen.***

Energiekugeln für mehr Gehirnleistung:

› ***Gehackte Walnusskerne, Rosinen, Mandelmus, geschälte Hanfsamen und Kakaonibs in Mixer pürieren. Kleine Kugeln aus der Masse rollen.***

WARNHINWEIS

Kakao enthält Theobromin, das ähnlich anregend wirkt wie Koffein. Bei Menschen, die empfindlich auf Koffein reagieren, kann Rohkakao nervöse Unruhe oder Schlafstörungen verursachen. Im letzten Schwangerschaftsdrittel sollten Sie Rohkakao nur nach Rücksprache mit dem Arzt zu sich nehmen oder ganz darauf verzichten.

IM FOKUS

Leinsamen

PORTRÄT

Leinsamen sind die Samen der Flachspflanze, die in kühlerem Klima auch zur Fasergewinnung für Leinen angebaut wird.

EIGENSCHAFTEN

Neben seinen antioxidativen und stimmungsaufhellenden Eigenschaften soll Leinsamen auch helfen, den Cholesterinspiegel und den Blutdruck auszugleichen.

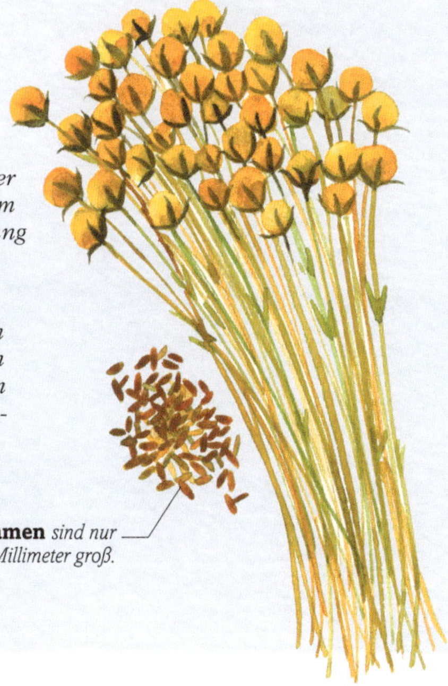

Die Samen *sind nur wenige Millimeter groß.*

KEIMSPROSSEN

Samen keimen leichter, wenn man sie vorher einweicht. Keimsprossen sind eine wertvolle Bereicherung für den Speisezettel. Bei der Keimung werden Enzyme aktiviert, die Stärke in Einfachzucker, komplexe Proteine in Aminosäuren und Fette in Fettsäuren umwandeln. Dadurch sind sie leichter verdaulich, und der Körper kann die Nährstoffe optimal aufnehmen.

MUNGBOHNEN-SPROSSEN

Die nährstoffreichen Mungbohnensprossen gehören zu den beliebtesten Keimsprossen. Sie sind reich an wasserlöslichen Ballaststoffen, die den Darm gesund halten und damit auch dem Gehirn gut tun.

WIRKUNG

Bei der Keimung steigt der Vitamin-C-Gehalt der Mungbohnen erheblich. 100 g Sprossen liefern 21 mg Vitamin C, das entspricht etwa einem Viertel unseres Tagesbedarfs. Durch den Keimungsprozess wird zudem die Bioverfügbarkeit von Phytonährstoffen und Antioxidanzien erheblich verbessert.

Vitamin C, ein lebenswichtiges Antioxidans, schützt die Körperzellen vor der schädigenden Wirkung freier Radikale. Ohne Antioxidanzien heften sich diese instabilen Verbindungen an gesunde Zellen und verursachen Schäden und Entzündungen. Vitamin C muss täglich über die Nahrung zugeführt werden.

Sekundäre Pflanzenstoffe werden von Pflanzen gebildet und geben diesen oft ihre Farbe, ihren Duft und Geschmack. Der Pflanze dienen sie als Abwehr gegen Krankheiten und Fressfeinde (oder sie locken Bestäuberinsekten an). Wenn wir die Pflanze essen, machen wir uns diese Schutzwirkung zunutze. Viele haben eine hohe Fähigkeit, freie Radikale unschädlich zu machen. Bei der Keimung von Samen erhöht sich ihr Gehalt an sekundären Pflanzenstoffen erheblich.

EMPFOHLENE MENGE

Versuchen Sie, jeden Tag eine große Handvoll Sprossen in Ihren Speiseplan aufzunehmen. Probieren Sie Mungbohnen, Linsen, Brokkoli, Rettich, Sonnenblumen, Buchweizen und Quinoa.

ZUBEREITUNG

Die Samen 6–12 Stunden in gefiltertem Wasser in einem Glas mit Siebdeckel einweichen. Abgießen, gründlich abspülen und schräg abtropfen lassen. Die Samen zwei bis drei Mal täglich spülen und gut abtropfen lassen. Nach 2–4 Tagen sind die Sprossen 5 mm lang und können gegessen werden. Fertige Sprossen in in einem verschlossenen Behälter bis zu drei Tage aufbewahren. Vor dem Verzehr gut waschen.

Roh im Salat:

› *75 g Mungbohnensprossen, 75 g gekeimte Sonnenblumenkerne und je*

REZEPT

Sprossenfrühstück

2 EL Buchweizensprossen und je 2 EL Kürbis- und Sonnenblumenkerne in ein Schälchen geben. 1 TL Honig und 125 ml Hanfdrink zugeben. Über Nacht quellen lassen. Morgens geriebenen Apfel oder frische Beeren und geschrotete Leinsamen zugeben.

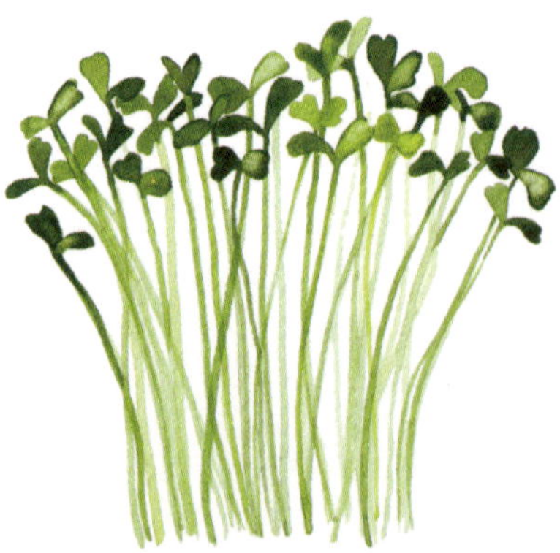

»Buchweizensprossen enthalten pflanzliche Proteine, die für die Zellreparatur benötigt werden.«

1 rote und gelbe Paprika (entkernt und gewürfelt) mischen. 2 EL natives Olivenöl extra mit ½ TL Fenchelsamen, 2 TL frisch geriebenem Ingwer und 2 TL Tamari verrühren. Über den Salat gießen und alles sorgfältig mischen.

BUCHWEIZEN-SPROSSEN

Der Name täuscht, denn Buchweizen ist nicht mit dem Weizen verwandt, sondern mit Sauerampfer und Rhabarber. Weil Buchweizen glutenfrei ist, eignet er sich besonders gut für Menschen mit Zöliakie. Um Keimsprossen zu ziehen, ist es wichtig, ganze rohe Körner zu kaufen. Gerösteter Buchweizen und Buchweizengrütze keimen nicht.

WIRKUNG

Buchweizen liefert pflanzliches Eiweiß in einer leicht verdaulichen Form. Er enthält außerdem viel Rutin, ein Bioflavonoid mit antioxidativen Eigenschaften. Durch das Keimen erhöht sich der Rutingehalt von rund 14 auf 283 mg pro 100 g. Darüber hinaus enthält Buchweizen viele weitere Nährstoffe, die das mentale Wohlbefinden unterstützen, darunter Kupfer, Mangan, Magnesium, Phosphor, Co-Enzym Q10, Selen und Ballaststoffe.

Proteine sind unerlässlich für Wachstum und Reparatur aller Zellen und Gewebe, außerdem werden sie benötigt, um Enzyme und Antikörper zu bilden. Auch Hormone werden aus Eiweiß hergestellt. Diese Botenstoffe spielen eine wichtige Rolle für die Gesundheit des Gehirns. Hochwertige Nahrungsproteine verbessern die Gehirnfunktion, die geistige Klarheit und das Gedächtnis. Zudem wirken sie entzündungshemmend. Buchweizen enthält alle neun essenziellen Aminosäuren.

Rutin ist ein Flavonoid, das den Hormonhaushalt reguliert, die Blutgefäße stärkt und die Durchblutung fördert. Seine starken entzündungshemmenden und antioxidativen Eigenschaften tragen auch zum Schutz des Gehirns bei. Rutin hat vielversprechende Ergebnisse bei der Behandlung von neurodegenerativen Erkrankungen wie der Alzheimer-Krankheit gezeigt.

EMPFOHLENE MENGE

Sie können täglich eine große Handvoll Buchweizensprossen oder andere Sprossen essen.

ZUBEREITUNG

Das Ziehen von Keimsprossen wird auf der linken Seite unter Mungbohnensprossen erklärt. Buchweizensprossen sind vielseitig verwendbar.

Frühstück mit Sprossen:
› *Siehe Rezept links unten*

In Smoothies liefern sie leicht verdauliche Proteine, stimmungsregulierende B-Vitamine und beruhigendes Magnesium.
› *1 Handvoll Sprossen, 1 Banane, 250 ml Hanfdrink, etwas Ingwer und Zimt im Mixer pürieren.*

BROKKOLI-SPROSSEN

Auch Brokkolisprossen sind ausgesprochen nährstoffreich. Sie schmecken saftig-pikant und leisten wegen ihres hohen Wassergehalts einen Beitrag zur Flüssigkeitsversorgung des Körpers.

WIRKUNG

Brokkolisprossen enthalten neben Vitamin C, das beim Stressabbau hilft, auch darmfreundliche wasserlösliche Ballaststoffe und entzündungshemmendes Sulforaphan.

Vitamin C hilft beim Abbau von Stress und nervöser Anspannung und hellt die Stimmung auf. Die höchste Konzentration von Vitamin C befindet sich im Gehirn.

Lösliche Ballaststoffe werden von Darmbakterien in kurzkettige Buttersäure umgewandelt, die entzündungshemmend wirkt und das Gedächtnis stärkt.

Sulforaphan entsteht, wenn beim Kauen pflanzliches Glucoraphanin abgebaut wird. Es wirkt antiviral und entzündungshemmend, entgiftet den Körper und bekämpft freie Radikale. In Sprossen ist bis zu 100 Mal mehr Sulforaphan enthalten als in reifem Brokkoli.

EMPFOHLENE MENGE

Drei- bis vier Mal wöchentlich eine große Handvoll

ZUBEREITUNG

Brokkolisprossen brauchen 3–4 Tage Zeit zum Wachsen. Vor dem Verzehr gründlich waschen.

Auf Brot oder in Wraps mit Norialgen:
› *Brokkolisprossen sind köstlich mit Avocado und Chili.*

KRÄUTER UND GEWÜRZE

Kräuter und Gewürze werden seit jeher genutzt, um Speisen zu aromatisieren. Als die Menschen andere Kontinente entdeckten, lernten sie neue Kräuter und Gewürze kennen und machten sich zunehmend mit deren Heilwirkung vertraut. Zahlreiche sekundäre Pflanzenstoffe sorgen dafür, dass Kräuter und Gewürze die Verdauung anregen, das Gedächtnis stärken oder die Stimmung aufhellen können.

ROSMARIN

Rosmarin (*Salvia rosmarinus*) ist ein immergrüner Strauch mit nadelfeinen Blättern. Er stärkt das Gedächtnis und die Konzentration, besitzt aber auch stark antioxidative Eigenschaften und wird darum gelegentlich zur Konservierung von Speisen, vor allem Fleischprodukten, eingesetzt.

WIRKUNG

Rosmarin enthält verschiedene Mineralien und Vitamine, allerdings wird er als Würzkraut normalerweise nicht in Mengen verwendet, die einen signifikanten Beitrag zur Ernährung leisten. Rosmarin ist jedoch reich an sekundären Pflanzenstoffen, darunter viele mit antioxidativer und entzündungshemmender Wirkung, die das Immunsystem unterstützen, die Durchblutung verbessern, die Gedächtnisleistung fördern und die Konzentration steigern können. Schon der würzig-harzige Duft kann die Stimmung heben und beim Stressabbau helfen.

Rosmarinsäure ist ein Polyphenol, das trotz des Namens nicht nur in Rosmarin vorkommt, sondern auch in anderen Kräutern wie Zitronenmelisse, Salbei und Minze. Sie wirkt antioxidativ, entzündungshemmend und antimikrobiell und gilt als kognitives Stimulans, das zur Verbesserung des Gedächtnisses beitragen kann. Es wird angenommen, dass der regelmäßige Verzehr von Polyphenolen wie Rosmarinsäure eine gesunde Verdauung unterstützt, also für eine optimale Verwertung von Nährstoffen sorgt. Davon profitiert auch das Gehirn.

FRISCH HALTEN

Frischer Rosmarin hält sich länger, wenn man die Zweige in feuchtes Küchenpapier wickelt, in eine Gefrierbox legt und im Gemüsefach den Kühlschranks aufbewahrt.

EMPFOHLENE MENGE

Als Gewürz ist Rosmarin in den üblichen Mengen unbedenklich. Vor der Anwendung in therapeutischen Dosen sollte Rücksprache mit einem Heilkundigen gehalten werden.

ZUBEREITUNG

Frischer Rosmarin ist geschmacklich dem getrockneten Kraut weit überlegen und glücklicherweise ganzjährig im Handel erhältlich. Sein harziger Geschmack passt gut zu Bohnen, Suppen, Eintöpfen und Wildbret. Die Nadeln im Mörser zerkleinern oder sehr fein hacken und an herzhafte oder süße Speisen geben.

Rosmarindressing für warme, erdige Salate, z. B. aus Topinambur und Esskastanien:

› *Rosmarin in Öl oder Essig ziehen lassen. Oder vier Wochen in Honig einlegen und eine Löffel des Rosmarinhonigs über frisches Obst träufeln.*

ZITRONENMELISSE

Zitronenmelisse (*Melissa officinalis*) ist ein mehrjähriges Kraut aus der Familie der Lippenblütler. Die hellgrünen Blätter duften und schmecken nach Zitrone, und die weißen Blüten locken Bienen an. John Evelyn, ein britischer Gärtner aus dem 17. Jahrhundert, schrieb über Zitronenmelisse, sie »ist überragend für das Gehirn, stärkt das Gedächtnis und besitzt die Kraft, Melancholie zu vertreiben.«

WIRKUNG

Zitronenmelisse wird zur Linderung von Anspannung und Angstzuständen und zur Förderung von Entspannung und Schlaf eingesetzt. Ihre starken Antioxidanzien helfen, die Gehirnzellen vor oxidativen Schäden zu schützen. Auch weitere Inhaltsstoffe der Zitronenmelisse unterstützen das geistige Wohlbefinden.

Hauptinhaltsstoff der Zitronenmelisse sind Citral, dessen starke antioxidative und entzündungshemmende Eigenschaften die Gesundheit des Gehirns unterstützen, und Rosmarinsäure, die den Spiegel des beruhigenden Neurotransmitters Gamma-Aminobuttersäure (GABA) zu erhöhen scheint, was hilfreich für guten Schlaf und ausgeglichene Stimmung ist.

EMPFOHLENE MENGE

Täglich einen Aufguss aus einer kleinen Handvoll frischer Blätter trinken oder Blätter an Salate und Desserts geben.

ZUBEREITUNG

Zitronenmelisse am besten frisch für süße und herzhafte Gerichte verwenden. Sie passt zu Fisch und Gemüse, zu Salaten und Getränken. Außerdem kann sie als Teekraut verwendet werden.

In Salaten:
› *Die Blätter mit frischem grünem Salat mischen.*
Zu Gemüse:
› *Köstlich zu frischen Erbsen, dicken Bohnen und neuen Kartoffeln*
In vergorener Limonade beruhigend und gut für den Darm:
› *Eine Handvoll Blätter zugeben.*
Im Joghurt:
› *Gehackt mit Naturjoghurt und frischem Obst mischen.*
In Wasser als erfrischendes Getränk:
› *Einige Blätter in Wasser geben.*

ZIMT

Zimt wird aus der Rinde eines immergrünen Baumes hergestellt, der in Sri Lanka heimisch ist. Er war eins der ersten international gehandelten Gewürze, auch seine Heilwirkung ist seit Langem bekannt. Es gibt mehrere Arten, etwa Cassiazimt (kommt hauptsächlich aus China), indonesischer sowie vietnamescher Zimt. Der Name sagt nicht unbedingt etwas über die Anbauregion aus. Ceylon-Zimt (*Cinnamomum verum*) ist ernährungsphysiologisch und therapeutisch der hochwertigste.

WIRKUNG

Studien deuten darauf hin, dass Zimt schädliche Oxidation im Gehirn reduzieren kann, was die Hirnleistung stärkt. Es wird angenommen, dass schon allein der Duft hilft, das Gedächtnis zu verbessern. Wahrscheinlich kann Zimt auch das Fortschreiten von Demenz verlangsamen. Zimt ist außerordentlich reich an Mangan.

Mangan ist ein essenzielles Mineral und starkes Antioxidans, das für die Gesundheit des Gehirns entscheidend ist. Es aktiviert Enzyme, hilft die Venen gesund und elastisch zu halten und unterstützt so den effizienten Transport von Blut und damit von Sauerstoff zu den Geweben im Gehirn, um die Gehirnfunktion zu unterstützen.

Zimtaldehyd verleiht Zimt seinen prägnanten Duft und Geschmack. Als Antioxidans neutralisiert es schädliche freie Radikale. Wenn diese nicht kontrolliert werden, können sie zu degenerativen Krankheiten wie Demenz führen. Zimtaldehyd und andere Antioxidanzien im Zimt wirken zudem entzündungshemmend.

EMPFOHLENE MENGE

Wegen der Antioxidanzien und des Mangans kann ½ TL Zimt täglich sinnvoll sein.

ZUBEREITUNG

Zimt gehört in jeden Vorratsschrank. Stangen halten sich länger als Pulver, und man kann sie nach Bedarf mahlen.

Zimt passt zu vielen Speisen:
› *Das Pulver auf gewürfelte Äpfel mit Mandelmus, Haferflocken oder Quinoa streuen oder zum Würzen von Tajines verwenden.*
Beruhigend und stimmungsaufhellend:
› *Etwas Zimt in heiße Milch rühren.*

REZEPT

Rosmarinkartoffeln

Eine aromatische, stimmungsaufhellende Beilage: Neue Kartoffeln kochen, dann mit etwas Olivenöl, Salz und sehr fein gehacktem Rosmarin mischen.

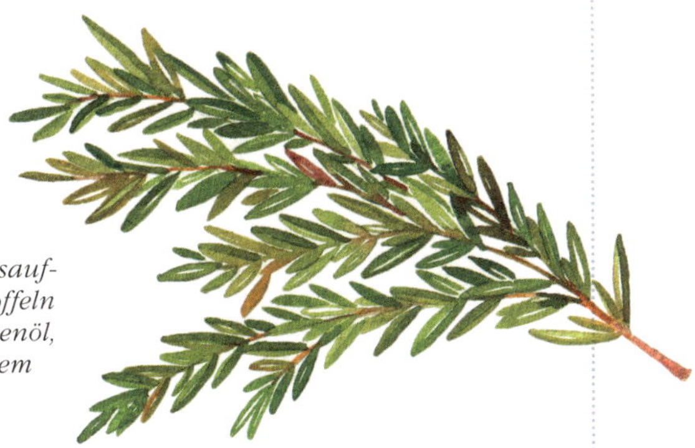

ERGÄNZUNGSPRÄPARATE

Normalerweise deckt eine ausgewogene Ernährung den Nährstoffbedarf des Körpers, aber in Ausnahmesituationen, etwa bei anhaltendem Stress, kann der Bedarf erhöht sein. Allerdings kommt es in der Ernährung zu Synergieeffekten, das heißt umgekehrt, dass ein separat eingenommener Nährstoff nicht denselben Wert hat wie in der Nahrung. Dosierungshinweise finden Sie auf Seite 182.

VITAMINE

Die Vitamine B_{12}, C und D sind wichtig für die mentale Gesundheit, da sie schützende Antioxidanzien liefern und die Funktion von Neurotransmittern unterstützen. Ein Mangel an Vitamin B_{12} oder D tritt recht häufig auf. Vitamin C kann nicht im Körper gespeichert werden und muss darum täglich zugeführt werden.

VITAMIN B_{12}

Vitamin B_{12} wird für die Produktion von Neurotransmittern und anderen Stoffen benötigt, die Aufmerksamkeit, Kognition, Gedächtnis und Stimmung beeinflussen.

AUFBEWAHRUNG

Probiotika sind weniger lange haltbar als andere Ergänzungspräparate. Am besten kleine Mengen kaufen. Alle Ergänzungspräparate dunkel aufbewahren.

Ein niedriger B_{12}-Spiegel kann Depressionen begünstigen. Studien deuten darauf hin, dass ein Mangel bei Erkrankungen wie Demenz eine Rolle spielt.

Vitamin B_{12} kommt in Lebensmitteln tierischen Ursprungs (einschließlich Käse und Eiern) sowie angereicherten Getreideprodukten vor. Veganer sollten die Einnahme eines Vitamin B_{12}-Ergänzungspräparats in Erwägung ziehen. Auch bei älteren Menschen und bei Personen, die an einer Magen-Darm-Erkrankung leiden, kommt B_{12}-Mangel häufiger vor. Ergänzungspräparate gibt es in verschiedenen Formen und Dosierungen. Besonders wirksam sind Präparate, die Methylcobalamin enthalten. In einigen Fällen können B_{12}-Injektionen empfohlen werden.

VITAMIN C

Vitamin C ist ein starkes Antioxidans, das vor Schäden durch freie Radikale schützt. Es ist für gesunde Nervenfunktionen unerlässlich.

Vitamin C ist in Obst und Gemüse enthalten, aber der Gehalt variiert je nach Anbauort, Reifegrad, Lagerung und Zubereitung. Unter Stress verbraucht der Körper mehr Vitamin C, um den Spiegel des Kampf-oder-Flucht-Hormons Cortisol und den Blutdruck zu regulieren. Für die meisten Menschen reicht die empfohlene Tagesmenge von 100 mg pro Tag nicht aus. Eine therapeutische Dosis bei Angst, Stress und Depression liegt bei etwa 1000 mg pro Tag.

VITAMIN D

Vitamin D ist an der Synthese verschiedener Neurotransmitter beteiligt, die das Gedächtnis stärken, nervöse Anspannung reduzieren und den Schlaf fördern.

Vitamin D kommt in verschiedenen Formen vor. Die häufigsten sind Vitamin D_2, das aus dem Hefe- und Pflanzensterol Ergosterol entsteht, und Vitamin D_3, das aus Sonnenlicht und tierischen Nahrungsmitteln stammt. Es wird angenommen, dass Vitamin D_3 am effektivsten vom Körper verstoffwechselt werden kann. Die Aufnahme von Vitamin D_3 erfolgt hauptsächlich, wenn UV-B-Strahlen auf die Haut treffen, sie kann aber durch Sonnenschutzmittel oder weite Entfernung vom Äquator eingeschränkt werden. Vitamin D_3 ist zwar in einigen Lebensmitteln tierischen Ursprungs enthalten, aber es ist schwierig, ausreichende Mengen allein durch die Ernährung aufzunehmen. Wo ausreichende Sonneneinstrahlung fehlt, ist eine Supplementierung oft ratsam.

»Ergänzungspräparate können sinnvoll sein, wenn in Stressphasen ein erhöhter Nährstoffbedarf besteht.«

MINERALIEN

Eisen, Magnesium und Selen sind für viele Körperfunktionen notwendig. Sie sorgen dafür, dass die Zellen mit Sauerstoff versorgt werden und dass die Funktion der Neuronen und der Schilddrüse reguliert wird, damit beide effizient arbeiten können. Eisenmangel ist weltweit verbreitet. Auch auf eine ausreichende Versorgung mit Magnesium und Selen sollte geachtet werden, um das geistige Wohlbefinden zu optimieren.

EISEN

Eisen ist ein essenzielles Mineral, das in Form von Hämoglobin am Sauerstofftransport in unserem Körper beteiligt ist und eine wichtige Rolle bei der Umwandlung von Nahrung in Energie spielt. Eisen ist entscheidend für die gesunde Funktion des Gehirns und des Nervensystems.

Es gibt zwei Formen von Eisen: Häm und Non-Häm. Häm-Eisen kommt nur in tierischen Lebensmitteln vor und zeichnet sich durch eine hohe Bioverfügbarkeit aus. Non-Häm-Eisen kommt in Pflanzen vor und wird vom Körper weniger gut aufgenommen. Die Absorption wird stark verbessert, wenn es zusammen mit Vitamin C verzehrt wird. Eisenmangelanämie ist die weltweit häufigste Mangelerscheinung. Menstruation, Wachstumsschübe in der Pubertät, ein niedriger Säuregehalt des Magens und körperliche Anstrengung erhöhen den Eisenbedarf des Körpers.

MAGNESIUM

Magnesium reguliert die Aktivität der Nervenzellen und wird zur Bildung des wichtigen Antioxidans Glutathion benötigt, das vor Zellschäden schützt. Zudem wird es für die normale Nervenfunktion benötigt.

Ein hoher Magnesiumspiegel im Gehirn verbessert nachweislich die kognitive Leistung. Magnesium-L-Threonat (MgT) wird vom Körper am leichtesten aufgenommen. Magnesium ist in grünem Blattgemüse, Nüssen und Vollkorngetreide enthalten, also den Grundpfeilern einer gesunden Ernährung. Bei Menschen, die auf Getreide oder Nüsse verzichten sowie bei älteren Menschen ist die Magnesiumzufuhr oft unzureichend. In diesen Fällen kann eine Supplementierung von Vorteil sein.

SELEN

Selen ist ein starkes Antioxidans, das vor schädlichen freien Radikalen schützt. Es wird außerdem für eine gesunde Schilddrüsenfunktion benötigt.

Gute Quellen für Selen sind Fleisch, Meeresfrüchte, Getreide, Milchprodukte, Obst und Gemüse. Der Selengehalt von Lebensmitteln variiert jedoch stark, je nachdem, wo das Tier aufgezogen oder die Pflanze angebaut wurde, da viele Böden selenarm sind. Wenn selenreiche Lebensmittel wie Austern, Fisch, Paranüsse und Hühnerfleisch auf dem Speiseplan nicht auftauchen, kann eine Ergänzung hilfreich sein.

ANDERE ERGÄNZUNGSPRÄPARATE

Omega-3-Fettsäuren und Probiotika spielen für die ganzheitliche Gesundheit eine wesentliche Rolle.

DIE FETTSÄUREN OMEGA-3, EPA UND DHA

Omega-3-Alpha-Linolensäure (ALA) muss im Körper in Eicosapentaensäure (EPA) und Docosahexaensäure (DHA) umgewandelt werden.

Gute Quellen für Alpha-Linolensäure, sind Hanfsamen, Leinsamen, Chia und Walnüsse. Ernährung, Lebensweise, Alter, Geschlecht und genetische Disposition können jedoch die Umwandlung in langkettige Fettsäuren beeinflussen. EPA und DHA finden sich in fertiger Form vor allem in fettem Fisch. Wer sich rein pflanzlich ernährt oder keinen fetten Fisch mag, sollte eine EPA- und DHA-Ergänzung aus Mikroalgen erwägen.

PROBIOTIKA

Eine gesunde Darmflora spielt für die geistige Gesundheit eine wichtige Rolle. Allerdings kann die Darmflora durch schlechte Ernährung aus dem Gleichgewicht geraten. Probiotische Ergänzungspräparate können Abhilfe schaffen.

Im Darm leben Milliarden Bakterien. Die Forschung hat gezeigt, dass bestimmte Stämme Anspannung und schlechte Stimmung lindern können. Probiotika müssen in ausreichender Menge eingenommen werden, um wirksam zu sein. Lassen Sie sich beraten, um sicherzustellen, dass Sie einen der besten Bakterienstämme und eine optimale Stärke wählen.

BEWEGUNG

DIE WIRKWEISE VON BEWEGUNG

Unser Körper ist für Bewegung geschaffen, und wir müssen aktiv sein, um gesund zu bleiben. Wer aber deprimiert, ängstlich oder erschöpft ist, kann sich oft nur schwer motivieren. Andererseits gibt es immer mehr Belege dafür, dass Körper, Geist und Seele eng aufeinander bezogen sind. Je mehr wir für unsere körperliche Gesundheit tun, desto mehr profitiert auch die psychische Gesundheit.

WAS BEWIRKT BEWEGUNG?

Bewegung unterstützt die psychische Gesundheit auf biologischer Ebene, aber auch auf emotionaler. Viele von uns bewegen sich viel zu wenig. Bei Menschen, die unter Depressionen und Angstzuständen leiden, ist die Rate der körperlichen Aktivität sogar noch geringer als im Durchschnitt. Wenn wir aber in Bewegung kommen – im Alltag, in Kursen, im Fitnessstudio oder im Verein – dann hat dies einen enormen therapeutischen Nutzen.

Ein flotter 10-Minuten-Spaziergang um den Block lockert nicht nicht nur die Beine, sondern auch den Geist, steigert Energie und Wachsamkeit und fördert eine positive Einstellung. Wenn der Geist träge ist und die Konzentration nachlässt, kann schon eine Runde durch den Wald oder die Nachbarschaft Besserung bringen. Bewegung kann befreien oder helfen, Kontakte zu knüpfen. Auch das unterstützt die psychische Gesundheit und das Wohlbefinden. Ein einfacher Spaziergang im Park zum Beispiel ist eine gesunde Form der Bewegung, kann als entspannende »Auszeit« genutzt werden oder, wenn man nicht allein geht, eine Gelegenheit zur sozialen Interaktion sein.

Aerobes Training, das uns schwerer und intensiver atmen lässt, fördert die Durchblutung des Gehirns und der Muskeln, verbessert die Sauerstoffversorgung des ganzen Körpers und hilft, Antriebslosigkeit und chronische Müdigkeit zu bekämpfen.

Körperliche Aktivität fördert zudem den erholsamen Schlaf. Schlafmangel kann uns anfälliger für Depressionen und Angstzustände machen. Bewegung vertreibt Anspannung und schlechte Stimmung, die den Schlaf beeinträchtigen können, und hilft, den Schlaf-Wach-Rhythmus zu regulieren, der – wenn er aus dem Gleichgewicht gerät – zu Schlafstörungen beitragen kann.

Bewegung erhöht die Stresstoleranz, indem sie die Aktivität des sympathischen Nervensystems und der Hypothalamus-Hypophysen-Nebennieren-Achse (HPA-Achse) verringert. Dadurch reagieren Körper und Geist weniger stark auf alltägliche Stressoren. Sie bewirkt die Ausschüttung von Endorphinen, die

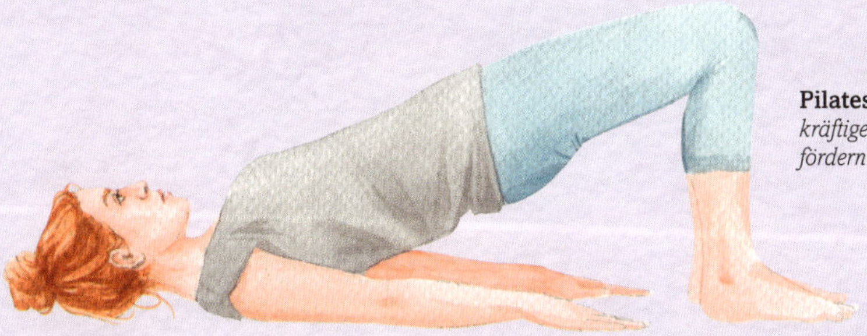

Pilates und Yoga *kräftigen den Körper und fördern die Beweglichkeit.*

stimmungsaufhellend und schmerzlindernd wirken, und von Serotonin, dem wichtigsten Botenstoff für die Stimmungsregulierung.

Regelmäßige bis moderate Aktivität bekämpft chronische Entzündungen, die sowohl Ursache als auch Folge einer schlechten körperlichen und geistigen Gesundheit sein können.

DAS TRAININGSPROGRAMM

Ein Universal-Trainingsprogramm, das für jeden passt, gibt es nicht. Das Aktivitätsniveau ist individuell sehr verschieden und kann sich im Laufe des Lebens und des Trainingsprogramms verändern. Ideal sind etwa 2,5 Stunden mäßige bis intensive Bewegung pro Woche – das entspricht je 30 Minuten Sport an fünf Wochentagen.

Körperliche Aktivität wie Hausarbeit oder Treppensteigen sind zwar kein Sport im engeren Sinn, können aber einen Teil der körperlichen Aktivität ausmachen und tragen zweifellos zum Wohlbefinden bei.

WELCHE BEWEGUNGSFORM?

Wenn Sie eine Sport- oder Bewegungsart wählen, die Ihnen Freude macht, ist die Wahrscheinlichkeit größer, dass Sie dranbleiben.

Alexandertechnik oder Yoga *dehnen den Körper. Sie können hilfreich bei Stress und chronischen Schmerzen sein.*

Aerobes Training *kurbelt den Kreislauf an und erhöht die Sauerstoffaufnahme. Es kann die Stimmung heben und Trägheit vertreiben.*

Tai-Chi oder Yogaatmung *(der sogenannte siegreiche Atem) wirken durch die langsamen, konzentrierten Bewegungen beruhigend und helfen, kreisende Gedanken beiseitezuschieben.*

Pilates, Tai-Chi und Yoga *sind ideal für den Einstieg nach einer Sportpause, weil man sich im eigenen Tempo steigern kann.*

»Regelmäßige Bewegung nützt nicht nur dem Körper, sondern verbessert auch das seelische und geistige Wohlbefinden.«

AEROBES TRAINING

Aerobes Training oder Cardiotraining sind alle Bewegungsformen, bei denen sich Herz- und Atemfrequenz deutlich erhöhen, beispielsweise zügiges Gehen, Schwimmen, Laufen oder schnelles Radfahren. Gesundheitsexperten empfehlen, fünfmal wöchentlich mindestens 30 Minuten aerobes Training einzuplanen. Bewegung hält nicht nur Knochen und Muskeln gesund und straff, sondern beeinflusst auch das allgemeine Wohlbefinden positiv. Viele Experten sind der Meinung, dass aerobes Training eine der einfachsten und effektivsten Maßnahmen zur Pflege der psychischen Gesundheit ist, leider aber häufig unterschätzt oder vernachlässigt wird.

WAS GESCHIEHT BEIM AEROBEN TRAINING?

Da die großen Muskeln in Armen, Beinen und Hüften während des aeroben Trainings kontinuierlich bewegt werden, beginnt das Herz schneller zu schlagen, um mehr sauerstoffreiches Blut in alle Teile des Körpers, einschließlich des Gehirns, zu pumpen. Regelmäßiges Training verbessert die körperliche Ausdauer, steigert die Lebensqualität, senkt das Risiko für Krankheiten wie Diabetes, Arthritis und koronare Herzkrankheiten und kann die Lebenserwartung erhöhen.

DER NUTZEN FÜR DIE PSYCHISCHE GESUNDHEIT

Abgesehen von den eindeutigen körperlichen Vorteilen hat sich gezeigt, dass aerobes Training Depressionen und nervöse Anspannung lindert, die Entspannung fördert und den Schlaf verbessert. Das hat vor allem mit neurochemischen Aktivitäten im Gehirn zu tun. Körperliche Aktivität senkt nachweislich den Spiegel von Stresshormonen wie Adrenalin und Cortisol und regt gleichzeitig die Produktion von Endorphinen an, die als körpereigene Schmerzmittel wirken und die Stimmung heben. Energische Bewegung kann das Selbstbewusstsein und das Selbstwertgefühl steigern, und sie ist in jedem Alter möglich.

»Regelmäßige Bewegung kann Depressionen und Anspannung lindern und die Schlafqualität verbessern.«

EMOTIONALES GLEICHGEWICHT

Beim aeroben Training wird der präfrontale Kortex, der die Emotionen steuert, mit viel Sauerstoff versorgt. Das hilft, mit Gefühlen umzugehen und die Willenskraft zu stärken.

BESSERER SCHLAF

Die Erhöhung der Herzfrequenz hilft, der störenden Wirkung von Stress auf den Schlaf-Wach-Zyklus entgegenzuwirken, der vom Hypothalamus gesteuert wird.

MOTIVATION UND GEDÄCHTNIS

Durch aerobes Training vergrößert sich der Hippocampus (Lern- und Motivationszentrum), und das Gedächtnis wird besser.

WENIGER STRESSHORMONE

Bewegung reduziert Stresshormone und erhöht Noradrenalin und Serotonin, was die Informationsverarbeitung im Frontallappen verbessert.

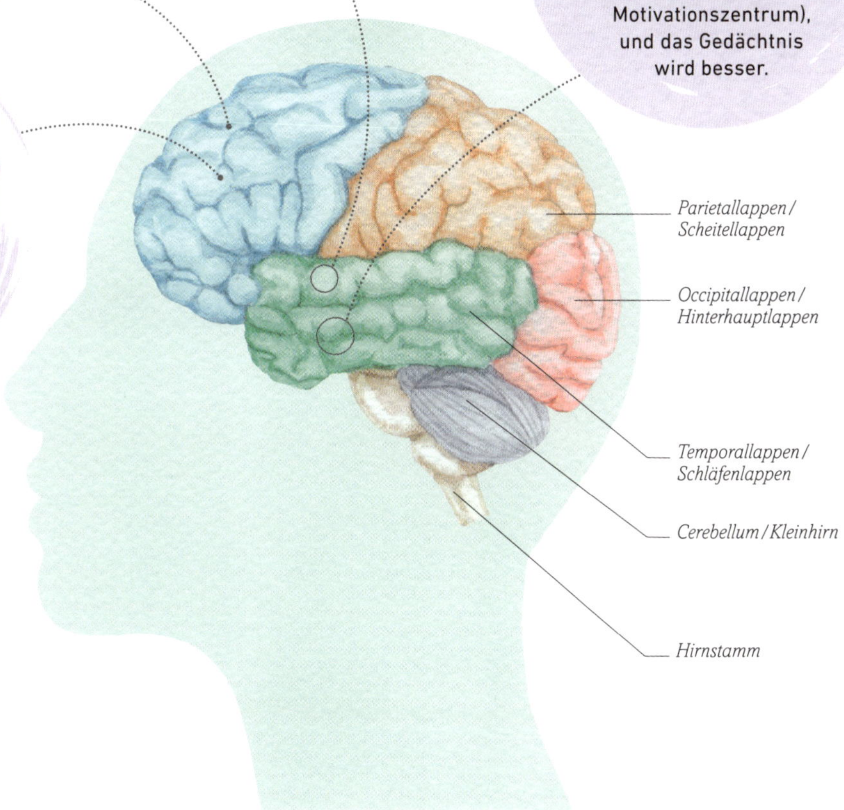

WIE WIRKT BEWEGUNG AUF DAS GEHIRN?

Regelmäßiges aerobes Training versorgt alle Teile des Gehirns gut mit Sauerstoff und unterstützt so die gesamte kognitive Funktion. Es vergrößert und/oder steigert nachweislich die Funktion bestimmter Gehirnteile, die beispielsweise für unsere Lernfähigkeit und Gedächtnisleistung, emotionale und Stressreaktionen sowie Motivation zuständig sind.

YOGA

Yoga ist vor etwa 5000 Jahren in Indien entstanden und ist Teil einer Philosophie, die Gesundheit und Wohlbefinden ganzheitlich betrachtet. Yoga ist weitaus mehr als eine Form der körperlichen Ertüchtigung. Mit einer Kombination aus Körperhaltungen (Asanas) und Atemübungen, Tiefenentspannung und manchmal auch Meditation stärkt Yoga Körper, Geist und Seele und erhöht dadurch die Widerstandskraft gegenüber den Belastungen des Alltags.

WAS GESCHIEHT BEIM YOGA?

Es gibt verschiedene Varianten oder Schulen des Yoga. Die häufigste und am weitesten verbreitete ist Hatha-Yoga, eine relativ schonende Form, die sich auf Beweglichkeit, Atemtechniken und Entspannung konzentriert. Ashtanga-Yoga ist kraftvoller und dynamischer und zielt auf den Aufbau von Kraft und Ausdauer ab. Iyengar-Yoga konzentriert sich auf die Körperausrichtung und verwendet Hilfsmittel.

Bei allen Varianten werden Körperhaltungen, sogenannte Asanas, mit Dehnungsbewegungen ausgeführt, um Körper und Geist zu stärken, zu straffen und in Harmonie zu bringen. Studien belegen, dass regelmäßige Yogapraxis die Durchblutung des Nervensystems, der Organe und Drüsen steigern und die Sauerstoffversorgung des Blutes verbessern kann. Yogische Atemtechniken, sogenannte Pranayamas, wirken reinigend und belebend und helfen Studien zufolge, die Produktion der Stresshormone Noradrenalin und Cortisol zu reduzieren.

DER NUTZEN FÜR DIE PSYCHISCHE GESUNDHEIT

Wer mit Yoga beginnt, wird bald die Vorteile spüren: eine verbesserte Entspannungsfähigkeit, eine positivere Einstellung, ein feineres Körperbewusstsein und ein gesteigertes Gefühl der Vitalität. Oft klingen auch Schlafbeschwerden ab, die Schlafqualität verbessert sich. Yoga erhöht nachweislich den Spiegel der Gamma-Aminobuttersäure (GABA). Dieser Stoff wird im Gehirn zur Regulierung der Nervenaktivität benötigt. Diese Wirkung ist besonders hilfreich für Menschen mit Angstzuständen, weil bei ihnen der GABA-Spiegel oft niedrig ist. Es gibt ferner Hinweise darauf, dass Yoga helfen kann, depressive Verstimmungen und Ängste abzubauen. Das Meditieren erfordert etwas Übung, hilft aber, alle Gedanken loslassen zu lernen – vornehmlich die negativen, stressenden – und so zur Ruhe zu kommen.

»Yoga fördert die Entspannung, stimmt positiv und wirkt vitalisierend.«

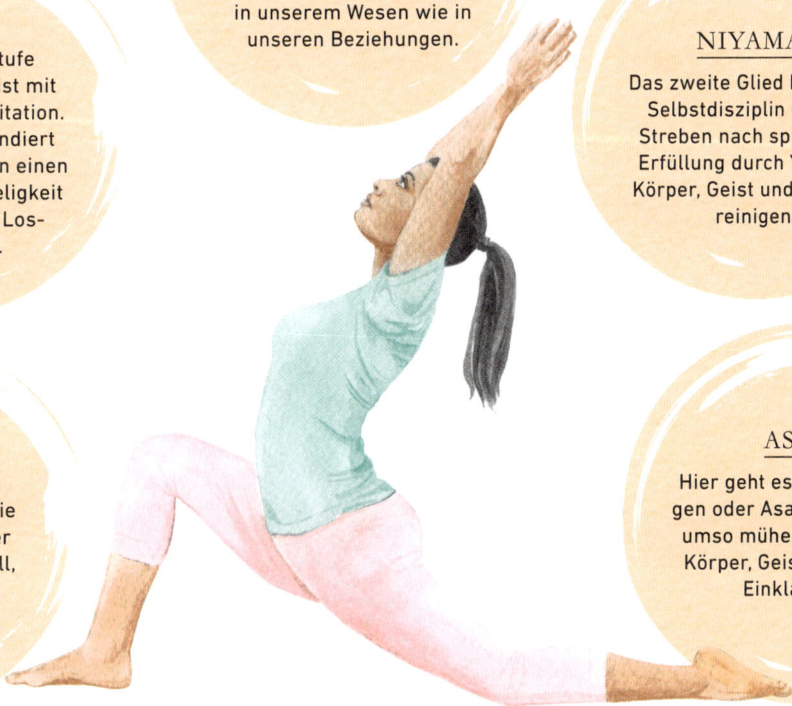

DIE ACHT STUFEN DES YOGA

Dieses Konzept wurde vor 2000 Jahren von dem Gelehrten Patanjali entwickelt. Es beschreibt die Phasen, die man durchläuft, wenn man Yoga lernt. Das erste Glied heißt Yama. Das letzte ist Samadhi, in dem Körper, Geist und Atem ganz im Einklang sind.

YAMA

Dieses erste Stufe konzentriert sich auf die Ethik, das Streben nach Wahrheit, moralischer Stärke und der Gewaltlosigkeit in unserem Wesen wie in unseren Beziehungen.

NIYAMAS

Das zweite Glied beinhaltet Selbstdisziplin und das Streben nach spiritueller Erfüllung durch Yoga, um Körper, Geist und Seele zu reinigen.

ASANA

Hier geht es um die Haltungen oder Asanas. Sie werden umso müheloser, je besser Körper, Geist und Seele im Einklang sind.

PRANAYAMA

Die vierte Stufe ist die kontrollierte Atmung, die angestrebt wird, sobald die Asanas gemeistert sind. Sie dient als Vorbereitung auf die letzten Stufen des Yoga.

PRATYAHARA

Die fünfte Stufe ist die Introspektion des Geistes. Die Konzentration wird ganz nach innen gerichtet, weg von den Sinneswahrnehmungen und der Außenwelt.

DHARANA

Wenn die Ablenkungen ausgeblendet sind, kann sich die Aufmerksamkeit auf einen einzigen Gedanken oder ein Objekt richten. Dies dient als Vorbereitung auf die Meditation.

DHYANA

Wenn sich der Geist verlangsamt hat, kann die Meditation beginnen. Der Geist ist vollkommen still, ruhig und friedlich.

SAMADHI

Auf der letzten Stufe verschmilzt der Geist mit dem Objekt der Meditation. Die Person transzendiert das Selbst und tritt in einen Zustand der Glückseligkeit und vollständigen Losgelöstheit ein.

TAI-CHI

Tai-Chi oder Tai-Chi-Chuan entwickelte sich im 13. Jahrhundert in China ursprünglich als sanfte Kampfkunst. Es handelt sich um langsame, fließende, meditative Bewegungen, die das Gleichgewicht und die Beweglichkeit verbessern und zur Entspannung beitragen. Tai-Chi ist eine nichtkompetitive Übungs- und Bewegungsform, die jeder in seinem eigenen Tempo und nach seinen Möglichkeiten ausführen kann. Heute wird es weltweit wegen seiner gesundheitsfördernden Wirkung praktiziert.

WAS GESCHIEHT BEIM TAI-CHI?

Diese meditative Bewegungsform eignet sich für Menschen aller Altersklassen und Fitnessgrade. Sie erfordert keine Ausrüstung und kann drinnen oder draußen praktiziert werden, allerdings fördert das Training in der Natur die Konzentration. Tai-Chi eignet sich besonders für ältere Menschen, die ihr Aktivitätsniveau sanft steigern wollen. Viele Bewegungen können auch so abgewandelt werden, dass sie für Menschen mit einer Behinderung durchführbar sind. Die langsamen, sanften Bewegungen werden ohne Pause ausgeführt, sodass sie nahtlos ineinanderübergehen. Unterstützt werden die Bewegungen von einer konzentrierten Atmung.

DER NUTZEN FÜR DIE PSYCHISCHE GESUNDHEIT

Tai-Chi senkt nachweislich den Spiegel von Stresshormonen wie Cortisol und fördert die Ausschüttung von Endorphinen. Es lindert stressbedingte Beschwerden, beispielsweise entzündliche Prozesse oder Schwächen der Immun- oder Nierenfunktion. Bei regelmäßigem Training kann Tai-Chi Ängste lindern, die Stimmung heben, die Ausdauer verbessern sowie Energie und Ausgeglichenheit schenken. Durch die Konzentration auf Haltung, Bewegung und Atmung wird das »Aufmerksamkeitskontrollzentrum« im Gehirn aktiviert, was zu einer allgemeinen Verbesserung der Konzentration führen kann. Die Fokussierung auf das Hier und Jetzt beruhigt auch den Geist. Tai-Chi kann hilfreich bei depressiven Verstimmungen sein. Zudem gibt es immer mehr Belege dafür, dass Tai-Chi depressive Symptome im Zusammenhang mit anderen Erkrankungen wie Fibromyalgie, Arthritis, Multipler Sklerose, Herzinsuffizienz und leichter Demenz lindern kann.

»Die meditativen Bewegungen lassen den Spiegel der Stresshormone im Körper sinken.«

MEDITATION

Die konzentrierten, meditativen Bewegungen sind hilfreich für alle, die sich mit dem Meditieren im Sitzen schwertun.

RUHIGE NERVEN

Die meditativen Bewegungen beruhigen das sympathische Nervensystem des Körpers, das die Kampf-oder-Flucht-Reaktion steuert.

KÖRPER-BEWUSSTSEIN

Die langsamen, kontrollierten Bewegungen schulen die Wahrnehmung dafür, wie sich der Körper bewegt.

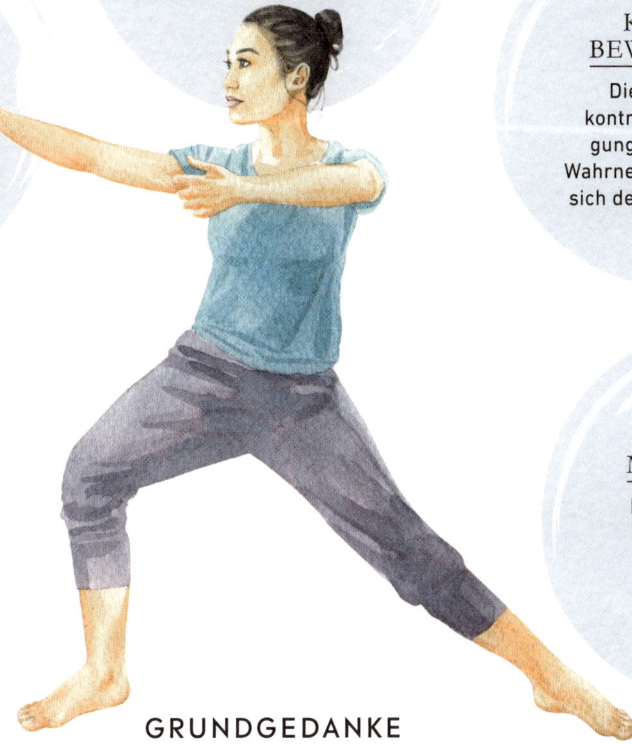

GLEICHGEWICHT

Die Betonung des stabilen Stands fördert das Gleichgewichtsgefühl und kann das Wohlbefinden steigern.

MUSKELKRAFT

Durch regelmäßiges Üben werden die Muskeln im oberen und unteren Körper gekräftigt.

GRUNDGEDANKE

Tai-Chi basiert auf der Vorstellung, dass die Lebensenergie – das Chi – durch sogenannte Meridiane im Körper strömt. Blockaden der »Kanäle« beeinträchtigen das körperliche und geistige Wohlbefinden. Die Bewegungen dienen dazu, das Chi frei fließen zu lassen.

BESSERE STIMMUNG

Durch die Ausschüttung von Endorphinen hebt sich die Stimmung, und depressive Tendenzen verringern sich.

KOGNITIVE LEISTUNG

Die Konzentration auf bestimmte Bewegungen kann gerade bei älteren Menschen helfen, die kognitiven Funktionen zu steigern.

ATMUNG

Die langsame, gleichmäßige Atmung beim Tai-Chi hilft, sich auf die Wahrnehmungen des Körpers zu konzentrieren.

ALEXANDER-TECHNIK

Die Alexandertechnik konzentriert sich auf die Wiederherstellung der natürlichen Ausrichtung von Rücken, Nacken und Kopf, um die Koordination und die Selbstwahrnehmung zu verbessern. Sie wurde um 1900 von dem Schauspieler Friedrich Matthias Alexander entwickelt, der davon überzeugt war, dass Körper und Geist zusammenarbeiten und sich gegenseitig beeinflussen. Er war der Meinung, dass eine achtsame Ausrichtung von Kopf, Nacken und Wirbelsäule Schmerzen, Atembeschwerden und stressbedingte Beschwerden lindern kann.

WAS GESCHIEHT BEI DER ALEXANDERTECHNIK?

Die Alexandertechnik ist eine Mischung aus Körperarbeit und Achtsamkeitsübungen. Sie wird meist im Einzelunterricht mit sanfter Anleitung vermittelt. Sie zielt darauf ab, eingefahrene Haltungs- und Bewegungsgewohnheiten aufzugeben und zu korrigieren, die zu muskulären Verspannungen führen, Schmerzen verursachen und auch die Fähigkeit beeinträchtigen, sich von Verletzungen zu erholen und mit den Belastungen des Alltags umzugehen. Daneben sollen die Übungen mehr Gelassenheit schenken und dadurch das emotionale Wohlbefinden unterstützen. Wer die Technik einmal erlernt hat, kann sie in seinen Alltag integrieren, um nachhaltig von ihr zu profitieren.

DER NUTZEN FÜR DIE PSYCHISCHE GESUNDHEIT

Muskelverspannungen können durch anhaltenden Stress und/oder langes Sitzen oder Stehen in gebückter oder verkrampfter Haltung entstehen. Sie verursachen Schmerzen und erhöhen den Spiegel von Stresshormonen im Körper. Die Alexandertechnik hilft, Körper und Geist zu entspannen. Sie fördert die geistige Klarheit und eine tiefere, langsamere Atmung.

Chronische Schmerzen können das psychische Wohlbefinden stark beeinträchtigen. Menschen, die die Alexandertechnik erlernt haben, kommen häufig mit weniger Schmerzmedikamenten aus. Die Linderung von Schmerzen kann Ängste und depressive Verstimmungen verringern und den erholsamen Schlaf fördern. Menschen mit einer körperdysmorphen Störung können mithilfe der Alexandertechnik ein besseres Vertrauen in ihren Körper entwickeln.

»Die Alexandertechnik ist eine Mischung aus Körperarbeit und Achtsamkeitsübungen.«

Korrekte Ausrichtung *der Wirbel: Kopf aufgerichtet und in gerader Linie über dem Damm.*

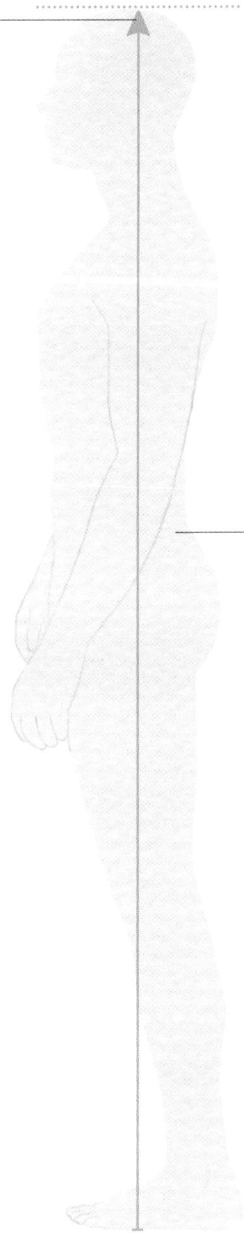

Neutrale Wirbelsäule: *Die Lendenwirbelsäule ist leicht nach innen gekrümmt.*

WENIGER SCHMERZEN

Indem Muskelverspannungen erkannt und gelöst werden, können Schmerzen reduziert werden. Das wiederum verringert Stress.

RUHE UND ERDUNG

Die richtige Körperhaltung bewirkt, dass wir sicher stehen, ohne uns zu verspannen. Das erdet und schult die Achtsamkeit.

GLEICHGEWICHT

Die Korrektur von Fehlhaltungen harmonisiert Körper und Geist und ermöglicht es uns, effektiver auf Stress zu reagieren.

BESSERER SCHLAF

Wenn Verspannungen gelöst werden, entspannen wir und atmen freier. Das erleichtert das Ein- und Durchschlafen.

MEHR SELBSTBEWUSSTSEIN

Studien zufolge hat eine verbesserte Körperhaltung einen messbaren Einfluss auf das Selbstbewusstsein.

BESSERE KONZENTRATION

Wenn sich Verspannungen lösen und Schmerzen abklingen, verbessert sich die Konzentration.

HALTUNG

Unsere Haltung stützt den Körper und beeinflusst, wie wir alltägliche Aufgaben erledigen. Die Korrektur schlechter Haltungsgewohnheiten kann sich deutlich auf das geistige und körperliche Wohlbefinden auswirken. Wenn wir uns effizienter bewegen, können wir besser mit Stress umgehen, fühlen uns sicherer und lernen zu entspannen, was wiederum zu mehr geistiger Klarheit und Ausdauer führt.

THERAPIEFORMEN

DIE WIRKWEISE VON THERAPIEN

Wir wissen, dass Körper und Geist im ständigen Dialog stehen. Therapien, die einen ganzheitlichen Ansatz verfolgen, gehen nicht nur auf die Symptome ein, sondern suchen nach den Ursachen von Erkrankungen wie Depressionen, Ängsten oder Zwangsstörungen. Individuell zugeschnittene Angebote und Vorschläge für Verhaltensänderungen helfen, diese Probleme zu bearbeiten.

WIE KÖNNEN THERAPIEN HELFEN?

Viele alternative Heilansätze gehen auf die traditionelle Medizin und Gesundheitsphilosophie zurück. Viele Menschen wählen alternative Therapien, wenn sie das Gefühl haben, dass die Schulmedizin allein nicht genügt, oder wenn sie bei weniger schwerwiegenden Erkrankungen einen sanfteren Ansatz bevorzugen.

Alternative Therapien ziehen keine scharfen Grenzen zwischen körperlichem, emotionalem und geistigem Wohlbefinden. Jede Person wird ganzheitlich betrachtet und jeder Aspekt des Selbst ist relevant, von der Körperhaltung, dem Lebensstil und den Überzeugungen bis hin zum Energielevel und der Berufstätigkeit. Der Grundgedanke ist, dass alle Facetten des Lebens für die Gesundheit eine Rolle spielen.

Unter den ganzheitlichen Therapien finden sich verschiedene Optionen: physikalische Therapien, Einzel- oder Gruppenübungen. Meist geht es darum, verfestigte Gewohnheiten zu verlernen, Ziele zu formulieren und zu einer besseren Lebenskompetenz zu finden.

Therapeuten hören ihren Patienten zu, stellen eine sorgfältige Diagnose und leiten den Einzelnen an, aktiv an seinem eigenen Wohlbefinden mitzuwirken. Auch das Beratungsgespräch kann eine heilende Erfahrung sein, wenn die betroffene Person das Gefühl hat, dass ihre Symptome ernst genommen werden. Maßnahmen, die von einem qualifizierten Therapeuten durchgeführt werden, sind im Allgemeinen sicher. Heilpflanzen und homöopathische Mittel sind größtenteils ungefährlich und ungiftig, Nebenwirkungen treten selten auf.

Osteopathie, Chiropraktik und Massage können bestimmte Spannungsbereiche, aber auch den Körper als Ganzes behandeln. Gesprächstherapien oder Praktiken wie Musiktherapie helfen dem Einzelnen, Gefühle und Verhaltensmuster zu analysieren, die dem Wohlbefinden und damit der Gesundheit abträglich sind.

Neben Therapien, die von einem Experten durchgeführt werden, gibt es auch Maßnahmen, die in den Bereich der therapeutischen Selbstfürsorge fallen, etwa Kontakt mit der Natur, Spiritualität, Meditation und Atemübungen oder Gehirntraining, um den Geist aktiv zu

»Alternative Therapien ziehen keine scharfen Grenzen zwischen körperlichem, emotionalem und geistigem Wohlbefinden.«

halten. All dies unterstützt unsere psychische Gesundheit und unser Wohlbefinden und kann Wege zur Selbstverwirklichung und Gesundung aufzeigen.

THERAPEUTISCHE HERANGEHENSWEISEN

Bei chronischen Störungen der psychischen Gesundheit kann leicht der Eindruck entstehen, dass die Therapiemöglichkeiten begrenzt sind. Tatsächlich können die meisten in diesem Kapitel vorgestellten Therapien sicher und wirksam neben anderen alternativen und konventionellen Behandlungsweisen eingesetzt werden. Massage, Gesprächstherapie oder Akupunktur können zum Beispiel unterstützend neben pharmazeutischen Antidepressiva eingesetzt werden. Achtsamkeitsübungen und Reflexzonenmassage können medizinische Therapien zur Behandlung des kognitiven Abbaus ergänzen. Menschen mit leichten Depressionen oder Zwangsstörungen können von einer Behandlung mit Heilpflanzen und Meditation oder Hypnotherapie profitieren.

EINE THERAPIEFORM WÄHLEN

Es ist wichtig, eine alternative Therapieform zu finden, die den eigenen Bedürfnissen entspricht.

Massage und Fußreflexzonenmassage *sind ideal bei chronischen Schmerzen, die zu emotionaler Belastung führen können.*

Akupunktur und Reiki *eignen sich für Menschen, die Schmerzen haben oder ungern berührt werden.*

Gruppenpraktiken *wie Musiktherapie, Zeit im Freien, Gesprächsgruppen und spirituelle Praktiken vermitteln ein Gefühl der Zugehörigkeit und Verbundenheit.*

Atemübungen, Meditation, Achtsamkeitsübungen, *einfache Fußreflexzonenmassage und zum Teil auch Homöopathie können zu Hause durchgeführt werden, um Symptome wie Stress- oder Angstgefühle zu behandeln und die Schlafqualität zu verbessern.*

ACHTSAMKEITS-ÜBUNGEN

Achtsamkeitsübungen helfen, Gefühle, Gedanken und Körperempfindungen bewusster wahrzunehmen. Auf ihrer grundlegendsten Ebene sind sie ein Werkzeug zur Stressbewältigung, aber sie können noch viel mehr. In einer Phase, die von Druck und Ablenkungen geprägt ist, können tägliche Achtsamkeitsübungen helfen, Entspannung und innere Ruhe zu finden, uns selbst besser zu verstehen und uns im Hier und Jetzt zu erden.

WIE FUNKTIONIERT ES?

Meditation bedeutet keineswegs, still mit gekreuzten Beinen zu sitzen. Im Tai-Chi (siehe S. 162) beispielsweise werden in einem entspannten, aber wachen Geisteszustand langsame, meditative Bewegungen mit tiefer Atmung kombiniert. Andere Arten der Meditation arbeiten mit Visualisierungen und/oder Mantras oder längeren Phasen des Nachdenkens, während man sich in einem entspannten Zustand befindet.

Meditation kann auch ein Bestandteil der täglichen Aktivitäten sein – beispielsweise achtsame Hausarbeiten oder ein fesselndes Hobby, in dem man sich völlig verlieren kann. Eins verbindet alle diese Methoden: Man richtet die Aufmerksamkeit ganz auf sich selbst und auf das, was man im Hier und Jetzt tut, und versucht, Ängste, Sorgen und rasende Gedanken beiseitezuschieben.

DER NUTZEN FÜR DIE PSYCHE

Achtsamkeitsübungen können Stress und Ängste abbauen oder uns helfen, starke Emotionen zu verarbeiten. Sie fördern die Konzentration und Selbstwahrnehmung und verbessern die Schlafqualität. Darüber hinaus zeigen Studien, dass sie helfen können, chronische Entzündungen zu reduzieren und Schmerzen messbar zu lindern. Es gibt sogar Hinweise darauf, dass Meditation und Achtsamkeitsübungen bei Menschen mit leichten bis mittelschweren Depressionen oder Angstzuständen ähnlich wirksam sind wie herkömmliche Medikamente, und dass sie bei der Bewältigung von Abhängigkeitsproblemen helfen können.

Die Wirkung beruht hauptsächlich darauf, dass durch die tiefe Entspannung physiologische und neurologische Veränderungen ausgelöst werden. Sie bewirken ein Absinken des Stresshormonspiegels und messbare Verbesserungen und Regulierung von Herzfrequenz, Blutdruck, Sauerstoffversorgung und Gehirnwellenaktivität.

»Auch Hausarbeit oder ein Hobby, in dem man sich ganz verliert, können meditativ sein.«

SELBST-WAHRNEHMUNG

Achtsamkeitsübungen helfen, Gedanken und Gefühle zu bewerten und zu erkennen, wie wir auf stressige Situationen reagieren.

KONZENTRATION

Achtsamkeitsübungen helfen, Gedanken an vergangene Ereignisse oder Zukunftssorgen abzuschalten und uns auf die Gegenwart zu konzentrieren.

ERDUNG

Die Konzentration auf den Moment vertreibt innere Unruhe und vermittelt ein Gefühl der Erdung und Entspannung.

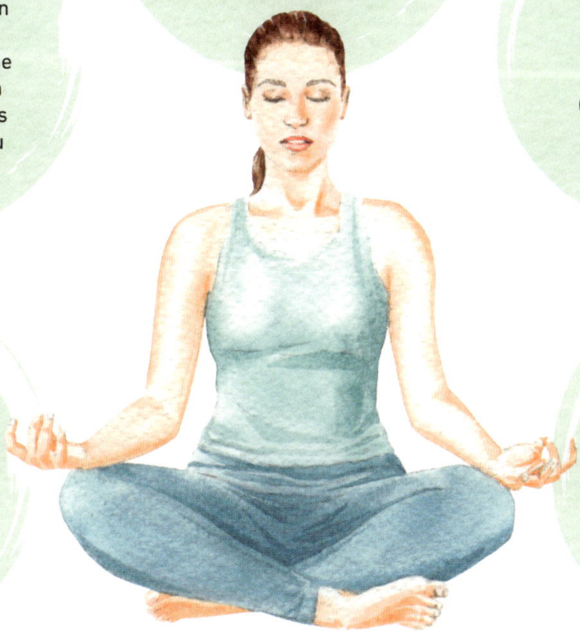

ENTSPANNUNG

Den Geist abzuschalten und sich auf eine Aufgabe oder einen Gedanken zu konzentrieren, hilft, die Atmung zu regulieren, und fördert die Entspannung.

KREATIVITÄT

Wenn wir üben, Ablenkungen zu vermeiden, Gewinnen wir Raum für Kreativität.

WAS BRINGT ES?

Wenn Sie sich anfangs nur 5 Minuten pro Tag Zeit nehmen, können Sie das Abschalten lernen. Mit zunehmender Übung wird das Meditieren selbstverständlicher, und Sie werden die Vorteile deutlicher spüren.

STRESS-MANAGEMENT

Wenn der Geist ruhig und weniger reaktiv wird, reguliert dies vermutlich die Stressreaktion in der Amygdala, dem Emotionszentrum des Gehirns.

SELBST-REFLEXION

Die tägliche Reflexion hilft, innere Motivationen zu erforschen und zu beurteilen, was im Leben wirklich wichtig ist.

SCHMERZ-LINDERUNG

Meditation hemmt Stresshormone und fördert die Ausschüttung von Endorphinen, den körpereigenen Schmerzmitteln.

ZEIT IN DER NATUR

Es klingt vielleicht trivial, Zeit in der Natur als eine Form der Therapie zu bezeichnen, aber Studien belegen, dass eine tägliche »Dosis Grün« eine wichtige Rolle für das mentale und emotionale Wohlbefinden spielt. Zeit in der Natur zu verbringen, ob in einem städtischen Park, im Garten, einem Wald, beim Wandern in den Bergen oder am Meer, tut nicht nur der körperlichen Gesundheit gut, sondern schafft gerade in Stressphasen auch Zeit und Raum für die dringend notwendige emotionale Erholung.

WARUM IST ES GUT?

Heute leben viele Menschen in Städten und verbringen bis zu 90 Prozent ihrer Zeit in geschlossenen Räumen. Die menschliche Psyche und unser gesamtes Verständnis der Welt um uns herum haben sich jedoch in engem Kontakt zur Natur entwickelt. Unser Bedürfnis nach diesem Kontakt hat sich trotz der heute allgemein üblichen Lebensweise aber nicht grundlegend verändert.

Zeit in der Natur kann ganz spontan genutzt werden. Denkbar ist aber auch eine »Ökotherapie«, bei der Aktivitäten im Freien von einem Therapeuten begleitet werden. Outdoor-Aktivitäten sorgen für Bewegung und soziale Kontakte, aber darüber hinaus hat die Wissenschaft kürzlich gezeigt, dass Pflanzen und Böden in natürlicher Umgebung aromatische Verbindungen freisetzen, die – ähnlich wie die Aromatherapie – zur Entspannung beitragen. In Bergen, Wäldern und an Küsten enthält die Luft oft eine höhere Konzentration negativ geladener Ionen, die den Serotoninspiegel harmonisieren, so Stimmungstiefs ausgleichen und zu einer positiveren Einstellung verhelfen.

DER NUTZEN FÜR DIE PSYCHE

Beim Aufenthalt im Grünen sinkt der Spiegel des Stresshormons Cortisol signifikant, gleichzeitig werden Wohlfühl-Endorphine ausgeschüttet. Viele Studien zeigen, dass Stadtbewohner mit Zugang zu Grünflächen weniger zu psychischen Erkrankungen neigen. Regelmäßiger Kontakt mit der Natur wirkt erholsam und belebend, steigert Vitalität und Konzentration und reduziert belastende Gefühle wie Ärger, Angst und Traurigkeit. Selbst die Symptome von ADHS werden gemildert. Bei Winterdepression ist der Aufenthalt im Freien wichtig, denn nur wenn Sonnenlicht auf die Haut trifft, kann der Körper Vitamin D produzieren, das die Stimmung ausgleicht und den Serotoninspiegel anhebt.

»Beim Aufenthalt im Grünen sinkt der Spiegel des Stresshormons Cortisol, gleichzeitig werden Endorphine ausgeschüttet.«

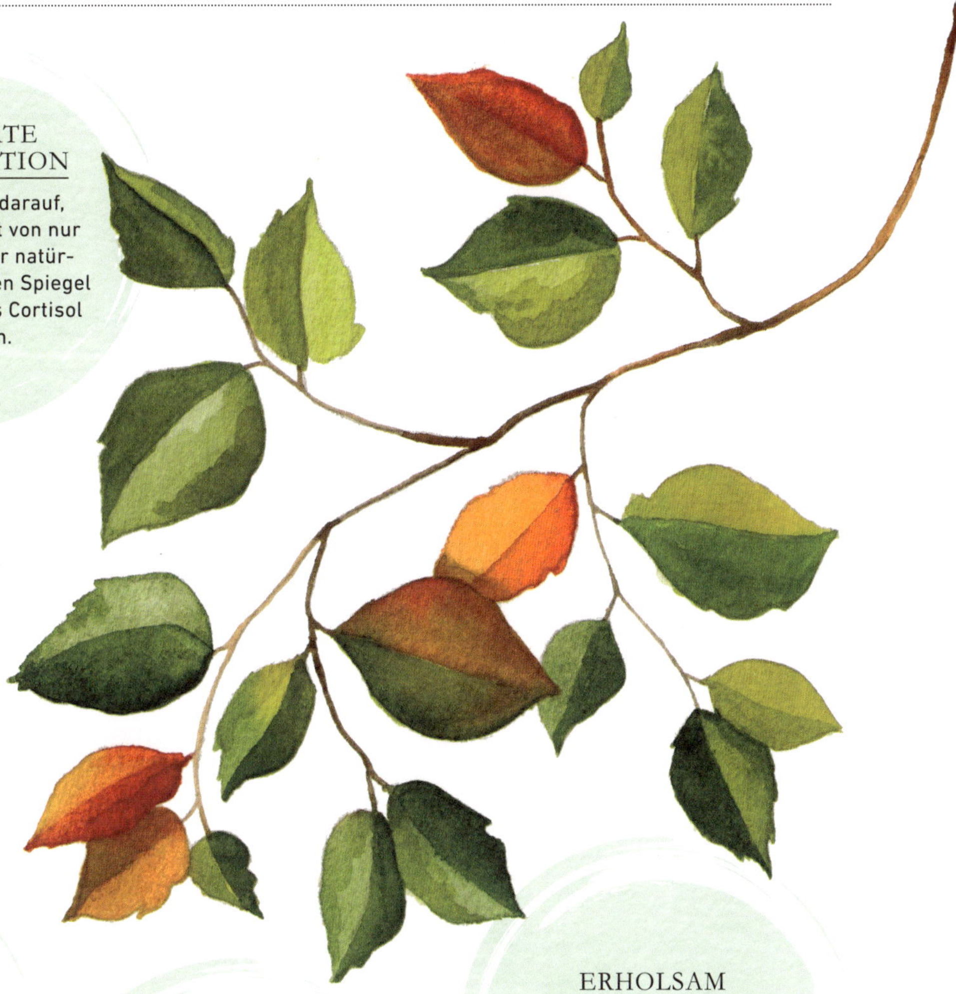

REDUZIERTE STRESSREAKTION

Es gibt Hinweise darauf, dass ein Aufenthalt von nur 20 Minuten in einer natürlichen Umgebung den Spiegel des Stresshormons Cortisol senken kann.

WENIGER NEGATIVE GEFÜHLE

Beim Aufenthalt im Grünen verringert sich die Aktivität im präfrontalen Kortex, dem Teil des Gehirns, in dem belastende Gedanken und Gefühle lokalisiert sind.

BESSERE STIMMUNG

Der Aufenthalt in der Natur kann von Alltagsstress, Sorgen und Angst machenden Gedanken ablenken, Missstimmung und Reizbarkeit reduzieren und die Laune verbessern.

VERBUNDENHEITSGEFÜHL

Der Aufenthalt im Freien hilft, uns mit der Natur und den Menschen, mit denen wir sie teilen, stärker verbunden zu fühlen.

ERHOLSAM UND BELEBEND

Wenn wir Abstand zu Computer- und anderen Bildschirmen gewinnen, kann der Geist ausruhen und neue Kraft schöpfen.

NATUR TUT GUT

Regelmäßiger Kontakt zur Natur gilt zunehmend als Schlüssel für unser geistiges und körperliches Wohlbefinden. Schon ein kurzer Aufenthalt im Grünen kann messbare Auswirkungen auf unsere Denkprozesse und Stressreaktionen haben.

AKUPUNKTUR UND AKUPRESSUR

Die Akupunktur ist ein wichtiger Bestandteil der traditionellen chinesischen Medizin und wird heute weltweit praktiziert. In der chinesischen Medizin geht man davon aus, dass körperliche, geistige und psychische Gesundheitsprobleme entstehen, wenn der Fluss der Lebensenergie, Chi genannt, blockiert wird. Die Energie fließt durch Meridiane oder Energiekanäle, die mit bestimmten Organen verbunden sind. Ziel der Akupunktur ist es, Blockaden zu lokalisieren, diese dann zu lösen und so den natürlichen Energiefluss im Körper anzuregen und wiederherzustellen.

WIE FUNKTIONIERT ES?

Entlang jedes Meridians gibt es mehrere hochsensible Punkte, sogenannte Akupunkturpunkte, an denen der Energiefluss stimuliert werden kann. Bei der Akupunktur setzt der Therapeut feine, sterile Nadeln an solche Akupunkturpunkte entlang der Meridiane, um den Energiefluss des Körpers zu stimulieren, ihn wieder ins Gleichgewicht zu bringen und damit die Heilung zu fördern. Die Nadeln sind so fein, dass sie normalerweise nicht zu spüren sind. Wenn Sie sich vor Nadeln fürchten, ist eine Akupressur eine hilfreiche Alternative. Hierbei werden die Akupunkturpunkte mit festem Fingerdruck stimuliert, um die Energieblockaden zu lösen.

DER NUTZEN FÜR DIE PSYCHE

Akupunktur lindert nachweislich chronische Schmerzen, Kopfschmerzen, Migräne und anderen Beschwerden, die den Schlaf und/oder die täglichen Aktivitäten beeinträchtigen können und zum Teil mit Depressionen in Verbindung stehen. Darüber hinaus wirkt sie entspannend und hilft so bei Stress und Angstsymptomen wie schneller Atmung, Herzklopfen und Verdauungsbeschwerden. Neben der Stimulierung von Nerven und Muskeln fördert Akupunktur auch die Freisetzung von entzündungshemmenden Stoffen im Blut und regt die Ausschüttung von Endorphinen an, die wie körpereigene Schmerzmittel wirken und gleichzeitig die Stimmung heben. Akupunktur beruhigt nachweislich die Aktivität des Sympathikus, der unseren Herzschlag und unsere Kampf-oder-Flucht-Reaktion reguliert. Zudem stärkt sie das Immunsystem.

»Akupunktur löst die Ausschüttung von Endorphinen aus, lindert Schmerzen und entspannt den Geist.«

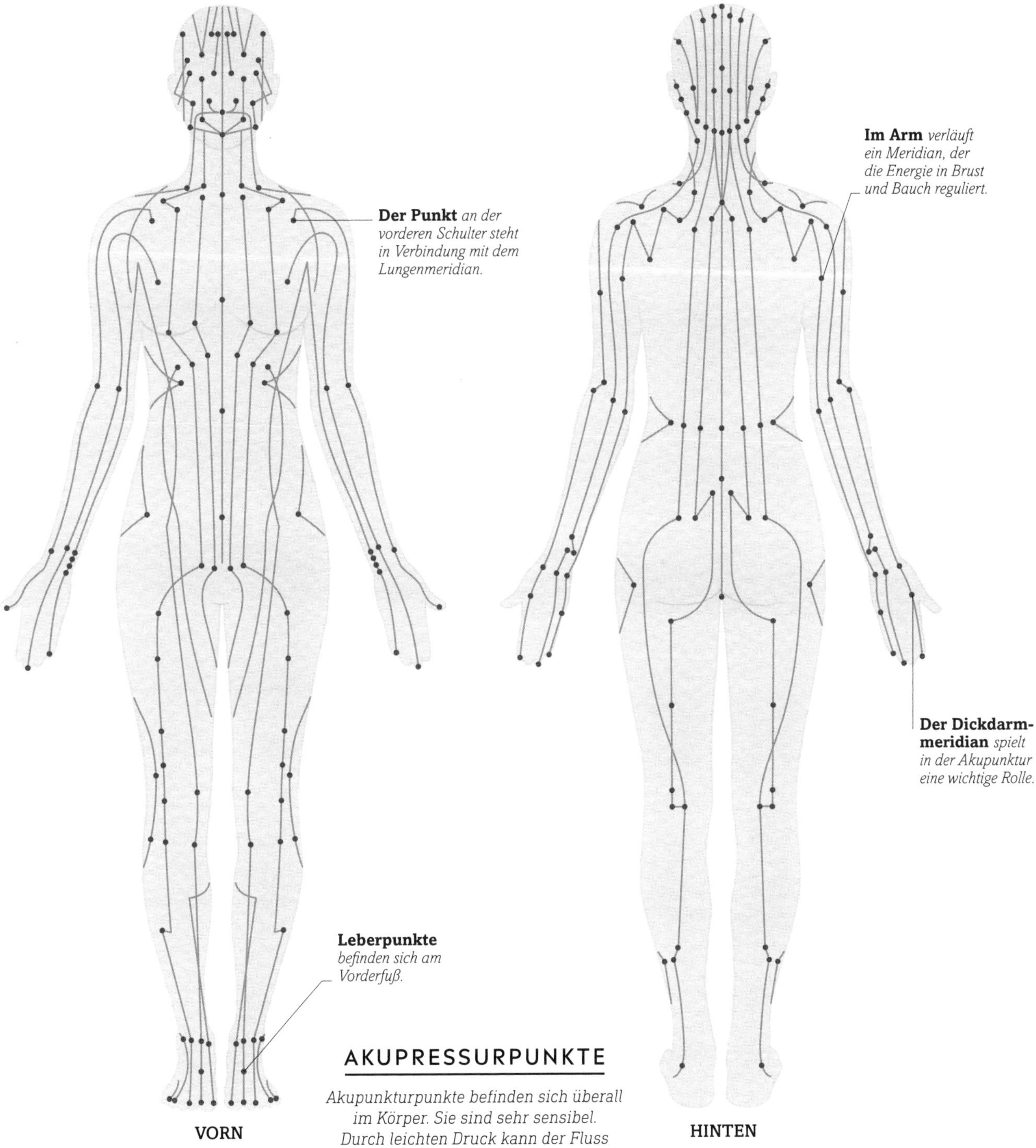

AKUPRESSURPUNKTE

Akupunkturpunkte befinden sich überall im Körper. Sie sind sehr sensibel. Durch leichten Druck kann der Fluss des Chi stimuliert und die Gesundheit wiederhergestellt werden.

MASSAGE

Massagen werden seit Jahrhunderten zu Heilzwecken angewandt. Dazu gehören verschiedene Techniken, Weichteile oder Muskeln des Körpers manuell mit den Händen zu bearbeiten. Die im Westen am weitesten verbreitete Form der Massage ist die schwedische Massage. Weitere spezialisierte Techniken sind Tiefengewebsmassage, Triggerpunkt-Therapie, Shiatsu und Thai-Massage. Eine Massage kann sich auch auf einen bestimmten Körperbereich konzentrieren, beispielsweise Kopf, Hände oder Füße.

WIE FUNKTIONIERT ES?

Obwohl Massagen manchmal dem Wellnessbereich zugeordnet werden, ist inzwischen bekannt, dass die menschliche Berührung bei der Massage ein Gefühl der Verbundenheit mit anderen erzeugt, das tiefgreifende Auswirkungen auf Körper und Seele haben kann. Eine Massage fördert die Durchblutung und erhöht dadurch die Körpertemperatur, was oft als angenehmes Wärmegefühl über die Behandlung hinaus anhält. Die menschliche Berührung kann entspannend wirken und senkt den Spiegel des Stresshormons Cortisol. Sie löst auch die Ausschüttung des »Kuschelhormons« Oxytocin sowie der Wohlfühlhormone Serotonin und Dopamin aus.

DER NUTZEN FÜR DIE PSYCHE

Studien haben gezeigt, dass Massagen den Geist beruhigen, Spannungen, Angst und Stress reduzieren und das Körperbewusstsein verbessern. Sie können auch chronische Schmerzen und die oft daraus resultierenden Depressionen lindern. Darüber hinaus fördert Massage nachweislich die geistige Klarheit, verringert Müdigkeit und steigert die Energie, insofern haben sie auch einen positiven Einfluss auf die Stimmung. Diese Effekte können noch verstärkt werden, wenn zur Massage ätherische Öle verwendet werden. So hebt der Duft von Zitrusfrüchten bei der Massage nachweislich die Stimmung und verbessert die Funktion des Immunsystems. Römische Kamille wirkt ebenfalls stimmungsaufhellend, während Lavendel Ängste und Depressionen lindern und einen erholsamen Schlaf fördern kann.

»Massage ist eine Heilanwendung, die den Geist beruhigt, Anspannung lindert und belebend wirkt.«

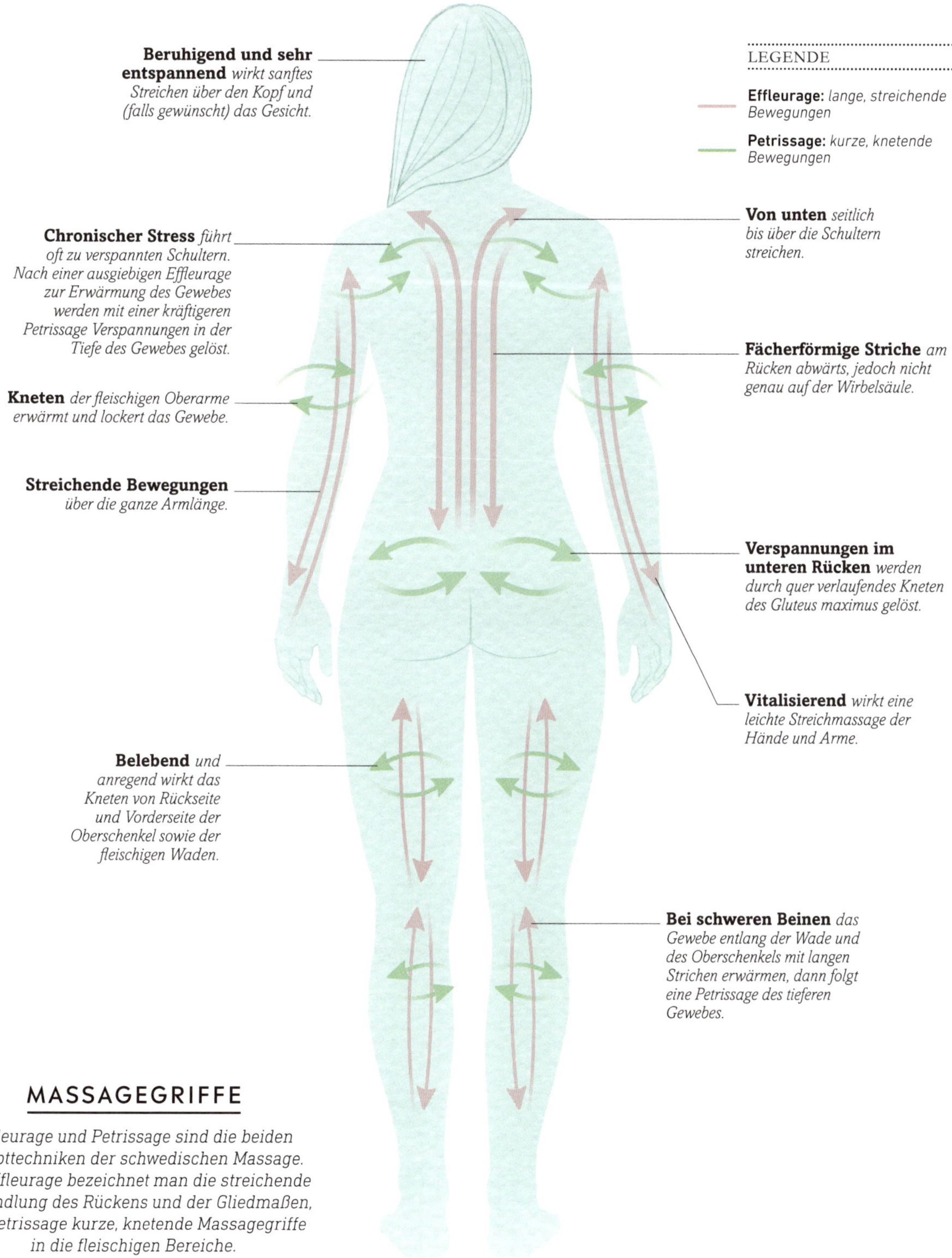

MASSAGEGRIFFE

Effleurage und Petrissage sind die beiden Haupttechniken der schwedischen Massage. Als Effleurage bezeichnet man die streichende Behandlung des Rückens und der Gliedmaßen, als Petrissage kurze, knetende Massagegriffe in die fleischigen Bereiche.

REIKI

Reiki ist eine sanfte und wirksame Heilmethode, die darauf abzielt, das Energiegleichgewicht im Körper wiederherzustellen. Reiki hat seine Wurzeln in der traditionellen japanischen Heilkunst und wird heute weltweit von privaten Anwendern sowie in Krankenhäusern und Kliniken praktiziert. Es wird eingesetzt, um Stress und Schmerzen zu lindern, zur Entspannung beizutragen, emotionale Blockaden aufzulösen und die natürliche Heilung zu fördern. Reiki kann allein oder in Kombination mit anderen Heiltherapien angewendet werden. Reiki ist zwar eine spirituelle Heilmethode, aber nicht an eine bestimmte Religion oder religiöse Praxis gebunden.

WIE FUNKTIONIERT ES?

Reiki beruht darauf, dass der Therapeut heilende Energie durch seine Handflächen zum Patienten leitet, um körperliches und emotionales Wohlbefinden wiederherzustellen. Obwohl die Therapie normalerweise durch Handauflegen erfolgt, kann Reiki genauso effektiv sein, wenn die Hände des Therapeuten nur über dem Körper schweben. Studien haben gezeigt, dass Reiki vor allem hilft, Stress, Angst und Depressionen abzubauen. Auch bei chronischen Schmerzen, die psychische und emotionale Probleme verstärken können, kann Reiki unterstützend wirken.

DER NUTZEN FÜR DIE PSYCHE

In zahlreichen Studien wurde nachgewiesen, dass Reiki positive Veränderungen im parasympathischen Nervensystem bewirkt – dem Teil des vegetativen Nervensystems, der Prozesse wie die Verdauung im Ruhezustand anregt – und entzündliche Vorgänge in den Zellen reduziert. Das erklärt, warum Reiki Schmerzen lindern, Ängste und Depressionen verringern, Entspannung und Schlaf verbessern und das allgemeine Wohlbefinden steigern kann. Bei Menschen, die unter Burn-out leiden, bewirkt Reiki nachweislich eine deutliche Entspannung sowie eine sofortige und anhaltende Verringerung von Gefühlen wie Stress und Hoffnungslosigkeit. In Kombination mit geführten Fantasiereisen, bei denen mentale Bilder sensorische Reaktionen hervorrufen, wurde Reiki erfolgreich bei Soldaten zur Verringerung der Symptome einer posttraumatischen Belastungsstörung (PTBS) eingesetzt.

»Reiki kann helfen, Stressbeschwerden, Ängste und Schlafstörungen zu lindern.«

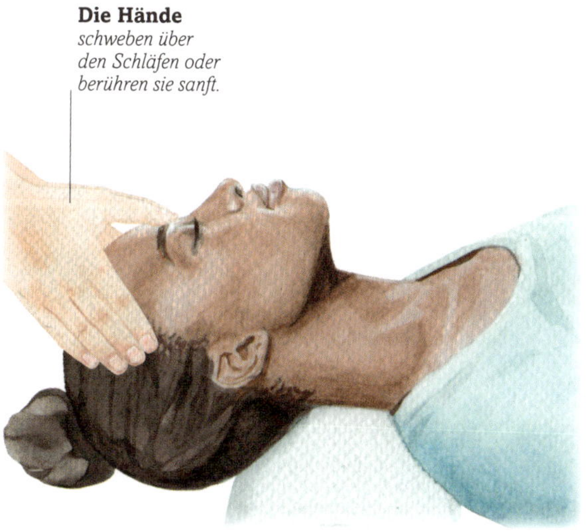

KOPF

Der Kopf ist eines der Hauptzentren des Energieflusses im Körper. Es wird angenommen, dass die Reiki-Behandlung dieses Bereichs das Bewusstsein und die Weisheit fördert.

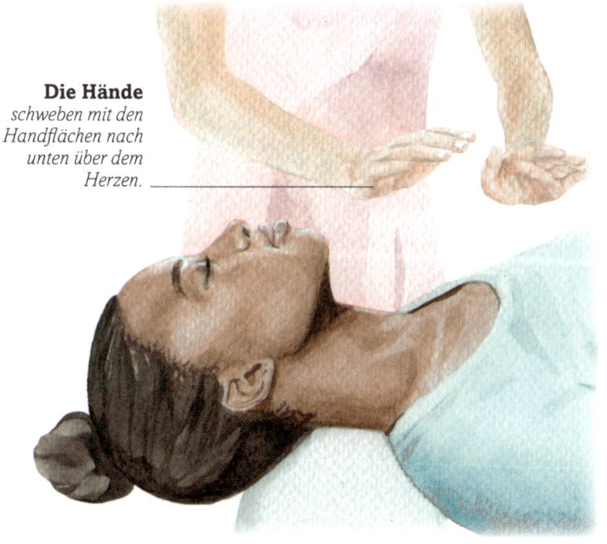
Die Hände *schweben mit den Handflächen nach unten über dem Herzen.*

BRUST

In der Herzregion können sich belastende Emotionen sammeln. Hier kann heilende Energie helfen, das Herzchakra zu öffnen und verfestigte Gefühle loszulassen.

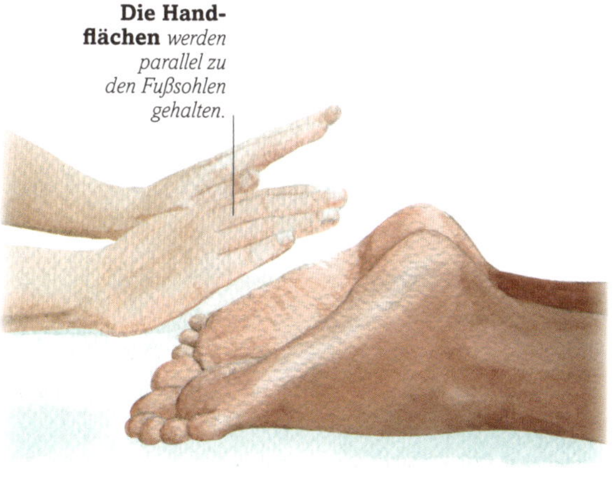

FÜSSE

Die Füße enthalten viele Nervenenden und leisten täglich Schwerstarbeit. Den Füßen Aufmerksamkeit zu schenken, kann erdend, belebend und sehr entspannend sein.

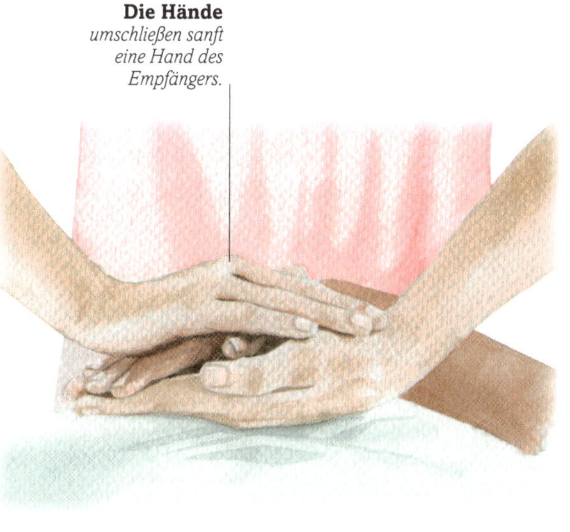

HÄNDE

Das Umschließen der Hand kann für den Empfänger sehr tröstlich sein. Es vermittelt ein Gefühl von Wärme, Schutz und Gehaltenwerden.

GESPRÄCHS-THERAPIEN

Kognitive Verhaltenstherapie und andere Gesprächstherapien bieten eine Vielzahl von Möglichkeiten, psychische Probleme zu erkennen und zu lösen. Eine solche Therapie stellt einen geschützten, vertrauten Raum dar, in dem mit qualifizierter Unterstützung den Ursachen von Probleme nachgespürt wird. Im Gespräch mit dem Therapeuten können sich Selbstwahrnehmung und Zielsetzungen entwickeln. Der Patient kann eingefahrene, schädliche Denk- und Verhaltensmuster, die seine Gesundheit, sein Selbstwertgefühl oder seine zwischenmenschlichen Beziehungen belasten, analysieren und vorteilhaftere Alternativen einüben.

WIE FUNKTIONIERT ES?

Es gibt verschiedene Formen der Gesprächstherapie. Die kognitive Verhaltenstherapie konzentriert sich auf die Veränderung bestimmter Verhaltensweisen oder Denkmuster. Andere Psychotherapien sind weniger direktiv und setzen auf Zuhören, Empathie, Ermutigung und leichte Anforderung, um die Selbstwahrnehmung zu verbessern und so Veränderungen in Gang zu setzen. Die Achtsamkeitsbasierte Kognitive Therapie (MBCT, Mindfulness Based Cognitive Therapy) kombiniert Gespräche mit Achtsamkeits- und Atemübungen oder Hypnotherapie. In allen Fällen werden die Sitzungen mit einem geschulten Therapeuten durchgeführt, entweder allein, mit einer zweiten Person (Partner oder Familienmitglied) oder in einer Gruppe. Sitzungen können von Angesicht zu Angesicht, online, oder sogar per Telefon stattfinden.

DER NUTZEN FÜR DIE PSYCHE

Für Menschen mit leichten bis mittelschweren Depressionen haben sich Gesprächstherapien als wirksame Behandlungsform etabliert. Es gibt viele Belege dafür, dass diese Therapien ebenso wirksam und manchmal wirksamer als Medikamente sein können. Besonders hilfreich sind sie, wenn Medikamente nicht zu wirken scheinen. Gesprächstherapien brauchen zwar etwas länger, um Erfolge zu zeigen, dafür sind diese meist anhaltend, weil die Verhaltensänderung auf Selbsterkenntnis beruhen. Bei schweren psychischen Erkrankungen wie Schizophrenie oder bipolarer Störung werden Gesprächstherapien in Kombination mit anderen Behandlungsformen angewandt. Andere Untersuchungen zeigen, dass Gesprächstherapien sich auch bei der Bearbeitung von Ängsten, Zwangs- und Essstörungen sowie Suchtkrankheiten bewährt haben.

»Bei leichten bis mittelschweren Depressionen haben sich Gesprächstherapien als wirksame Behandlungsform etabliert.«

BERATENDE GESPRÄCHSTHERAPIEN

METHODE

Verhaltensweisen und Gefühle werden besprochen. Wenn das Vertrauen in den Therapeuten wächst, kommen tiefere Gefühle zur Sprache.

ZIELE

Indem der Patient zurückliegende Probleme analysiert, entwickelt er in der Gegenwart eine bessere Selbstwahrnehmung.

ERGEBNIS

Durch tiefes Verständnis seiner Emotionen kann der Patient mehr Eigenverantwortung übernehmen, positive Problemlösungsstrategien anwenden und mehr Selbstfürsorge betreiben.

KOGNITIVE VERHALTENSTHERAPIE

METHODE

Die zielgerichtete Therapieform soll Denkmuster und Auslöser identifizieren, die Verhalten und Wohlbefinden beeinträchtigen und zu Fehlentscheidungen führen.

ZIELE

Durch Übungen und »Hausaufgaben« werden dem Patienten negative Denkmuster bewusst, und es können Strategien erarbeitet werden, um eingefahrene Reaktionsmuster zu verändern.

ERGEBNIS

Schädliche Denkmuster werden durch positive ersetzt, negative und irrationale werden gebrochen.

ZWEI HERANGEHENSWEISEN

Beratende Gesprächstherapien und kognitive Verhaltenstherapie zielen darauf ab, die Selbstwahrnehmung zu verbessern. Beratende Therapien sind weniger direktiv, der Therapeut ermutigt und führt die Person zur Selbsterkenntnis. Bei der kognitiven Verhaltenstherapie arbeiten Patient und Therapeut gemeinsam an der aktiven Veränderung von Verhaltensweisen und Denkprozessen.

NÄHRSTOFFE UND SICHERHEIT

Bei psychischen Symptomen können die von Ärzten empfohlenen Dosierungen für Vitamine und Mineralien von den offiziellen Richtlinien abweichen. Auf der rechten Seite finden Sie allgemeine Sicherheitshinweise für Heilkräuter und ätherische Öle.

Jeder weiß, dass Vitamine und Mineralien für die Gesamtgesundheit notwendig sind. Hinsichtlich der Dosierung lassen Sie sich von einem Heilkundigen beraten.

Die D-A-CH-Referenzwerte für die Nährstoffzufuhr entsprechen der Mindestmenge eines Nährstoffs, den gesunde Erwachsene zu sich nehmen sollten, um Mangelerscheinungen zu vermeiden. Die Werte unten wurden von den drei Fachgesellschaften für Ernährung von Deutschland, Österreich und der Schweiz herausgegeben. Weitere Werte sind nachzulesen unter www.dge.de. Für Kinder, Schwangere und Senioren gelten spezielle Empfehlungen. Die Tabelle unten enthält allgemeine Richtwerte für gesunde Erwachsene. Die höchste tägliche Zufuhrmenge, die bei gesunden Erwachsenen keinen gesundheitlich nachteiligen Einfluss hat, wird als TUI (Tolerable Upper Intake) bezeichnet. Unter Umständen kann es nötig sein, diesen Grenzwert kurzzeitig zu überschreiten, beispielsweise wenn durch Störungen der Vitamin- oder Mineralstoffabsorption, chronische Krankheit oder kurzzeitige Mangelernährung ein akuter Nährstoffmangel vorliegt.

VITAMINE

NÄHRSTOFF	REFERENZWERT FÜR NÄHRSTOFFAUFNAHME	HÖCHSTE TÄGLICHE ZUFUHRMENGE	INHALT ERGÄNZUNGSPRÄPARATE
Vitamin B_1 - Thiamin	1,1 mg	45 mg	15–50 mg+
Vitamin B_2 - Riboflavin	1,4 mg	350 mg	300–800 mg
Vitamin B_3 - Niacin	16 mg	40 mg	20–80 mg
Vitamin B_5 - Pantothensäure	6 mg	n. a.	20–500 mg
Vitamin B_6 - Pyridoxin, Pyridoxal-5-Phosphat	1,6 mg	100 mg	10–200 mg
Vitamin B_7 - Biotin	30 µg	n. a.	100–1000 µg
Vitamin B_{12} - Cobalamin	4 µg	n. a.	300–5000 µg
Folsäure	300 µg	n. a.	500–5000 µg
Vitamin C - Ascorbinsäure	110 mg	2000 mg	250–2000 mg
Vitamin D_3 - Cholecalciferol	200 i.E.	4000 i.E.	5000 i.E.+

LEGENDE

n. a. = *nicht auswertbar*

mg = *Milligramm*

µg = *Mikrogramm*

i.E. = *internationale Einheit, wird verwendet für die fettlöslichen Vitamine A, D und E*

UMRECHNUNG

Umrechnung ml in Tropfen für Tinkturen und Öle

1 ml = *20 Tropfen*

2 ml = *40 Tropfen*

3 ml = *60 Tropfen*

4 ml = *80 Tropfen*

Umrechnung ml in Tee-/Esslöffel für Basisöle

10 ml = *2 TL*

15 ml = *1 EL*

30 ml = *2 EL*

MINERALIEN

NÄHRSTOFF	REFERENZWERT FÜR NÄHRSTOFFAUFNAHME	HÖCHSTE TÄGLICHE ZUFUHRMENGE	INHALT ERGÄNZUNGS-PRÄPARATE
Eisen	15 mg	45 mg	15-50 mg+
Magnesium*	375 mg	350 mg	300-800 mg
Selen	60 µg	400 µg	200-800 µg

** Magnesium aus der Nahrung wird nicht in die Höchstmenge eingerechnet. Nur Magnesium aus Ergänzungspräparaten kann negative Nebenwirkungen haben. Das erklärt den vermeintlichen Widerspruch zwischen Empfehlung und Höchstmenge.*

HEILPFLANZEN SICHER ANWENDEN

Die meisten Kräuter können gefahrlos angewandt werden, nur in Einzelfällen gelten Einschränkungen. Immer die Anwendungs- und Dosierungsempfehlungen beachten und im Zweifel heilkundig qualifizierten Rat einzuholen.

GEGENANZEIGEN

Naturheilmittel können bei Krankheiten wie Asthma, Diabetes und anderen die Nebenwirkungen von Medikamenten lindern oder es ermöglichen, die Medikamentendosis zu verringern. Es kann allerdings zu unerwünschten Wechselwirkungen mit Medikamenten kommen. Wer verschreibungspflichtige oder frei verkäufliche Medikamente einnimmt, sollte immer den Arzt oder Heilpraktiker konsultieren. Zwei Wochen vor einer Operation sind Heilpflanzen zu meiden. Bei einer akuten Infektion adaptogene Kräuter meiden. Bei akuten emotionalen oder psychologischen Beschwerden immer qualifizierten Rat einholen.

SCHWANGERSCHAFT UND STILLZEIT

Bei Kinderwunsch sollten beide Eltern auf pflanzliche Heilmittel verzichten. In den ersten drei Schwangerschaftsmonaten Kräuter meiden, sofern sie nicht vom Arzt oder Heilpraktiker empfohlen wurden. In der Stillzeit sollten einige Kräuter nicht innerlich angewandt werden. Mehr dazu im Hauptteil.

ALLERGISCHE REAKTIONEN

Können auftreten, wenn auch selten. Allergiker sollten vor der Anwendung von Kräutern mit ihrem Arzt sprechen.

KINDER

Die Empfehlungen in diesem Buch richten sich fast immer an Erwachsene. Kinder sollten Naturheilmittel nur nach Rücksprache mit dem Arzt erhalten.

ÄTHERISCHE ÖLE SICHER ANWENDEN

VERLÄSSLICHE HERKUNFT

Kaufen Sie nur hochwertige Öle von renommierten Anbietern. Achten Sie auf klare Herkunftsangaben und die Angabe des botanischen Namens der Ursprungspflanze.

FOTOTOXIZITÄT

Kaltgepresste Öle von Bergamotte, Bitterorange, Grapefruit, Zitrone und Limette können bei Sonnenbestrahlung Hautreaktionen hervorrufen, aber die dampfdestillierten Versionen dieser Öle sowie die dampfdestillierten Öle aus Mandarine, Süßorange, Petitgrain und Tangerine sind nicht fototoxisch. Auch die FCF-Versionen (frei von Furocumarinen) von Bergamotte und Limette sind nicht fototoxisch. Lassen Sie sich im Zweifelsfall beraten.

SCHWANGERSCHAFT

In den ersten drei Monaten Salbei, Ysop und Kampfer meiden. Weitere Warnhinweise im Hauptteil. Im Zweifelsfall immer qualifizierten Rat einholen.

EPILEPSIE

Rosmarin, Salbei, Ysop und Kampfer meiden, denn sie können Anfälle auslösen. Andere Öle sind nur indirekt hilfreich, weil sie Stress lindern. Da die Reaktionen individuell verschieden sind, vor der Anwendung unbedingt einen Heilkundigen konsultieren.

KINDER

Die Empfehlungen in diesem Buch richten sich fast immer an Erwachsene. Wegen des Risikos von Hautreizungen ist grundsätzlich immer Vorsicht geboten. Am besten eignen sich milde Öle wie Lavendel, Römische Kamille und Mandarine, großzügig verdünnt, als Raumduft oder zur Inhalation.

REGISTER

A

B

F

G

T

U

V

DANK

Die Autorinnen danken unserer Lektorin Claire Cross bei DK UK, die mit Begeisterung und Geschick aus unseren Beiträgen ein Buch gemacht hat, dem DK-Layout-Team Emma und Tom Forge für die gelungene visuelle Präsentation, Neal's Yard Remedies für die fundierten und verlässlichen Informationen über natürliche Heilverfahren.

DK UK dankt Pat Thomas für die Begleitung des gesamten Projekts sowie allen Autorinnen für ihr Fachwissen.

Weitere Informationen zu den genannten Forschungsergebnissen und Studien:
www.dk.com/nyrmw-biblio